中医典籍丛刊

朱丹溪医书全集

元・朱震亨　撰

【下】

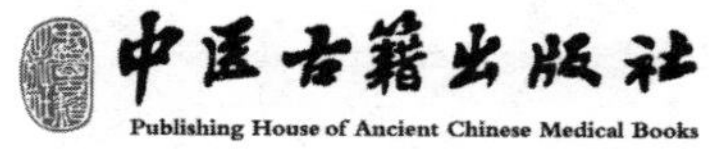

分目录

下　册

全集六　丹溪心法

丹溪心法序 ………………………………… 498
丹溪先生心法序 ……………………………… 500
十二经见证 ………………………………… 502
足太阳膀胱经见证 …………………………… 502
足阳明胃经见证 ……………………………… 502
足少阳胆经见证 ……………………………… 502
手太阳小肠经见证 …………………………… 502
手阳明大肠经见证 …………………………… 503
足太阴脾经见证 ……………………………… 503
足少阴肾经见证 ……………………………… 503
足厥阴肝经见证 ……………………………… 503
手太阴肺经见证 ……………………………… 504
手少阴心经见证 ……………………………… 504
手厥阴别脉经见证 …………………………… 504
手足阴阳经合生见证 ………………………… 504
不治已病治未病 ……………………………… 506

亢则害承乃制 …………………………… 507
审察病机无失气宜 ……………………… 509
能合色脉可以万全 ……………………… 511
治病必求于本 …………………………… 513
丹溪先生心法卷一 ……………………… 515
中风一 ……………………………………… 515
中寒二 ……………………………………… 525
中暑三 ……………………………………… 527
中湿四 ……………………………………… 531
瘟疫五 ……………………………………… 533
火六 ………………………………………… 535
丹溪先生心法卷二 ……………………… 538
斑疹七 ……………………………………… 538
疟八 ………………………………………… 540
痢九 ………………………………………… 545
治痢十法 …………………………………… 549
泄泻十 ……………………………………… 555
燥结十一 …………………………………… 559
霍乱十二 …………………………………… 561
痰十三 ……………………………………… 563
哮喘十四 …………………………………… 571
喘十五 ……………………………………… 572
咳嗽十六 …………………………………… 575
劳瘵十七 …………………………………… 582

吐血十八 …………………………… 587
咳血十九 …………………………… 590
呕血二十 …………………………… 591
咯血二十一 ………………………… 592
衄血二十二 ………………………… 593
溺血二十三 ………………………… 595
下血二十四 ………………………… 597
肠风脏毒二十五 …………………… 599
痔疮二十六 ………………………… 602
漏疮二十七 ………………………… 605
丹溪先生心法卷三 ………………… 608
脱肛二十八 ………………………… 608
呕吐二十九 ………………………… 608
恶心三十 …………………………… 610
咳逆三十一 ………………………… 610
翻胃三十二 ………………………… 612
吞酸三十三 ………………………… 614
痞三十四 …………………………… 616
嘈杂三十五 ………………………… 617
伤食三十六 ………………………… 618
疸三十七 …………………………… 619
水肿三十八 ………………………… 623
鼓胀三十九 ………………………… 626
小便不通四十 ……………………… 629

小便不禁四十一 …………………………… 631
关格四十二 ………………………………… 632
淋四十三 …………………………………… 633
赤白浊四十四 ……………………………… 638
梦遗四十五 ………………………………… 642
消渴四十六 ………………………………… 643
发热四十七 ………………………………… 646
恶寒四十八 ………………………………… 648
自汗四十九 ………………………………… 649
盗汗五十 …………………………………… 650
补损五十一 ………………………………… 652
六郁五十二 ………………………………… 664
内伤五十三 ………………………………… 665
积聚痞块五十四 …………………………… 668
脚气五十五 ………………………………… 674
丹溪先生心法卷四 ……………………… 678
痿五十六 …………………………………… 678
厥五十七 …………………………………… 679
痓五十八 …………………………………… 680
痫五十九 …………………………………… 681
癫狂六十 …………………………………… 683
惊悸怔忡六十一 …………………………… 684
健忘六十二 ………………………………… 686
痛风六十三 ………………………………… 686

疠风六十四 …………………………………… 690
缠喉风　喉痹六十五 ……………………………… 693
头风六十六 …………………………………… 694
头眩六十七 …………………………………… 697
头痛六十八 …………………………………… 699
眉眶痛六十九 ………………………………… 702
心脾痛七十 …………………………………… 703
胁痛七十一 …………………………………… 708
腹痛七十二 …………………………………… 710
腰痛七十三 …………………………………… 712
疝痛七十四 …………………………………… 715
耳聋七十五 …………………………………… 719
鼻病七十六 …………………………………… 723
眼目七十七 …………………………………… 724
口齿七十八 …………………………………… 726
破滞气七十九 ………………………………… 728
脾胃八十 ……………………………………… 736
瘿气八十一 …………………………………… 738
跌扑损伤八十二 ……………………………… 739
破伤风八十三 ………………………………… 740
诸疮痛八十四 ………………………………… 741
丹溪先生心法卷五 ……………………………… 744
痈疽八十五 …………………………………… 744
肠痈 ……………………………………… 745

乳痈 …………………………………… 745
附骨痈 …………………………………… 747
骑马痈 …………………………………… 748
疔疬八十六 …………………………………… 749
金汤疳癣诸疮八十七 …………………………………… 752
金疮 …………………………………… 752
金疮狗咬 …………………………………… 752
火烧 …………………………………… 753
汤浇 …………………………………… 753
臁疮 …………………………………… 753
杖疮疼 …………………………………… 754
癣疮 …………………………………… 754
下疳疮 …………………………………… 755
妇人八十八 …………………………………… 756
崩漏八十九 …………………………………… 759
带下九十 …………………………………… 761
产前九十一 …………………………………… 763
产后九十二 …………………………………… 768
子嗣九十三 …………………………………… 770
小儿九十四 …………………………………… 771
痘疮九十五 …………………………………… 782
论倒仓法九十六 …………………………………… 790
论吐法九十七 …………………………………… 792
救急诸方九十八 …………………………………… 792

拾遗杂论九十九 …………………………… 793
秘方一百 ………………………………………… 796

全集七　丹溪治法心要

重印丹溪先生治法心要序 …………………… 800
高刻丹溪治法心要原序 ……………………… 801
卷　一 ……………………………………………… 802
中风第一 ………………………………………… 802
癞风第二 ………………………………………… 804
伤寒第三 ………………………………………… 806
内伤第四 ………………………………………… 807
暑第五 …………………………………………… 807
注夏第六 ………………………………………… 808
暑风第七 ………………………………………… 808
胃风第八 ………………………………………… 808
湿第九 …………………………………………… 809
火第十 …………………………………………… 809
郁第十一 ………………………………………… 811
伤风第十二 ……………………………………… 812
时病第十三 ……………………………………… 812
斑疹第十四 ……………………………………… 815
疹第十五 ………………………………………… 815
大头天行病第十六 ……………………………… 815
冬温为病第十七 ………………………………… 816
疟第十八 ………………………………………… 816

咳嗽第十九 …… 820
卷 二 …… 825
痰第二十 …… 825
喘第二十一 …… 833
哮第二十二 …… 834
泄泻第二十三 …… 835
霍乱第二十四 …… 837
痢第二十五 …… 838
呕吐第二十六 …… 843
恶心第二十七 …… 844
卷 三 …… 845
翻胃第二十八 …… 845
疸第二十九 …… 847
消渴第三十 …… 849
水肿第三十一 …… 850
鼓胀第三十二 …… 852
自汗第三十三 …… 853
盗汗第三十四 …… 854
呃逆第三十五 …… 854
头风第三十六 …… 855
头痛第三十七 …… 856
头眩第三十八 …… 857
眩晕第三十九 …… 857
头重第四十 …… 858

头面肿第四十一 …………………………… 858
眉棱骨痛第四十二 ………………………… 858
心痛第四十三 ……………………………… 858
腰痛第四十四 ……………………………… 862
卷　四 ……………………………………… 864
胁痛第四十五 ……………………………… 864
腹痛第四十六 ……………………………… 866
脾胃不和第四十七 ………………………… 868
背项痛第四十八 …………………………… 868
臂痛第四十九 ……………………………… 869
痛风第五十 ………………………………… 869
伤食第五十一 ……………………………… 873
痞第五十二 ………………………………… 873
嗳气第五十三 ……………………………… 875
吞酸第五十四 ……………………………… 875
嘈杂第五十五 ……………………………… 876
劳瘵第五十六 ……………………………… 876
诸虚第五十七 ……………………………… 877
寒热第五十八 ……………………………… 882
面寒面热第五十九 ………………………… 884
卷　五 ……………………………………… 885
咳血第六十 ………………………………… 885
呕血第六十一 ……………………………… 885
咯血第六十二 ……………………………… 886

衄血第六十三 …………………………… 887
溺血第六十四 …………………………… 887
下血第六十五 …………………………… 887
肠风第六十六 …………………………… 888
痔漏第六十七 …………………………… 889
梦遗第六十八 …………………………… 890
精滑第六十九 …………………………… 891
浊第七十 ……………………………… 891
淋第七十一 ……………………………… 893
小便不禁第七十二 ………………………… 894
小便不通第七十三 ………………………… 894
大便秘结第七十四 ………………………… 895
关格第七十五 …………………………… 896
痫证第七十六 …………………………… 896
健忘第七十七 …………………………… 896
怔忡第七十八 …………………………… 897
惊悸第七十九 …………………………… 897
烦躁第八十 ……………………………… 897
心病第八十一 …………………………… 897
块第八十二 ……………………………… 898
茶癖第八十三 …………………………… 900
疝第八十四 ……………………………… 900
耳第八十五 ……………………………… 903
鼻第八十六 ……………………………… 903

脚气第八十七 …………………………… 904
卷　六 ………………………………………… 906
痿第八十八 ……………………………… 906
痉第八十九 ……………………………… 908
手足心热第九十 ………………………… 908
手足麻木第九十一 ……………………… 908
厥第九十二 ……………………………… 908
诸目疾第九十三 ………………………… 909
骨鲠第九十四 …………………………… 910
咽喉第九十五 …………………………… 911
口疮第九十六 …………………………… 912
天疱疮第九十七 ………………………… 913
齿痛第九十八 …………………………… 913
脱肛第九十九 …………………………… 914
瘿气第一百 ……………………………… 914
吐虫第一百一 …………………………… 914
肺痈第一百二 …………………………… 914
肠痈第一百三 …………………………… 915
乳痈第一百四 …………………………… 915
骑马痈第一百五 ………………………… 916
附骨痈第一百六 ………………………… 917
肿毒第一百七 …………………………… 917
结核第一百八 …………………………… 919
瘰疬第一百九 …………………………… 919

破伤风第一百十 …………………………… 919
臁疮第一百十一 …………………………… 920
攧扑损疮第一百十二 ………………………… 921
杖疮第一百十三 …………………………… 921
短朵第一百十四 …………………………… 922
冻疮第一百十五 …………………………… 922
下疳疮第一百十六 ………………………… 922
汤火疮第一百十七 ………………………… 922
金疮第一百十八 …………………………… 923
疯狗咬第一百十九 ………………………… 923
疮癣第一百二十 …………………………… 923
蛊毒第一百二十一 ………………………… 926
中毒第一百二十二 ………………………… 926
胡气第一百二十三 ………………………… 926
卷七　妇人科 …………………………… 927
经病第一 …………………………………… 927
胎孕第二 …………………………………… 929
产后第三 …………………………………… 935
血气为病第四 ……………………………… 939
崩漏第五 …………………………………… 941
淋涩第六 …………………………………… 942
转胞第七 …………………………………… 942
带下赤白第八 ……………………………… 943
子嗣第九 …………………………………… 946

断胎法第十 …… 946
妇人杂病第十一 …… 946
卷八　小儿科 …… 948
初生第一 …… 948
急慢惊风第二 …… 949
疳病第三 …… 951
痘疹第四 …… 953
吐泻第五 …… 956
痢第六 …… 956
诸虫第七 …… 957
腹胀第八 …… 958
腹痛第九 …… 958
诸积第十 …… 958
风痰喘嗽第十一 …… 959
痫狂第十二 …… 960
夜啼第十三 …… 960
口糜第十四 …… 960
口噤第十五 …… 961
中风第十六 …… 961
历节风第十七 …… 961
赤游丹毒第十八 …… 962
身体痿痹第十九 …… 962
身热第二十 …… 962
解颅第二十一 …… 963

小儿杂病类第二十二 …………………… 963
断乳方第二十三 …………………… 965
杂方第二十四 …………………… 965
医案拾遗第二十五 …………………… 965

全集八 本草衍义补遗

本草衍义补遗 …………………… 970
新增补药四十三种 …………………… 998

全集六

丹溪心法

丹溪心法序

医之先，谓出于神农、黄帝，儒者多不以为然。予尝考医之与卜，并见于《周礼》，曰：医师隶冢宰，筮人隶宗伯。并称于孔子，曰：人而无恒，不可以作巫医。巫，筮字，盖古通也。然卜之先，实出于羲文、周孔，则医之先，谓出于神农、黄帝，亦必有所从来。大约羲文、周孔之书存，故卜之道尊；神农、黄帝之书亡，故医之道卑。然其书虽亡，而余绪之出于先秦者，殆亦有之。若今《本草》《素问》《难经》《脉经》，此四书者，其察草木、鸟兽、金石之性，论阴阳、风寒、暑湿之宜，标其穴以施针焫，诊其脉以究表里，测诸秋毫之末，而活之危亡之余，类非神人异士，不足以启其机缄，而发其肯綮。则此四书者，诚有至理，不可谓非出于圣笔而遂少之也。然则医之与卜，皆圣人之一事，必儒者乃能知之，其不以为然者，不能通其说者也。医之方书，皆祖汉张仲景，仲景之言，实与前四书相出入，亦百世不能易者。自汉而后，代不乏贤，中古以来，予所取五人，曰孙思邈氏，其言尝见录于程子，曰张元素氏，曰刘守真氏，曰李杲氏，皆见称于鲁斋许文正公，曰朱震亨氏，实白云许文懿公高第弟子，斯五人皆儒者也。而朱氏实渊源于张、刘、李三君子，尤号集其大成。朱氏每病世之医者，专读宋之《局方》，执一定之法，以应无穷之疾，譬之儒者，专诵时文，以律一第，而于圣经贤传，反不究心，乃作《局方发挥》《格致余论》等书，深有补于医道，而方书所传，则有《丹溪心法》若干卷。推脉以求病，因病而治药，皆已试之方也，朱氏没而其传泯焉。近世儒者始知好之，稍稍行世。然业医者乐检方之易，而惮读书之难，于《素》《难》诸书，盖皆不能以句，而于五人者之著述，则亦视为迂阔之论。其茫然不知所用力，无足怪者。其以药试人之疾，间一获效，则亦如村氓牧竖，望正鹄而射之，偶尔中焉。或从其旁问之射法，瞠目相视，不知所对。彼老成者，日从事乎内志外体之间，虽或小有所失，而矢之所向，终无大远，此观射之法也。审医之能，何以异此？予宗人用光，世业儒而好医，其读《素》《难》之书甚稔，最喜朱氏之说。尝以《丹溪心法》有川、陕二本，妄为世医所增附，深惧上有累于朱氏，乃为之彪分胪列，厘其误而去其复，以还其旧。凡朱氏之方有别见者，则以类入之。书成，将刻梓以传，请予序。予故以多病好医而未能也，辄以医卜并言于编首，使业医者知其道本出于圣人，其书本足以比翼，而非可以自卑，则日勉焉。以致力乎《本草》《素》《难》《脉经》之书，以及五君子之说，而尤以朱氏为入道之门，则庶几乎上可以辅圣主拯世之心，下可以见儒者仁民之效，而医不失职矣。用光名充，休宁汊口人，与予同出梁将军忠壮公后。

成化十八年岁次壬寅春二月既望赐进士及第奉训大夫左春坊左谕德同修国史经筵官兼太子讲读官休宁程敏政序

丹溪先生心法序

夫驱邪扶正，保命全真，拯夭阏于长年，济疲癃于仁寿者，非资于医，则不能致之矣。医之道，肇自轩岐。论《难》《灵》《素》出焉，降而和、缓、扁、仓，咸神其术，至汉张仲景作《伤寒杂病论》，始制方剂，大济烝民。晋王叔和撰次其书，复集《脉经》，全生之术，于斯备矣。他如华氏剖腹，王氏针妖，与夫奇才异士，间有一节一法取炫于时者亦多，非百代可行之活法也。嗟夫！去古愈远，正道湮微，寥寥千载之下，孰能继往开来而垂法于无穷者？宋金间，上谷张元素、河间刘守真，俱以颖特之资，深远阃奥，高出前古。元素之学，东垣李杲深得之，明内伤之旨，大鸣于时。王海藏、罗谦甫又受业于东垣，罗太无亦私淑诸贤者也。明哲迭兴，肩摩踵接，著为方论，究极精微，犹水火谷粟之在天下，不可一日无。遵而用之，困苏废起，斯民何其幸欤！泰定中，丹溪朱先生起江东。先生许文懿公高第，讳震亨，字彦修，婺之乌伤人，为元钜儒。因母病脾，刻志于医，曰：医者，儒家格物致知一事，养亲不可缺。遂遍游江湖寻师，无所遇。还杭拜罗太无，乃得刘、张、李之学以归。穷研《素问》之旨，洞参运气之机。辟《局方》之非宜，悟戴人之攻击，别阴阳于疑似，辨标本于隐微，审察血气实虚，探究真邪强弱，一循活法，无泥专方。诚医道之宗工，性命之主宰，而集先贤之大成者也。其徒赵以德、刘叔渊、戴元礼氏，咸能翼其道，遗书传播有年。景泰中，杨楚玉集其心法，刊于陕右。成化初，王季瓛附方重梓于西蜀，志欲广布海内,使家传人诵,不罹夭枉,其用心仁矣。而杨之集,篇目或有重出,而亦有遗,附以他论,使玉石不分。王因之附添诸方,多失本旨。充,江左一愚,夙志于此,每阅是书,实切病焉。辄不自揆,妄意窃取《平治荟萃》《经验》等方,及《玉机微义》《卫生宝鉴》《济生拔萃》、东垣、河间诸书校之。究尾会首,因证求方,积日既久,复得今中书乌伤王允达先生,以丹溪曾孙朱贤家藏的本寄示,合而参考。其或文理乖讹,意不相贯者,详求原论以正其误;篇目错综,前后重叠者,芟去繁冗,以存其要;此有遗而彼有载者,采之以广其法;论既详而方未备者,增之以便检阅。一言去取,不敢妄有损益。庶几丹溪之书,犹泾渭合流,清浊自别,乌鹭同栖,皂白攸分。学者免惑于他歧,疾疢得归于正治,未知其然否乎?极知僭逾,无所逃罪,同志之士,倘矜其愚,正其讹舛而赐教之,则充之至愿也,于是乎书。

成化十七年岁次辛丑仲冬休宁后学复春居士程充谨识

上杨楚玉类集《心法》,中间水肿、虚肿、痛风、肢节痛、麻木、妇人小便不通等证,文多重出,又取别论附于其间。虽能补其缺略,不免混淆难别,致丹溪主病之旨不明,王季瓛因正论及附论中方未备载,又作附录。如梦遗椿树根丸、淋证六味地黄丸、妇人三补丸等,不录丹溪原方,却于他书取方名相同增入,药味与病悬隔。充恐用者不察,反致有误,今以丹溪原论,考订遗误,录于症首,次附戴元礼辨症,次录正方,以见正法不杂,其附论不去,题曰附录,用存编者之意也。复尽载附论中方,题曰附方,恐人妄去取也,庶几明白。又增入外科、倒仓等法,以翼其未备,观者详焉。

成化庚子花朝日程充识

十二经见证

足太阳膀胱经见证

头苦痛　目似脱　头两边痛　泪出　脐反出　下肿,便脓血　肌肉痿　项似拔　小腹胀痛,按之欲小便不得

足阳明胃经见证

恶与火,闻木声则惊狂,上登而歌,弃衣而走　颜黑　不能言　唇肿　呕　呵欠　消谷善饮　颈肿　膺、乳、冲、股、伏兔、胻外廉、足跗皆痛　胸傍过乳痛　口喎　腹大水肿　奔响腹胀　跗内廉胕痛　髀不可转,腘似结,腨似裂　膝膑肿痛　遗溺矢气　善伸数欠　癫疾　湿浸心欲动,则闭户独处　惊　身前热,身后寒栗

足少阳胆经见证

口苦　马刀挟瘿　胸中、胁肋、髀、膝外至胻绝骨外踝前诸节痛　足外热　寝寒憎风　体无膏泽　善太息

手太阳小肠经见证

面白　耳前热,苦寒　颊颔肿不可转　腰似折　肩、臑、肘、臂外后廉肿痛　臑臂内前廉痛

手阳明大肠经见证

手大指、次指难用　耳聋辉辉焞焞、耳鸣嘈嘈　耳后、肩、臑、肘、臂外背痛　气满，皮肤壳壳然，坚而不痛

足太阴脾经见证

五泄注下五色　大小便不通　面黄　舌本强痛，口疳　食即吐，食不下咽　怠惰嗜卧　抢心　善饥善味，不嗜食，不化食　尻阴股膝臑胻足背痛　烦闷，心下急痛　有动痛，按之若牢，痛当脐，心下若痞　腹胀肠鸣，飧泄不化　足不收，行善瘈，脚下痛，九窍不通　溏泄，水下后出余气则快然　饮发中满，食减善噫，形醉，皮肤润而短气，肉痛，身体不能动摇　足胻肿若水

足少阴肾经见证

面如漆　眇中清　面黑如炭　咳唾多血　渴　脐左、胁下、背、肩、髀间痛　胸中满，大小腹痛　大便难　饥不欲食，心悬如饥　腹大颈肿，喘嗽　脊、臀、股后痛，脊中痛，脊、股内后廉痛，腰冷如冰及肿　足痿，厥　脐下气逆，小腹急痛，泄　下肿，足胻寒而逆　肠癖，阴下湿　四指正黑　手指清，厥　足下热，嗜卧，坐而欲起　冻疮　下利　善思　善恐　四肢不收，四肢不举

足厥阴肝经见证

头痛　脱色善洁　耳无闻　颊肿　肝逆颊肿　面青　目赤肿痛　两胁下痛引小腹　胸痛，背下则两胁肿痛　妇人小腹肿　腰

痛不可俯仰　四肢满闷　挺长热　呕逆　血　肿睾,疝　暴痒　足逆寒　胻善瘈,节时肿　遗沥,淋溲,便难,癃,狐疝,洞泄,大人癞疝　眩冒　转筋　阴缩,两筋挛　善恐,胸中喘,骂詈　血在胁下喘

手太阴肺经见证

善嚏　缺盆中痛　脐上、肩痛　肩背痛　脐右、小腹胀引腹痛　小便数　溏泄　皮肤痛及麻木　喘,少气,颊上气见　交两手而瞀,悲愁欲哭　洒淅寒热

手少阴心经见证

消渴　两肾内痛　后廉、腰背痛　浸淫　善笑　善恐善忘　上咳吐,下气泄　眩仆　身热而腹痛　悲

手厥阴别脉经见证心主

笑不休　手心热　心中大热　面黄目赤　心中动

手足阴阳经合生见证

头顶痛,足太阳、手少阴　黄疸,足太阴、少阴　面赤,手少阴、厥阴,手、足阳明　目黄,手阳明、少阴、太阳、厥阴,足太阳　耳聋,手太阳、阳明、少阳、太阴,足少阴　喉痹,手、足阳明,手少阳　鼻鼽衄,手足阳明、太阳　目䀮䀮无所见,足少阴、厥阴　目瞳人痛,足厥阴　面尘,足厥阴、少阳　咽肿,足少阴、厥阴　嗌干,手太阴,足少阴、厥阴,手少阴、太阳　哕,手少阳,足太阴　膈咽不通,不食,

足阳明、太阴 胸满,手太阴,足厥阴,手厥阴 胸支满,手厥阴、少阴 腋肿,手厥阴、足少阳 胁痛,手少阴,足少阳 胸中痛,手少阴,足少阳 善呕苦汁,足少阳、足阳明 逆,少气咳嗽,喘渴上气,手太阴,足少阴 喘,手阳明,足少阴,手太阴 臂外痛,手太阳、少阳 掌中热,手太阳、阳明、厥阴肘挛急,手厥阴、太阴 肠满胀,足阳明、太阴 心痛,手少阴、厥阴,足少阴 痔,足太阳,手、足太阴 热,凄然振寒,足阳明、少阳 如人将捕,足少阴、厥阴 疟,足太阴,足三阳 汗出,手太阳、少阴,足阳明、少阳 身体重,手太阴、少阴

不治已病治未病

与其救疗于有疾之后，不若摄养于无疾之先，盖疾成而后药者，徒劳而已。是故已病而不治，所以为医家之法，未病而先治，所以明摄生之理。夫如是则思患而预防之者，何患之有哉？此圣人不治已病治未病之意也。尝谓备土以防水也，苟不以闭塞其涓涓之流，则滔天之势不能遏；备水以防火也，若不以扑灭其荧荧之光，则燎原之焰不能止。其水火既盛，尚不能止遏，况病之已成，岂能治欤？故宜夜卧早起于发陈之春，早起夜卧于蕃秀之夏，以之缓形无怒而遂其志，以之食凉食寒而养其阳，圣人春夏治未病者如此。与鸡俱兴于容平之秋，必待日光于闭藏之冬，以之敛神匿志而私其意，以之食温食热而养其阴，圣人秋冬治未病者如此。或曰：见肝之病，先实其脾脏之虚，则木邪不能传；见右颊之赤，先泻其肺经之热，则金邪不能盛，此乃治未病之法。今以顺四时调养神志，而为治未病者，是何意邪？盖保身长全者，所以为圣人之道，治病十全者，所以为上工术。不治已病治未病之说，著于《四气调神大论》，厥有旨哉！昔黄帝与天师难疑答问之书，未曾不以摄养为先，始论乎天真，次论乎调神，既以法于阴阳，而继之以调于四气，既曰食欲有节，而又继之以起居有常，谆谆然以养身为急务者，意欲治未然之病，无使至于已病难图也。厥后秦缓达乎此，见晋侯病在膏肓，语之曰不可为也；扁鹊明乎此，视齐侯病至骨髓，断之曰不可救也。噫！惜齐、晋之侯不知治未病之理。

亢则害承乃制

气之来也，既以极而成灾，则气之乘也，必以复而得平，物极则反，理之自然也。大抵寒、暑、燥、湿、风、火之气，木、火、土、金、水之形，亢极则所以害其物，承乘则所以制其极，然则极而成灾，复而得平，气运之妙，灼然而明矣，此亢则害，承乃制之意。原夫天地阴阳之机，寒极生热，热极生寒，鬼神不测，有以斡旋宰制于其间也。故木极而似金，火极而似水，土极而似木，金极而似火，水极而似土，盖气之亢极，所以承之者，反胜于己也。夫惟承其亢而制其害者，造化之功可得而成也。今夫相火之下，水气承而火无其变；水位之下，土气承而水气无其裁；土位之下，木承而土顺；风位之下，金乘而风平；火热承其燥金，自然金家之疾；阴精承其君火，自然火家之侯，所谓亢而为害，承而乃制者，如斯而已。且尝考之《六元正纪大论》云，少阳所至为火生，终为蒸溽。火化以生，则火生也。阳在上，故终为蒸溽。是水化以承相火之意。太阳所至为寒雪、冰雹、白埃，是土化以承寒水之意也。霜雪、冰雹，水也。白埃，下承土也。以至太阴所至为雷霆骤注、烈风。雷霆骤注，土也。烈风，下承之木气也。厥阴所至为风生，终为肃。风化以生，则风生也。肃，静也。阳明所至为散落，温。散落，金也。温，若乘之火气也。少阴所至为热生，中为寒。热化以生，则热生也。阴精承上，故中为火也。岂非亢为害，则承乃制者欤？昔者黄帝与岐伯，上穷天纪，下极地理，远取诸物，近取诸身，更相问难，以作《内经》。至于《六微旨大论》有极于六气相承之言，以为制则生化，外别盛衰，害则败乱，生化大病，诸以所胜之气来于下者，皆折其标盛也。不然，曷以水发而雹雪，土发而骤飘，木发而毁折，金发而清明，火发而曛昧？此皆郁极乃发，以承所亢之意也。呜呼！通天地人曰儒，医家者流，岂止治疾而已。当思其不明天地之理，不足以为医工之语。

审察病机无失气宜

邪气各有所属也，当穷其要于前，治法各有所归也，当防其差于后。盖治病之要，以穷其所属为先，苟不知法之所归，未免于无差尔。是故疾病之生，不胜其众，要其所属，不出乎五运六气而已。诚能于此审察而得其机要，然后为之治，又必使之各应于运气之宜，而不至有一毫差误之失。若然，则治病求属之道，庶乎其无愧矣。《至真要大论》曰：审察病机，无失气宜。意蕴诸此。尝谓医道有一言而可以尽其要者，运气是也。天为阳，地为阴，阴阳二气，各分三品，谓之三阴三阳。然天非纯阳而亦有三阴，地非纯阴而亦有三阳，故天地上下，各有风、热、火、湿、燥、寒之六气，其斡旋运动乎两间者，而又有木、火、土、金、水之五运。人生其中，脏腑气穴亦与天地相为流通，是知众疾之作，而所属之机无出乎是也。然而医之为治，当如何哉？惟当察乎此，使无失其宜而后可。若夫诸风掉眩，皆属肝木；诸痛痒疮，皆属心火；诸湿肿满，皆属脾土；诸气膹郁，皆属肺金；诸寒收引，皆属肾水。此病属于五运者也。诸暴强直，皆属于风；诸呕吐酸，皆属于热；诸躁扰狂越，皆属于火；诸痓强直，皆属于湿；诸涩枯涸，皆属于燥；诸病水液，澄澈清冷，皆属于寒。此病机属于六气者也。夫惟病机之察，虽曰既审，而治病之施，亦不可不详。故必别阴阳于疑似之间，辨标本于隐微之际。有无之殊者，求其有无之所以殊；虚实之异者，责其虚实之所以异。为汗、吐、下，投其所当投，寒、热、温、凉，用其所当用，或逆之以制其微，或从之以导其甚，上焉以远司气之犯，中焉以辨岁运之化，下焉以审南北之宜，使小大适中，先后合度，以是为治，又岂有差殊乖乱之失邪？又考之《内经》曰：治病必求其本。《本草》曰：欲疗病者，先察病机。此审病机之意也。《六元正纪大论》曰：无失天信，无逆气宜。《五常大论》曰：必先岁气，无伐天和。此皆无失气宜之意也。故《素问》《灵枢》之经，未尝不以气运为言，既曰先立其年以明其气，复有以戒之曰，治病者必明天道、地理、阴阳更胜，既曰不知年之所加，气之盛衰，虚实之所起，不可以为工矣。谆谆然若有不能自已者，是岂圣人私忧过计哉？以医道之要，悉在乎此也。观乎《原病式》一书，比类物象，深明乎气运造化之妙，其于病机气宜之理，不可以有加矣。

能合色脉可以万全

欲知其内者，当以观乎外，诊于外者，斯以知其内。盖有诸内者形诸外，苟不以相参，而断其病邪之逆顺，不可得也。为工者深烛厥理，故望其五色，以青、黄、赤、白、黑，以合于五脏之脉，穷其应与不应；切其五脉，急、大、缓、涩、沉，以合其五脏之色，顺与不顺。诚能察其精微之色，诊其微妙之脉，内外相参而治之，则万举万全之功，可坐而致矣。《素问》曰：能合色脉，可以万全，其意如此。原夫道之一气，判而为阴阳，散而为五行，而人之所禀皆备焉。夫五脉者，天之真，行血气，通阴阳，以荣于身；五色者，气之华，应五行，合四时，以彰于面。惟其察色按脉而不偏废，然后察病之机，断之以寒热，归之以脏腑，随证而疗之，而获全济之效者，本于能合色脉而已。假令肝色如翠羽之青，其脉微弦而急，所以为生，若浮涩而短，色见如草滋者，岂能生乎？心色如鸡冠之赤，其脉当浮大而散，所以为顺；若沉濡而滑，色见如衃血者，岂能顺乎？脾色如蟹腹之黄，其脉当中缓而大，所以为从；若微弦而急，色见如枳实者，岂能从乎？肺色如豕膏之白，其脉当浮涩而短，所以为吉；若浮大而散，色见如枯骨者，岂能吉乎？以致肾色见如乌羽之黑，其脉沉濡而滑，所以为生，或脉来缓而大，色见如炲者，死。死生之理，夫惟诊视相参，既以如此，则药证相对，厥疾弗瘳者，未之有也。抑尝论之，容色所见，左右上下，各有其部；脉息所动，寸关尺中，皆有其位。左颊者，肝之部，以合左手关位，肝胆之分，应于风木，为初之气;颜为心之部,以合于左手寸口,心与小肠之分,应于君火,为二之气;鼻为脾之部,合于右手关脉,脾胃之分,应于湿土,为四之气;右颊肺之部,合于右手寸口,肺与大肠之分,应于燥金,为五之气;颐为肾之部,以合于左手尺中,肾与膀胱之分,应于寒水,为终之气;至于相火,为三之气,应于右手,命门、三焦之分也。若夫阴阳五行,相生相胜之理,当以合之于色脉而推之也。是故《脉要精微论》曰:色合五行,脉合阴阳。《十三难》曰:色之与脉,当参相应。然而治病,万全之功,苟非合于色脉者,莫之能也。《五藏生成篇》云:心之合脉也,其荣色也。夫脉之大小、滑涩、沉浮,可以指别,五色微诊可以目察,继之以能合色脉,可以万全。谓夫赤脉之至也,喘而坚;白脉之至也,喘而浮;青脉之至也,长而左右弹;黄脉之至也,大而虚;黑脉之至也,上坚而大。此先言五色,次言五脉,欲后之学者,望而切之以相合也。厥后扁鹊明乎此,述之曰:望而知之谓之神,切脉而知之谓之巧。深得《内经》之理也。下迨后世,有立方者,目之曰神巧万全,厥有旨哉!

治病必求于本

将以施其疗疾之法，当以穷其受病之源。盖疾疢之源，不离于阴阳之二邪也，穷此而疗之，厥疾弗瘳者鲜矣。良工知其然，谓夫风、热、火之病，所以属乎阳邪之所客，病既本于阳，苟不求其本而治之，则阳邪滋蔓而难制；湿、燥、寒之病，所以属乎阴邪之所客，病既本于阴，苟不求其本而治之，则阴邪滋蔓而难图。诚能穷原疗疾，各得其法，万举万全之功，可坐而致也。治病必求于本，见于《素问·阴阳应象大论》者如此。夫邪气之甚，久而传化，其变证不胜其众也。譬如水之有本，故能游至汪洋浩瀚，泒而趋下以渐大；草之有本，故能荐生茎叶实秀，而在上以渐蕃。若病之有本，变化无穷，苟非必求其本而治之，欲去深感之患，不可得也。今夫厥阴为标，风木为本，其风邪伤于人也，掉摇而眩转，瞤动而瘈疭，卒暴强直之病生矣。少阴为标，君火为本，其热邪伤于人也，疮疡而痛痒，暴注而下迫，水液浑浊之病主矣。少阳为标，相火为本，其热邪伤于人也，为热而瞀瘈，躁扰而狂越，如丧神守之病主矣。善为治者，风淫所胜，平以辛凉；热淫所胜，平以咸寒；火淫所胜，平以咸冷，以其病本于阳，必求其阳而疗之，病之不愈者，未之有也。太阴为标，湿土为本，其湿邪伤于人也，腹满而身肿，按之而没指，诸痉强直之病生矣。阳明为标，燥金为本，其燥邪伤于人也，气滞而膹郁，皮肤以皴揭，诸涩枯涸之病生矣。太阳为标，寒水为本，其寒邪伤于人也，吐利而腥秽，水液以清冷，诸寒收引之病生矣。善为治者，湿淫所胜，平以辛热，以其病本于阴，必求其阴而治之，病之不愈者，未之有也。岂非将以疗疾之法，当以穷其受病之源者哉？抑尝论之，邪气为病，各有其候，治之之法，各有其要，亦岂止于一端而已。其在皮者，汗而发之；其入里者，下而夺之；其在高者，因而越之，谓可吐也；慓悍者，按而收之，谓按摩也；藏寒虚夺者，治以灸焫；脉病挛痹者，治以针刺；血实蓄结肿热者，治以砭石；气滞、痿厥、寒热者，治以导引；经络不通，病生于不仁者，治以醪醴；血气凝泣，病生于筋脉者，治以熨药。始焉求其受病之本，终焉蠲其为病之邪者，无出于此也。噫！昔黄帝处于法宫之中，坐于明堂之上，受业于岐伯，传道于雷公，曰：阴阳者，天地之道也，纲纪万物，变化生杀之妙，盖有不测之神，斡旋宰制于其间也。人或受邪生病，不离于阴阳也，病既本于此，为工者岂可他求哉？必求于阴阳可也。《至真要大论》曰：有者求之，无者求之。此求其病机之说，与夫求于本其理一也。

丹溪先生心法卷一

中风一

中风大率主血虚有痰，治痰为先，次养血行血。或属虚，挟火一作痰与湿，又须分气虚、血虚。半身不遂，大率多痰，在左属死血、瘀一作少。血，在右属痰、有热，并气虚。左以四物汤加桃仁、红花、竹沥、姜汁；右以二陈汤、四君子等汤，加竹沥、姜汁。痰壅盛者、口眼㖞斜者、不能言者，皆当用吐法，一吐不已，再吐。轻者用瓜蒂一钱，或稀涎散，或虾汁。以虾半斤，入酱、葱、姜等料物，水煮，先吃虾，次饮汁，后以鹅翎探引吐痰。用虾者，盖引其风出耳。重者用藜芦半钱或三分，加麝香少许，齑汁调，吐。若口噤昏迷者，灌入鼻内吐之。虚者不可吐。气虚卒倒者，用黄芪补之。有痰，浓煎参汤，加竹沥、姜汁。血虚，用四物汤，俱用姜汁炒，恐泥痰故也。有痰再加竹沥、姜汁入内服。能食者，去竹沥，加荆沥。肥白人多湿，少用乌头、附子行经。凡用乌、附，必用童便煮过，以杀其毒。初昏倒，急掐人中至醒，然后用痰药，以二陈汤、四君子汤、四物汤加减用之。瘦人阴虚火热，用四物汤加牛膝、竹沥、黄芩、黄柏，有痰者加痰药。治痰，气实而能食，用荆沥；气虚少食，用竹沥。此二味开经络、行血气故也。入四物汤，必用姜汁助之。遗尿属气，以参芪补之。筋枯者，举动则痛，是无血，不能滋养其筋，不治也。《脉诀》内言诸不治证：口开手撒，眼合遗尿，吐沫直视，喉如鼾睡，肉脱筋痛，发直摇头上窜，面赤如妆，或头面青黑，汗缀如珠，皆不可治。

案：《内经》以下，皆谓外中风邪。然地有南北之殊，不可一途而论。惟刘守真作将息失宜，水不能制火，极是。由今言之，西北二方，亦有真为风所中者，但极少尔。东南之人，多是湿土生痰，痰生热，热生风也。邪之所凑，其气必虚。风之伤人，在肺脏为多。许学士谓：气中者亦有，此七情所伤，脉微而数，或浮而紧，缓而迟，必也。脉迟浮可治，大数而极者死。若果外中者，则东垣所谓中血脉、中腑、中脏之理，其于四肢不举，亦有与痿相类者，当细分之。《局方》风痿同治，大谬。《发挥》甚详。子和用三法，如的系邪气卒中，痰盛实热者可用，否则不可。

入方

肥人中风，口㖞，手足麻木，左右俱作痰治。

贝母　瓜蒌　南星　荆芥　防风　羌活　黄柏　黄芩　黄连　白术　陈皮　半夏　薄桂　甘草　威灵仙　天花粉

多食湿面，加附子、竹沥、姜汁，酒一匙，行经。

一妇手足左瘫，口不能语，健啖。

防风　荆芥　羌活　南星　没药　乳香　木通　茯苓　厚朴　桔梗　麻黄　甘草　全蝎

上为末，汤酒调下，不效。时春脉伏，渐以淡盐汤、齑汁每早一碗，吐五日，仍以白术、陈皮、茯苓、甘草、厚朴、菖蒲，日二帖，后以川芎、山栀、豆豉、瓜蒂、绿豆粉、齑汁、盐汤吐之，吐甚快，不食，后以四君子汤服之，以当归、酒芩、红花、木通、粘子、苍术、姜南星、牛膝、茯苓为末，酒糊丸。服十日后，夜间微汗，手足动而能言。

一人瘫左。

酒连　酒芩　酒柏　防风　羌活　川芎　当归半两　南星　苍术　人参一两　麻黄　甘草三钱　附子三片

上丸如弹子大，酒化下。

一人体肥中风，先吐，后以药。

苍术　南星　酒芩　酒柏　木通　茯苓　牛膝　红花　升麻　厚朴　甘草

【附录】风者，百病之始，善行而数变。行者，动也。风本为热，热胜则风动，宜以静胜其燥，养血是也。治须少汗，亦宜少下，多汗则虚其卫，多下则损其荣。治其在经，虽有汗下之戒，而有中脏、中腑之分。中腑者宜汗之，中脏者宜下之，此虽合汗下，亦不可太过。汗多则亡阳，下多则亡阴，亡阳则损其气，亡阴则损其形。初谓表里不和，须汗下之，表里已和，是宜治之在经。其中腑者，面显五色，有表证而脉浮，恶风恶寒，拘急不仁，或中身之后、身之前、身之侧，皆曰中腑也，其治多易。中脏者，唇吻不收，舌不转而失音，鼻不闻香臭，耳聋而眼瞀，大小便秘结，或眼合直视，摇头口开，手撒遗溺，痰如拽锯，鼻鼾，皆曰中脏也。中脏者，多不治也。六腑不和，留结为痈；五脏不和，九窍不通。无此乃在经也。初证既定，宜以大药养之，当顺时令而调阴阳，安脏腑而和营卫，少有不愈者也。风中腑者，先以加减续命汤，随证发其表。如兼中脏，则大便多秘涩，宜以三化汤通其滞。初证已定，别无他变，以大药和治之。大抵中腑者多著四肢，中脏者多滞九窍。中腑者多兼中脏之证。至于舌强失音，久服大药，能自愈也。又因气中，其证与中风相似，但风中多痰涎，气中口中无涎，治之之法，调气为先。经言：治风者以理气，气顺则痰消，徐理其风，庶可收效。又有中风，言不变，志不乱,病在分腠之间者,只宜温卧,取小汗为可复也。凡中风,脉多沉伏,大法浮迟者吉,沉实者凶。先用麻油调苏合香丸,或用姜汁,或用白汤调。如口噤,抉开灌之,稍苏则服八味顺气散。若痰盛者,只以省风导痰汤服之。若中则昏沉不省人事,口噤,急以生半夏末吹入鼻中,或用细辛、皂角为末吹之,喷嚏则苏,无嚏者不治。肥人中者,以其气盛于外而歉于内也。肺为气出入之道,肥者气必急,气急必肺邪盛,肺金克木,胆为肝之腑,故痰涎壅盛,所以治之必先理气为急。中后气未顺,痰未除,调理之剂,惟当以藿香正气散和星香散煎服。此药非特可治中风之证,治中气、中恶尤宜。寻常止呕多痰者,亦可用之。若前症多怒,宜小续命汤加羚羊角;热而渴者,汤中去附子,加秦艽半钱;恍惚错语,加茯神、远志各半钱;不得睡,加酸枣仁半钱;不能言,加竹沥一蚬壳许;人虚无力者,去麻黄,加人参如其数。若人自苏,能言能食,惟身体不遂,急则挛蜷,缓则亸曳,经年不愈,以加减地仙丹常服。若饮食坐卧如常,但失音不语,只以小续命去附子,加石菖蒲一钱。治风之法,初得之即当顺气,及日久即当活血,此万古不易之理,惟可以四物汤吞活络丹,愈者正是此义。若先不顺气化痰,遽用乌、附,又不活血,徒用防风、天麻、羌活辈,吾未见能治也。又见风中于肤腠,辄用脑、麝治之者,是引风入骨髓也,尤为难治,深可戒哉!如口㖞斜未正者,以蓖麻去壳烂捣,右㖞涂左,左㖞涂右,或鳝鱼血入麝香少许,涂之即正。喷嚏,初卒倒,僵仆不知人事,急以皂角末或不卧散于鼻内,吹之,就提头顶发,立苏。若有嚏者可治,无嚏者不治。经曰:风从汗泄,以可微汗。正如解表,表实无汗者,散之劫之;表虚自汗者,温之解之。若气滞者,难治,宜吐之。余症见前。可下者,此因内有便溺之阻隔，故里实。若三五日不大便者，可与《机要》三化汤，或子和搜风丸，老人只以润肠丸。理气者，气滞、气郁、肩膊麻痛之类，此七情也，宜乌药顺气、八味顺气之类；理血者无表里之急，血弱举发不时者，用大秦艽汤，或羌活愈风汤，兼用化痰丸子。灸，可灸风池、百会、曲池、合谷、风市、绝骨、环跳、肩髃、三里等穴，皆灸之以凿窍疏风。

【附方】

二陈汤

半夏泡　陈皮二两半　白茯苓半两　甘草炙，七钱半

上㕮咀，每服四钱，水一盏，生姜七片，乌梅一个，煎。

四君子汤　见脾胃类。

四物汤　见妇人类。

稀涎散　治中风，忽然若醉，形体昏闷，四肢不收，涎潮搐搦。

猪牙皂角四条，去黑皮　白矾一两

上为末，每服三字，温水灌下，但吐出涎便醒，虚人不可大吐。

通顶散　治中风中气，昏愦不知人事，急用吹鼻即苏。

藜芦　生甘草　川芎　细辛　人参各一钱　石膏五钱

上为末，吹入鼻中一字，就提头顶中发，立苏。有嚏者可治。

八味顺气散

白术　白茯苓　青皮　白芷　陈皮去白　台乌药　人参各一两　甘草五钱

每服五钱，水一盅半，煎七分，温服。仍以酒化苏合香丸间服。

乌药顺气散

麻黄　陈皮　台乌各二两　白僵蚕炒　川芎　枳壳炒　甘草炙

白芷　桔梗各一两　干姜炮，半两

上为末，每服三钱，水二盏，生姜三片，枣一枚，煎服。

星香汤

南星八钱　木香一钱

分二服，水一盅，姜十片，煎服。

省风汤

南星生，八两　防风四两　独活　附子生，去皮脐　全蝎炒　甘草生，各二两

每服四钱，水一盅半，生姜十片，煎服。

小省风汤　与导痰汤相合，煎服。导痰汤见痰类。

防风　南星生，各四两　半夏米泔浸　黄芩　甘草生，各二两

每服四钱，姜十片。

小续命汤

麻黄去节　人参　黄芩　芍药　川芎　甘草炙　杏仁炒，去皮尖　防己　桂各一两　防风一两半　附子炮，去皮脐，半两

每服五钱，水一盏半，姜五片，枣一枚，煎，温服，取微汗。随人虚实与所中轻重，加减于后：若热者，去附子，入白附子亦可；筋急拘挛，语迟脉弦，加薏苡仁；若筋急，加人参，去黄芩、芍药，以避中寒，服后稍轻，再加当归；烦躁不大便，去附、桂，倍加芍药、竹沥；如大便三五日不去，胸中不快，加枳壳、大黄；如言语蹇涩，手足颤掉，加菖蒲、竹沥；若发渴，加麦门冬、葛根、瓜蒌根；身体痛，加羌活，搐者亦加之；烦躁多惊者，加犀角、羚羊角；汗多者，去麻黄。

家宝丹　治一切风疾瘫痪，痿痹不仁，口眼㖞僻者。邪入骨髓可服。

川乌　轻粉各一两　五灵脂姜汁制，另研　草乌各六两　南星　全蝎　没药　辰砂各二两　白附子　乳香　僵蚕炒，三两　片脑五钱　羌活　麝香　地龙四两　雄黄　天麻三两

上为末，作散，调三分。不觉，半钱。或蜜丸如弹子大，含化、茶调皆可。

如神救苦散　治瘫痪，风湿痹走注，疼痛不止。此劫剂也，非痛不可服，痛止则已。

米壳一两，去顶膜，蜜炒　陈皮五钱　虎骨酥炙　乳香研　没药研　甘草各二钱半

上为末，每服三钱，水一盏煎，连渣服，病在上食后，在下食前。煎时须顺搅之。

大秦艽汤　治中风，外无六经之形证，内无便溺之阻隔，知血弱不能养筋，故手足不能运动，舌强不能言语，宜养血而筋自荣。

秦艽　石膏各二两　甘草　川芎　当归　白芍　羌活　防风　黄芩　白芷　白术　生苄　熟苄　茯苓　独活各一两　细辛半两　春夏加知母一两

上㕮咀，每服一两，水煎服，无时。如遇天阴，加生姜七片；心下痞，加枳实一钱。

三化汤　外有六经之形证，先以加减续命汤治之。若内有便溺之阻隔，以此汤主之。

厚朴　大黄　枳实　羌活等分

每服三两，水煎服，以利为度。

【附录】法曰：四肢不举，俗曰瘫痪。故经所谓太过则令人四肢不举。又曰：土太过则敦阜。阜，高也；敦，厚也。既厚而又高，则

令除去,此真所谓膏粱之疾,非肾肝经虚。何以明之?经所谓三阳三阴发病,偏枯痿易,四肢不举。三阴不足则发偏枯,三阳有余则为痿易。易为变易,常用而痿弱无力也。其治则泻,令气弱阳衰,土平而愈,故以三化汤下之。若脾虚则不用也,经所谓土不及则卑陷。卑,下也;陷,坑也。故脾病四肢不用,四肢皆禀气于胃,而不能至经,必因脾方可得禀受也。今脾不能与胃行其津液,四肢不得禀水谷,气日以衰,脉道不利,筋骨肌肉皆无气以生,故不用焉。其治可大补十全散、加减四物汤,去邪留正。

愈风汤 中风症,内邪已除,外邪已尽,当服此药,以行导诸经。久服大风悉去,纵有微邪,只从此药加减治之。然治病之法,不可失于通塞,或一气之微汗,或一旬之通利,如此乃常治之法也。久则清浊自分,营卫自和。如初觉风动,服此不至倒仆。

羌活 甘草炙 防风 防己 黄芪 蔓荆子 川芎 独活 细辛 枳壳 麻黄去根 地骨皮 人参 知母 甘菊 薄荷去梗 白芷 枸杞子 当归 杜仲炒 秦艽 柴胡 半夏 厚朴姜制 前胡 熟苄各二两 白茯苓 黄芩三两 生苄 苍术 石膏 芍药各四两 桂一两

上剉,每服一两,水二盅,生姜三片,煎,空心一服,临卧煎渣。空心一服,吞下二丹丸,为之重剂;临卧一服,吞下四白丹,为之轻剂。立其法,是动以安神,静以清肺。假令一气之微汗,用愈风汤三两,加麻黄一两,匀作四服,加生姜,空心服,以粥投之,得微汗则佳。如一旬之通利,用愈风汤三两,加大黄一两,亦匀作四服,如前服,临卧服,得利为度。此药常服之,不可失四时之辅。如望春大寒之后,本方中加半夏、人参、柴胡各二两,通前四两,谓迎而夺少阳之气也；如望春谷雨之后，本方中加石膏、黄芩、知母各二两，谓迎而夺阳明之气也；季夏之月，本方中加防己、白术、茯苓各二两，谓胜脾土之湿也；初秋大暑之后，本方中加厚朴一两，藿香一两，桂一两，谓迎而夺太阴之气也；望冬霜降之后，本方中加附子、官桂各一两，当归二两，谓胜少阴之气也。如得春气候，减冬所加，四时类此。此虽立四时加减，更宜临病之际，审察虚实寒热、土地之宜、邪气多少。此药具七情六欲四气，无使五脏偏胜，及不动于荣卫，如风秘服之，永不结燥。此药与天麻丸相为表里，治未病之圣药也。若已病者，更宜常服。无问男女老幼、惊痫搐搦、急慢惊风、四时伤寒等病，服之神效。

四白丹　能清肺气养魄。谓中风者多昏冒，气不清利也。

白术　砂仁　白茯苓　香附　防风　川芎　甘草　人参各半两　白芷一两　羌活　独活　薄荷各二钱半　藿香　白檀香一钱半　知母　细辛各二钱　甜竹叶二两　麝香一钱，另研　龙脑另研　牛黄各半钱，另研

上为末，炼蜜丸，每两作十丸。临卧嚼一丸，分五七次，细嚼之，煎愈风汤咽下，能上清肺气，下强骨髓。

二丹丸　治健忘，养神定志和血，内以安神，外华腠理。

丹参　天门冬　熟苄各一两半　甘草　麦门冬　白茯苓各一两　人参　远志去心　朱砂各半两，研为末　菖蒲

上为末，炼蜜丸，如梧桐子大。每服五十丸至百丸，空心食前，煎愈风汤送下。

泻清丸　治中风，自汗昏冒，发热不恶寒，不能安卧，此是风热烦躁之故也。

当归　川芎　栀子　羌活　大黄　防风　龙胆草等分

上为末，蜜丸弹子大，每服一丸，竹叶汤化下。

天麻丸　治风因热而生，热胜则动，宜以静胜其躁，是养血也。

天麻　牛膝二味用酒同浸三日，焙干　萆薢另研　元参各六两　杜仲炒，去丝，七两　附子炮，一两　羌活十四两　川归十两　生苄一斤

上为末，蜜丸，如梧桐子大，每服五七十丸，空心，温酒、白汤皆可下。一方有独活五两，去肾间风。

藿香正气散

大腹皮　茯苓　白芷　紫苏各一两　陈皮　苦梗　白术　厚朴　半夏曲　甘草各二两　藿香三两

上为末，每服二钱，姜三片，枣一枚，煎服。

地仙丹

牛膝　苁蓉　附子　川椒各四两　地龙　木鳖子各二两　覆盆子　白附子　菟丝子　赤豆　南星　骨碎补　羌活　何首乌　狗脊　萆薢　防风　乌药各二两　白术　甘草　白茯苓　川乌各一两　人参　黄芪各一两半

上为末，酒糊丸，每服三四十丸，空心酒下。

活络丹

南星炮　川乌　草乌并炮，去皮尖　地龙去土，各六两　乳香研　没药研，各二两二钱

上为末，酒糊丸，桐子大，每服二十丸，空心日午冷酒下，荆芥茶亦得。

不卧散子和方

川芎半两　石膏七钱半　藜芦五钱　甘草生，二钱半

上为细末，口噙水搐之。

子和搜风丸

人参　茯苓　南星　薄荷各半两　干姜　寒水石　生白矾　蛤粉　黄芩　大黄各一两　滑石　牵牛各四两　藿香一分　半夏一两

上为末，水丸如小豆大，生姜汤下，日三服。

润肠丸

麻子仁另研　大黄酒煨，各一两半　桃仁泥　归尾　枳实麸炒　白芍　升麻半两　人参　生甘草　陈皮各三钱　木香　槟榔各二钱

上除麻仁、桃仁外，为末，却入二仁泥，蜜丸，梧子大，每服七八十丸，温水食前下。

中寒二附伤寒　伤风

主乎温散。有卒中天地之寒气者，有口得寒物者，从补中益气汤加发散药，属内伤者十居八九。其法，邪之所凑，其气必虚，只用前汤中从所见之证出入加减。必先用参芪托住正气。气虚甚者，少加附子以行参芪之剂。如果气虚者，方可用此法。胃气大虚，必当温散，理中汤相宜，甚者加附子。仓卒感受大寒之气，其病即发，非若伤寒之邪，循经以渐而深也。以上治法，宜用于南，不宜北。

戴云：此伤寒，谓身受肃杀之气，口伤生冷物之类。因胃气大虚，肤腠疏豁，病者脉必沉细，手足厥冷，息微身倦，虽身热亦不渴，倦言动者是也。宜急温之，迟则不救矣。与热证若相似而实不同。凡脉数者、或饮水者、烦躁动摇者，皆热病。寒热二证，若水火，然不可得而同治，误即杀人。

【附录】凡症与伤寒相类者极多，皆杂证也。其详出《内经·热论》。自长沙以下，诸家推明至甚，千世之下，能得其粹者，东垣也。其曰：内伤极多，外伤间而有之。此发前人之所未发，后人徇俗，不能真切，雷同指为外伤，极谬。其或可者，盖亦因其不敢放肆，而多用和解及平和之药散之尔。若粗率者，则必杀人。初有感冒等轻证，不可便认作伤寒妄治。西北二方极寒，肃杀之地，故外感甚多；东南二方，温和之地，外伤极少。杂病亦有六经所见之证，故世俗混而难别。

正治温散　宜桂枝汤、四逆汤辈，甚者三建汤、霹雳散。从治用热药，加凉剂引之，或热药须俟冷饮最妙。经曰：从而逆之。此之谓也。反攻用煎乌头之类。

伤风属肺者多，宜辛温或辛凉之剂散之。

戴云：新咳嗽，鼻塞声重者是也。

【附方】

补中益气汤　见内伤类。

理中汤

人参　甘草　干姜　白术等分

上㕮，每服五钱，水煎温服。

桂枝汤

桂枝　赤芍各一两半　甘草一两　生姜一两半　大枣

上㕮，每服五钱，水煎温服。

四逆汤

甘草炙，二两　干姜一两半　附子半两

上㕮，每服五钱，水煎温服。

三建汤

大川乌　附子　天雄并炮，等分

上剉，每四钱，水二盏，姜十五片，煎服。

霹雳散

附子一枚，及半两者，炮熟取出，用冷灰焙之，细研，入真腊茶一大钱同和，分二服，每服水一盏，煎六分，临熟，入蜜半匙，放温服之。

姜附汤　治中寒身体强直，口噤不语，逆冷。

干姜一两　附子生，去皮脐，一斤

上剉，每服三钱，水煎服。挟气攻刺，加木香半钱；挟气不仁，加防风一钱；挟湿者，加白术；筋脉牵急，加木瓜；肢节痛，加桂二钱。

消风百解散

荆芥　白芷　陈皮　麻黄　苍术　甘草等分

上剉，用姜三片，葱白三根，水煎服。

神术散　治伤风头痛，鼻塞声重。方见痢类。

中暑三附暑风　注夏

暑证，用黄连香薷饮。挟痰加半夏、南星，虚加人参、黄芪。暑病内伤者，用清暑益气汤。著暑气是痰，用吐。注夏属阴虚，元气不足，夏初春末，头疼脚软，食少体热者是，宜补中益气汤去柴胡、升麻，加炒柏、白芍药。挟痰者，加南星、半夏、陈皮煎服，又或用生脉汤。暑气挟痰挟火，实者可用吐法。

暑乃夏月炎暑也，盛热之气者，火也。有冒、有伤、有中，三者有轻重之分，虚实之辨。或腹痛水泻者，胃与大肠受之；恶心者，胃口有痰饮也。此二者冒暑也，可用黄连香薷饮、清暑益气汤。盖黄连退暑热,香薷消蓄水。或身热头疼,躁乱不宁者,或身如针刺者,此为热伤在分肉也。当以解毒汤、白虎汤加柴胡,如气虚者加人参。或咳嗽、发寒热、盗汗出不止、脉数者,热在肺经,用清肺汤、柴胡天水散之类,急治则可,迟则不救,成火乘金也,此为中暑。凡治病,须要明白辨别,慎勿混同施治。春秋间亦或有之,切莫执一,随病处方为妙。

戴云:暑风者,夏月卒倒,不省人事者是也。有因火者,有因痰者。火,君相二火也;暑,天地二火也。内外合而炎烁,所以卒倒也。痰者,人身之痰饮也,因暑气入而鼓激痰饮,塞碍心之窍道,则手足不知动蹑而卒倒也。此二者皆可吐。《内经》曰:火郁则发之。吐即发散也,量其虚实而吐之,吐醒后,可用清剂调治之。

入方

暑渴

生苄　麦门冬　牛膝　炒柏　知母　葛根　甘草

上剉,水煎服。

【附录】中暍是阳证,中暑是阴证。脉沉弱者,切不可用寒凉药。清热宜天水散、五苓、白虎汤皆可。热闷恍惚,辰砂五苓散。脉弦实,黄连香薷汤。热甚自汗而渴,便涩者,五苓分利之,或桂苓甘露饮。吐泻,脉沉微甚者,可用附子大顺散。伏热伤冷,缩脾饮、冷香饮子皆可,浸冷服之。或剥蒜肉入鼻中,或研蒜水解灌之。盖蒜气臭烈,能通诸窍故也。

【附方】

生脉汤

人参　麦冬　五味子

上剉，水煎服。

黄龙丸　治一切暑毒。

赤亮雄黄五钱　硫黄　硝石各一两　滑石　明矾各半两　好面四两

上为末，水丸，梧子大，每服五七十丸，白汤下。

却暑散　治冒暑伏热，头目眩晕，呕吐泄痢，烦渴背寒，面垢。

赤茯苓　生甘草各四两　寒食面　生姜各一斤

上为末，每服二钱，白汤调下。

香薷饮　治伤暑，脏腑不和调，霍乱吐利，烦渴引饮。

白扁豆炒　厚朴姜制，八两　香薷一斤

上水煎，入酒少许，沉冷服。

黄连香薷饮

香薷一斤　川朴制，半斤　黄连四两

上㕮咀，每二三钱，水煎服。

大顺散

甘草断寸长，三两　干姜　杏仁　桂四两

上将甘草用白沙炒黄，次入干姜同炒，令姜裂，次入杏仁同炒，不作声为度。筛去沙，入桂为末，每服二三钱，水煎，温服。如烦躁，井花水调服，以沸汤点服亦得。

十味香薷饮

香薷一两　人参　陈皮　白术　茯苓　黄芪　木瓜　厚朴姜炒　扁豆　甘草炙，各半两

上为末，每二钱，热汤或冷水调服。㕮咀，煎亦得。

清暑益气汤　治长夏湿热蒸人，人感之四肢困倦，精神少，懒

于动作，胸满气促，支节疼，或气高而喘，身热而烦，心下膨闭，小便黄而数，大便溏而频，或痢或渴，不思饮食，自汗体虚。

黄芪　苍术㓐　升麻各一钱　人参　白术　神曲　陈皮各半钱　甘草炙　酒柏　麦冬　当归各三分　葛根二分　五味子九个　泽泻五分　青皮二分半

上㕮咀，作一服，水二大盏，煎至一盏，去渣，温服，食远。

补中益气汤　见内伤类。

天水散

滑石六两　甘草炙，一两

上为极细末，水调服。

五苓散

白术　猪苓　茯苓各一两半　桂一两　泽泻二两半

加辰砂，名辰砂五苓散。

人参白虎汤　治暑热发渴，脉虚。

人参一钱半　知母二钱　石膏半两　甘草一钱

上㕮咀，入粳米一合，水煎服。

桂苓甘露饮　《宣明方》。

茯苓　泽泻各一两　石膏　寒水石各二两　滑石四两　白术　桂　猪苓各半两

上为末，每服三钱，白汤调下。

缩脾饮　解伏热，除烦渴，消暑毒，止吐泻霍乱。

砂仁　草果　乌梅肉　甘草炙，各四两　扁豆炒　葛根各一两

上㕮咀，每服四钱，水煎冷服。

冷香饮子　治伤暑渴，霍乱腹痛，烦躁，脉沉微或伏。

草果仁三两　附子　陈皮各一两　甘草半两

上㕮咀，每服一两，入姜煎，水旋冷服。

黄连解毒汤

黄连　黄柏　黄芩　栀子等分

上㕮咀，水煎。

中湿四

《本草》云：苍术治湿，上下部皆可用。二陈汤中加酒芩、羌活、苍术，散风行湿。脾胃受湿，沉困无力，怠惰好卧。去痰须用白术。上部湿，苍术功烈；下部湿，宜升麻提之。外湿宜表散，内湿宜淡渗。若燥湿，以羌活胜湿汤、平胃散之类；若风湿相搏，一身尽痛，以黄芪防己汤；若湿胜气实者，以神佑丸、舟车丸服之；气虚者，桑皮、茯苓、人参、葶苈、木香之类。凡肥人沉困怠惰，是湿热，宜苍术、茯苓、滑石；凡肥白之人沉困怠惰，是气虚，宜二术、人参、半夏、草果、厚朴、芍药；凡黑瘦而沉困怠惰者，是热，宜白术、黄芩。凡饮食不节，脾胃受伤，不能递送，宜枳术丸。去上焦湿及热，须用黄芩，泻肺火故也。又如肺有湿，亦宜黄芩；如肺有虚热，宜天门冬、麦门冬、知母，用黄芩多则损脾。去中焦湿与痛，热用黄连，泻心火故也。如中焦有实热，亦宜黄连。若脾胃虚弱，不能运转而郁闷，宜黄芩、白术、干葛；若中焦湿热积久而痛，乃热势甚盛，宜黄连，用姜汁炒。去下焦湿肿及痛，膀胱有火邪者，必须酒洗防己、黄柏、知母、草龙胆。又云：凡下焦有湿，草龙胆、防己为君，甘草、黄柏为佐。如下焦肿及痛者，是湿热，宜酒防己、草龙胆、黄芩、苍术。若肥人、气虚之人肿痛，宜二术、南星、滑石、茯苓；黑瘦之人，下焦肿痛，宜当归、桃仁、红花、牛膝、槟榔、黄柏。

戴云：湿有自外入者，有自内出者，必审其方土之致病源。东南地下，多阴雨地湿，凡受必从外入，多自下起，以重腿脚气者多，治当汗散，久者宜疏通渗泄；西北地高，人多食生冷湿面、湩酪，或饮酒后寒气怫郁，湿不能越，以致腹皮胀痛，甚则水鼓胀满，或通身浮肿，按之如泥不起，此皆自内而出也。辨其元气多少而通利其二便，责其根在内也。此方土内外，亦互相有之，但多少不同，须对证施治，不可执一。

【附方】

二陈汤 见中风类。

羌活胜湿汤

羌活 独活各一钱 藁本 防风 甘草炙 川芎各五分 蔓荆子三分

上㕮咀，作一服，水二盏，煎至一盏，去渣，大温服，空心。如身重，腰沉沉然，加酒洗防己五分，轻者附子五分，重者川乌五分。

平胃散 见厥类。

防己黄芪汤 治风湿脉浮，身重汗出，恶风或痛。

防己一两 甘草炙，半两 白术七钱半 黄芪一两一钱

上㕮咀，每服一两，入姜枣煎。喘者，加麻黄；胃气不利，加芍药；气上冲，加桂枝；下有寒，加细辛。

三花神佑丸 治一切水湿肿病，大腹实胀，喘满。

轻粉一钱 大黄一两，为末 牵牛二两 芫花醋拌炒 甘遂 大戟各半两

上为末，滴水丸，小豆大，初服五丸，每服加五丸，温水下，无

时，日三。

舟车丸

大黄二两　甘遂　大戟　芫花　青皮　陈皮各一两　牵牛头末四两　木香半两

上为末，水丸如梧子大，每服六七十丸，白汤下，随证加减。

枳术丸　见内伤类。

升阳除湿汤　见泄泻类。

瘟疫五附大头天行病

瘟疫，众人一般病者是，又谓之天行时疫。治有三法：宜补，宜散，宜降。热甚者，加童便三酒盅。

入方

大黄　黄连　黄芩　人参　桔梗　防风　苍术　滑石　香附　人中黄

上为末，神曲糊丸，每服六七十丸，分气血与痰，作汤使。气虚者，四君子汤；血虚者，四物汤；痰多者，二陈汤送下；热甚者，童便下。

又方　温病，亦治食积痰热，降阴火。

人中黄

饭为丸，绿豆大，下十五丸。

又　时病。

半夏　川芎　茯苓　陈皮　山楂　白术　苍术君　甘草

如头痛，加酒芩；口渴，加干葛；身痛，加羌活、薄桂、防风、芍药。

大头天行病，此为湿气在高巅之上，切勿用降药，东垣有方。

羌活　酒黄芩　酒蒸大黄

【附方】

治大头病兼治喉痹歌：

人间治疫有仙方，一两僵蚕二大黄。姜汁为丸如弹子，井花调蜜便清凉。

冬温为病，非其时而有其气也。冬时严寒，当君子闭藏，而反发泄于外，专用补药而带表药，如补中益气之类。

作人中黄法：

以竹筒两头留节，中作一窍，内甘草于中，仍以竹木钉闭窍，于大粪缸中浸一月，取出晒干，大治疫毒。

左手脉大于右手，浮缓而盛，按之无力。

大病虚脱，本是阴虚，用艾灸丹田者，所以补阳，阳生阴长故也。不可用附子，止可多服人参。

【附方】

漏芦汤　治脏腑积热，发为肿毒，时疫疙瘩，头面洪肿，咽嗌填塞，水药不下，一切危恶疫疠。

漏芦　升麻　大黄　黄芩　蓝叶　元参等分

上㕮咀，每服二钱，水煎服。肿热甚，加芒硝二钱。

消毒丸　治时疫疙瘩恶证。

大黄　牡蛎　僵蚕炒，等分

上为末，炼蜜丸，如弹子大，新水化一丸，内加桔梗、大力子，尤妙。

洁古雄黄丸　辟时疾，可与病人同床，覆着衣服，亦不相染。

雄黄一两，研　赤小豆炒　丹参　鬼箭羽各二两

上为细末，蜜丸，每服五丸，空心温水下。

火六

火，阴虚火动难治。火郁当发，看何经。轻者可降，重者则从其性而升之。实火可泻，黄连解毒之类，虚火可补。小便降火极速。凡气有余便是火，不足者是气虚。火急甚重者，必缓之，以生甘草兼泻兼缓，参术亦可。人壮气实、火盛颠狂者，可用正治，或硝黄冰水之类。人虚火盛狂者，以生姜汤与之，若投冰水正治，立死。有补阴即火自降，炒黄柏、生地黄之类。凡火盛者，不可骤用凉药，必兼温散。可发有二：风寒外来者可发，郁者可发。气从左边起者，乃肝火也；气从脐下起者，乃阴火也；气从脚起，入腹如火者，乃虚之极也。盖火起于九泉之下多死。一法用附子末，津调，塞涌泉穴，以四物汤加降火药服之妙。阴虚证本难治，用四物汤加炒黄柏，降火补阴。龟板补阴，乃阴中之至阴也。四物加白马胫骨，降阴中火，可代黄连、黄芩。黄连、黄芩、栀子、大黄、黄柏降火，非阴中之火不可用。生甘草缓火邪，木通下行，泻小肠火。人中白泻肝火，须风露中二三年者。人中黄大凉，治疫病须多年者佳。中气不足者，味用甘寒。山栀子仁大能降火，从小便泄去，其性能屈曲下降，人所不知，亦治痞块中火邪。

入方

左金丸　治肝火。一名回令丸。

黄连六两，一本作芩　吴茱萸一两或半两

上为末，水丸或蒸饼丸，白汤下，五十丸。

【附录】诸热瞀瘈，暴瘖冒昧，躁扰狂越，骂詈惊骇，胕肿疼酸，气逆冲上，禁慄如丧神守，嚏呕，疮疡，喉痹，耳鸣及聋，呕涌溢食不下，目昧不明，暴注，瞤瘈，暴疡，暴死，五志七情过极，皆属火也。火者，有二：曰君火，人火也；曰相火，天火也。火内阴而外阳，主乎动者也，故凡动皆属火。以名而言，形质相生，配于五行，故谓之君；以位而言，生于虚无，守位禀命，因动而见，故谓之相。肾肝之阴，悉其相火。东垣曰：相火，元气之贼，火与元气不相两立，一胜则一负。然则如之何，则可使之无胜负乎？周子曰：神发知矣。五性感动而万事出，有知之后，五者之性为物所感，不能不动。谓之动者，即《内经》五火也。相火易起，五性厥阳之火相扇，则妄动矣。火起于妄，变化莫测，无时不有，煎熬真阴，阴虚则病，阴绝则死。君火之气，经以暑与热言之；相火之气，经以火言之。盖表其暴悍酷烈，有甚于君火者也。故曰：相火，元气之贼。周子又曰：圣人定之以中正仁义而主静。朱子亦曰：必使道心常为一身之主，而人心每听命焉。此善处乎火者，人心听命于道心，而又能主之以静，彼五火将寂然不作，而相火者惟有裨补造化，而为生生不息之运用尔，何贼之有？

【附方】

东垣泻阴火升阳汤 治肌热烦热，面赤食少，喘咳痰盛。

羌活 甘草炙 黄芪 苍术各一两 升麻八钱 柴胡两半 人参 黄芩各七钱 黄连酒炒，半两 石膏半两，秋深不用

上㕮咀，每服一两或半两，水煎。此药发脾胃火邪，又心、胆、肝、肺、膀胱药也。泻阴火，升发阳气，荣养气血者也。

升阳散火汤 治男子、妇人，四肢发热，肌热，筋痹热，骨髓中

热,发困,热如燎,扪之烙手。此病多因血虚而得之,或胃虚过食冷物,抑遏阳气于脾土,火郁则发之。

升麻　葛根　独活　羌活各半两　防风二钱半　柴胡八钱　甘草炙,三钱　人参　白芍各半两　甘草生,二钱

上㕮咀,每服半两或一两,水煎,稍热服。

地骨皮散　治浑身壮热,脉长而滑,阳毒火炽,发渴。

地骨皮　茯苓各半两　柴胡　黄芩　生苄　知母各一两　石膏二两　羌活　麻黄各七钱半,有汗并去之

上㕮咀,每服一两,入姜煎。

黄连解毒汤　见暑类。

丹溪先生心法卷二

斑疹七

斑属风热挟痰而作，自里而发于外，通圣散中消息，当以微汗散之，切不可下。内伤斑者，胃气极虚，一身火游行于外所致，宜补以降，于《阴证略例》中求之。发斑似伤寒者，痰热之病发于外，微汗以散之，若下之非理。疹属热与痰在肺，清肺火降痰，或解散出汗，亦有可下者。疹即疮疹，汗之即愈，通圣散中消息之。瘾疹多属脾，隐隐然在皮肤之间，故言瘾疹也。发则多痒或不仁者，是兼风兼湿之殊，色红者兼火化也。黄瓜水调伏龙肝，去红点斑。

戴云：斑，有色点而无头粒者是也。疹，浮小有头粒者，随出即收，收则又出是也，非若斑之无头粒者，当明辨之。

【附录】斑疹之病，其为证各异，疮发焮肿于外者，属少阳三焦相火也，谓之斑；小红靥行皮肤之中不出者，属少阴君火也，谓之疹。又伤寒阳证发斑有四，惟温毒发斑至重，红赤者为胃热也，紫黑者为胃烂也，一则下早，一则下之晚，乃外感热病发斑也，以玄参、升麻、白虎等药服之。阴证发斑，亦出背胸，又出手足，亦稀少而微红，若作热证，投之凉药，大误矣。此无根失守之火，聚于胸中，上独熏肺，传于皮肤，而为斑点，但如蚊蚋虱蚤咬形状，而非锦纹也。只宜调中温胃，加以茴香、芍药，或以大建中之类，其火自下，斑自消退，可谓治本而不治标也。

入方

调中汤　治内伤、外感而发阴斑。

苍术一钱半　陈皮一钱　砂仁　藿香　芍药炒　甘草炙　桔梗　半夏　白芷　羌活　枳壳各一钱　川芎半钱　麻黄　桂枝各半钱

上㕮咀，姜三片，水煎服。

消毒犀角饮子　治斑及瘾疹。

牛蒡子六钱　荆芥　防风各三钱　甘草一钱

上㕮咀，水煎。

通圣散出丹溪经验方

川芎　当归　麻黄　薄荷　连翘　白芍　黄芩　石膏　桔梗一两　滑石三两　荆芥　栀子　白术二钱半　甘草

上剉，水煎服。如身疼，加苍术、羌活。痰嗽，加半夏，每服细末三钱，生姜三片，擂细，汤起，煎沸服之。

玄参升麻汤　斑在身，治汗下吐后，毒不散，表虚里实发于外，甚则烦躁谵妄。

玄参　升麻　甘草等分

上㕮咀，水煎。

化斑汤　治伤寒汗吐下后，斑发脉虚。

白虎汤加人参，守真再加白术。

上㕮咀，时时煎服。

大建中汤

黄芪　当归　桂心　芍药各二钱　人参　甘草各一钱　半夏　黑附炮，去皮，各二钱半

上㕮咀，每服五钱，水二盏，姜三片，枣二枚，煎，食前服。

疟八

疟疾有风、暑、食、痰、老疟、疟母。大法，风、暑当发汗。夏月多在风凉处歇，遂闭其汗而不泄故也。恶饮食者，必自饮食上得之。无汗者要有汗，散邪为主，带补。有汗者要无汗，正气为主，带散。一日一发者，受病一月。间日一发者，受病半年。三日一发者，受病一年。二日连发住一日者，气血俱病。疟病感虚者，须以人参、白术一二帖，托住其气，不使下陷，后使他药。内伤挟外邪同发，内必主痰。外以汗解散，二陈汤加柴胡、黄芩、常山、草果煎服。久疟不得汁者，二陈汤加槟榔，倍苍术、白术。一方加柴胡、葛根、川芎，一补一发，不可直截。老疟病，此系风暑于阴分，用血药引出阳分则散。

〔入方宜〕

川芎　抚芎　红花　当归　炒柏　白术　苍术　甘草　白芷

上剉，水煎，露一宿，次早服。

治疟一日间一日发者，补药带表药，后以截疟丹截之，若在阴分者，用药掣起阳分，方可截，即前药之属。

充案：疟在阴分，须彻起阳分者，即《格致论》中云：脏传出至腑，乱而失期也。又当因其汗之多寡，而为补养升发之术。下陷，谓阳气下陷入阴血中。无汗要有汗，多用川芎、苍术、干葛、升麻、柴胡之属，此丹溪治疟之微旨，学者所当知也。

截疟常山饮

穿山甲炮　草果　知母　槟榔　乌梅　甘草炙　常山

上㕮咀，水酒一大碗，煎半碗，露一宿，临发日早服，得吐为顺。一云：加半夏、柴胡，去穿山甲。如吐，加厚朴，又或加青皮、陈皮。

又方

柴胡　草果　常山　知母　贝母　槟榔

上用酒水同煎,露一宿,临发前二时服。

又治疟母,此药消导。

青皮　桃仁　红花　神曲　麦芽　鳖甲醋煮为君　三棱　莪术　海粉　香附并用醋煮

上为末,丸如梧子大,每服五七十丸,白汤下。

又治疟,寒热,头痛如破,渴饮冰水,外多汗出。

人参　白术　黄芪　黄芩　黄连　山栀　川芎　苍术　半夏　天花粉

上㕮咀,水二盅,姜三片,煎服。

又治疟病发渴。

生苄　麦门冬　天花粉　牛膝　知母　葛根　炒柏　生甘草

上㕮咀,水煎。

截疟青蒿丸

青蒿半斤　冬瓜叶　官桂　马鞭草

上焙干为末,水丸胡椒大,每一两分四服,于当发之前一时服尽。又云:青蒿一两,冬青叶二两,马鞭草二两,桂二两。未知孰是,姑两存之,以俟知者。

截疟:

槟榔　陈皮　白术　常山三钱　茯苓　乌梅　厚朴各一钱半

上㕮咀,作二服,水酒各一盅,煎至一盅,当发前一日一服,临发日早一服,服后少睡片时。

又疟疾后:

白术　半夏一两　黄连半两　白芍三钱　陈皮半两

上为末，粥丸梧子大，每服六十丸，姜汤下。

【附录】世用砒霜等毒，不可轻用，俗谓脾寒，此因名而迷其实也。苟因饮食所伤而得，亦未必全是寒，况其它乎？在其阳分者易治，阴分者难治。疟母必用毒药消之，行气消坚为主。东垣谓：寒疟属太阳，热疟属阳明，风疟属少阳，在三阴经则不分，总曰温疟。此言是，但三阴经说不明，作于子、午、卯、酉日者，少阴疟也；寅、申、巳、亥日者，厥阴疟也；辰、戌、丑、未日者，太阴疟也。

疟脉多弦，但热则弦而带数，寒则弦而带迟，亦有病久而脉极虚微而无力，似乎不弦，然而必于虚微之中见弦，但不搏手耳，细察可见也。

疟，又名痁疾者，其证不一。《素问》又有五脏疟、六腑疟，详矣。初得病势正炽，一二发间，未宜遽截，不问寒热多少，且用清脾饮，或草果饮，或二陈汤加草果半钱，或平胃加草果半钱、柴胡半钱，又或养胃汤加川芎、草果各半钱。热少者，进取微汗；寒多者，宜快脾汤，服后寒仍多者，养胃汤加附子、桂枝各半钱，独寒尤宜，不效，则七枣汤；热多者，宜驱疟饮，或参苏饮，每服加草果半钱；大热不除，宜小柴胡汤；渴甚者，则以五苓散入辰砂少许；独热无寒，亦与小柴胡汤；热虽剧，不甚渴者，本方加桂四分，或以柴胡桂姜汤，候可截则截之。久疟、疟母不愈者，宜四兽饮，间服山甲汤。

【附方】

清脾汤

青皮　厚朴　白术　草果　柴胡　茯苓　黄芩　半夏　甘草炙，等分上剉，水二盏，生姜三片，枣一枚，煎，忌生冷油腻。

七枣汤

附子一个，炮，又以盐水浸，再炮，如此七次，去皮、脐。又方，川乌代附子，以水调陈壁土为糊，浸七次

上剉，分作二服，水二盅，姜七片，枣七枚，煎七分，当发日早温服。

驱疟饮

前胡　柴胡各四两　桂心　桔梗　厚朴　半夏各二两　黄芪　干姜炮　甘草炙。各二两

上剉，水二盏，生姜三片，枣四个，煎。

山甲汤

穿山甲　木鳖子等分

上为末，每服二钱，空心，温酒调下。

人参　白术　茯苓　甘草减半　陈皮　草果　半夏　枣子　乌梅　生姜等分

上剉，同姜枣，以盐少许淹食顷，厚皮纸裹，以水润湿，慢火煨令香熟，焙干，每服半两，水煎，未发前并进数服。

有汗要无汗，正气为主，小柴胡加桂，或白虎加桂。无汗要有汗，散邪为主，带补，桂枝加黄芪知母石膏汤，或人参柴胡饮子。热多寒少，目痛，多汗，脉大，以大柴胡汤微利为度，余邪未尽，以白芷石膏三物汤，以尽其邪。

六和汤

人参　知母　草果　贝母　乌梅　白芷　槟榔　柴胡各一钱，用酒拌　常山二钱

上剉,水煎,姜三片,枣一个。

秘方清脾丸 治疟三日一发,或十日一发。

姜黄三钱 白术一两半 人参 槟榔 草果 莪术醋炒 厚朴各半两 黄芩 半夏 青皮各一两 甘草三钱

上为末,饭丸如梧子大,每六十丸,食远,白汤下,日二服。

红丸子 消食疟。

胡椒一两 阿魏一钱,醋化 莪术 三棱醋煮一伏时。各二两 青皮炒,三两

上为末,另用陈仓米末,同阿魏醋煮,糊丸梧子大,炒土殊为衣,每服七十丸,姜汤下。

二陈汤 见中风类。

草果饮子

草果 川芎 紫苏叶 白芷 良姜 炙甘草 青皮去白,炒 陈皮去白

上等分,为粗末,每服三钱,水一盏,煎至七分,去渣,温服,留渣两服并一服,当发日进三服,不以时。

人参养胃汤

平胃散加人参、茯苓、半夏、草果、藿香、生姜、乌梅。

参苏饮

陈皮去白 枳壳麸炒 桔梗 甘草炙 木香各半两 半夏 干葛 苏叶 前胡 人参 茯苓各七钱半。一方不用木香

上剉,每服五钱,水盏半,生姜七片,枣一个,煎微热服。

五苓散 见中暑类。

柴胡桂姜汤

柴胡八两　桂枝　黄芩各三两　瓜蒌根四两　牡蛎二两　甘草炙，二两　干姜二两

上剉，水煎，日三服，烦，汗出愈。

小柴胡汤

柴胡八两　黄芩　人参　甘草炙，各三两　半夏三两

上剉，每五钱，水盏半，生姜五片，枣一枚，煎服，不拘时。

白虎加桂枝汤　治温疟。

知母六两　甘草炙，二两　石膏四两，碎　桂枝一两　粳米六合

上剉，水煎，日三，汗出愈。

小柴胡加桂汤

本方去人参加桂一两。

桂枝加黄芪知母石膏汤

本方加黄芪、知母、石膏各四钱半。

大柴胡汤

柴胡八两　黄芩　赤芍各三两　大黄二两　半夏二两半　枳实半两，麸炒

上剉，每五钱，水盏半，生姜五片，枣一枚，煎服，无时。

白芷石膏三物汤

白芷一两　知母一两七钱　石膏四两

上为粗末，每半两，水一盏半，煎一盏，温服。

痢九

痢，赤属血，白属气，有身热，后重，腹痛，下血。身热挟外感，小柴胡汤去人参。后重，积与气坠下之故，兼升兼消，宜木香槟榔

丸之类。不愈者，用秦艽、皂角子、煨大黄、当归、桃仁、黄连、枳壳。若大肠风盛，可作丸服。保和丸亦治因积作后重者。五日后不可下，盖脾胃虚故也。后重窘迫者，当和气，木香、槟榔。腹痛者，肺金之气郁在大肠之间，如实者，以刘氏之法下之，虚则以苦梗开之，然后用治痢药，气用气药，血用血药，有热用黄芩、芍药之类，无热腹痛，或用温药，姜、桂之属。下血，四物汤为主。下血，多主食积与热，或用朴硝者。青六丸治血痢，效。痢疾初得一二日间，以利为法，切不可便用止涩之剂。若实者，调胃承气、大小承气、三乙承气下之，有热先退热，然后看其气病血疾，加减用药，不可便用参术，然气虚者可用，胃虚者亦可用之。血痢久不愈者，属阴虚，四物汤为主，凉血和血，当归、桃仁之属。下利久不止，发热者，属阴虚，用寒凉药，必兼升散药并热药。下利大孔痛者，因热流于下也，以木香、槟榔、黄连、黄芩、炒干姜。噤口痢者，胃口热甚故也。大虚大热，用香连丸、莲肉各一半，共为末，米汤调下。又方，人参二分、姜炒黄连一分，为末，浓煎，终日细细呷之。如吐则再服，但一呷下咽便开。人不知此，多用温热药甘味，此以火济火，以滞益滞。封脐引热下行，用田螺肉捣碎，入麝香少许，盦脐内。下利不治之证，下如鱼脑者半死半生，下如尘腐色者死，下纯血者死，下如屋漏水者死，下如竹筒注者不治。赤痢乃自小肠来，白痢乃自大肠来，皆湿热为本，赤白带浊同法。下利有风邪下陷，宜升提之，盖风伤肝，肝主木故也。有湿伤血，宜行湿清热。《内经》所谓身热则死，寒则生，此是大概言，必兼证详之方可，今岂无身热而生，寒而死者？脉沉小留连或微者易治，洪大数者难治也。脉宜滑大，不宜弦急。仲景治痢，可温者五法，可下者十法，或解表，或利小便，或待其自已，还分易治、难治、不治之证，至为详密，但与泻同，立论不分，学者当辨之。大孔痛，一曰温之，一曰清之。按久病身冷，脉沉小者，宜温；暴病身热，脉浮洪者，宜清宜补。有可吐者，亦有可汗、可下者。初得之时，元气未虚，必推荡之，此通因通用之法，稍久气虚则不可下。壮实初病宜下，虚弱衰老久病宜升之。先水泻后脓血，此脾传肾，贼邪，难愈；先脓血后水泻，此肾传脾，微邪，易愈。下利如豆汁者，湿也。盖脾肾为水谷之海，无物不受，常兼四脏，故五色之相杂，当先通利，此迎而夺之之义。如虚者，亦宜审之。因热而作，不可用巴豆；如伤冷物者，或可用，宜谨慎。又有时疫作痢，一方一家之内，上下传染相似，却宜明逆气之胜复以治之。

戴云：痢虽有赤白二色，终无寒热之分，通作湿热治，但分新旧，更量元气，用药与赤白带同。

入方

黄连　滑石　生地　白芍　苍术　白术　当归　青皮　条芩

上剉，水煎。里急后重，炒黄连、滑石，加桃仁、槟榔，甚者大黄。呕者，用姜汁、半夏。

又方

干姜一钱　当归二钱半　乌梅三个　黄柏一钱半　黄连一钱

上剉，作一服，水煎，食前。若水泻，可等分用，或加枳壳。

又方　治热与血。

大黄　黄连　黄芩　黄柏　枳壳　当归　芍药　滑石　桃仁　甘草　白术等分

上为末，或汤调，或作丸，或面糊，或神曲糊丸服。一本云：误服热药、涩药，毒犯胃者，当明审，以祛其毒。

治白痢。

苍术　白术　神曲　茯苓　地榆　甘草

上剉，水煎。

治赤痢。

地黄　芍药　黄柏　地榆　白术

上剉，水煎。腹痛，加枳壳、厚朴；后重，加滑石、木香、槟榔；有热，加黄芩、山栀。

又治痢方

滑石一两　苍术半两　川芎三钱　桃仁活法用　芍药半两，炒　甘草一钱

上为末，姜一片，擂细，煎滚服。

又方　孙郎中因饮水过多，腹胀，泻痢带白。

苍术　白术　厚朴　茯苓　滑石

上㕮咀，水煎，下保和丸。又云：加炒曲、甘草。

又方　痢后脚弱渐细者。

苍术　酒芩　白芍各二两半　酒柏炒，半两

上为末，粥丸，以四物汤加陈皮、甘草，水煎送下。

又方　痢后腰痛，两脚无力。

陈皮　半夏　白芍各一钱　茯苓　苍术　当归　酒芩各半钱　白术　甘草各二钱

上㕮咀，作一服，姜煎，食前。

又方　治小儿八岁下利纯血，作食积治。

苍术　白术　黄芩　滑石　白芍　茯苓　甘草　陈皮　神曲炒

上㕮咀，水煎，下保和丸。

治痢十法

其或恶寒发热，身首俱痛，此为表证，宜微汗和解，用苍术、川芎、陈皮、芍药、甘草、生姜三片，煎。其或腹痛后重，小水短，下积，此为里证，宜和中疏气，用炒枳壳、制厚朴、芍药、陈皮、滑石、甘草，煎。其或下坠异常，积中有紫黑血，而又痛甚，此为死血证，法当用擂细桃仁、滑石行之。或口渴，及大便口燥辣，是名挟热，即加黄芩；或口不渴，身不热，喜热手熨烫，是名挟寒，即加干姜。其或下坠在血活之后，此气滞证，宜于前药加槟榔一枚。其或在下则缠住，在上则呕食，此为毒积未化，胃气未平证，当认其寒则温之，热则清之，虚则用参术补，毒解积下，食自进。其或力倦，自觉气少，恶食，此为挟虚证，宜加白术、当归身，虚甚者加人参，又十分重者，止用此一条加陈皮补之，虚回而痢自止。其或气行血和积少，但虚坐努责，此为无血证，倍用当归身，尾却，以生芍药、生苄、生桃仁佐之，复以陈皮和之，血生自安。其或缠坠退减十之七八，秽积已尽，糟粕未实，当炒芍药、炒白术、炙甘草、陈皮、茯苓煎汤，下固肠丸三十粒。然固肠丸性燥，恐尚有滞气未尽行者，但当单饮此汤，固肠丸未宜进用，盖固肠丸有去湿实肠之功。其或痢后，糟粕未实，或食粥稍多，或饥甚方食，腹中作痛，切不可惊恐，当以白术、陈皮各半，煎汤，和之自安。其或久痢后，体虚气弱，滑下不止，又当以药涩之，可用诃子、肉豆蔻、白矾、半夏，甚者添牡蛎，可择用之。然须用陈皮为佐，恐大涩亦能作痛。又甚者，灸天枢、气海。上前方用厚朴，专泻滞凝之气。然厚朴性大温而散气，久服大能虚人，滞气稍行即去之。余滞未尽，则用炒枳壳、陈皮。然枳壳亦能耗气，比之朴硝缓，比陈皮稍重，滞气稍退，当去之，只用陈皮以和众药。然陈皮去白有补泻之功，若为参术之佐，亦纯作补药用。凡痢疾腹痛，必以白芍药、甘草为君，当归、白术为佐。恶寒痛者，加桂；恶热痛者，加黄柏。达者更能参以岁气时令用药，则万举万全，岂在乎执方而已哉！

【附录】痢有气虚兼寒热，有食积，有风邪，有热，有湿，有阳气下陷，而感受不一，当分治。泻轻痢重，诸有积，以肚热缠痛推之；诸有气，以肚如蟹渤验之。究其受病之源，决之对病之剂。大要以散风邪、行滞气、开胃脘为先，不可遽用肉豆蔻、诃子、白术辈以补住寒邪，不可投米壳、龙骨辈以闭涩肠胃。邪得补而愈盛，故证变作，所以日夕淹延而未已也。若升散者，以胃风汤、防风芍药汤、神术散、苍术防风汤、败毒散，皆可汗之。攻里，若有湿者，用导水丸；兼郁，承气汤、和中丸；若积滞，用圣饼子、脾积丸；冷积，用《局方》苏感丸；若湿热盛者，宜《宣明》玄青膏；若后重窘迫，用木香槟榔丸。色白者属气，赤白者属气血受病，赤黑相兼属湿热，青绿杂色是风与火湿。下血者，当凉血，当归、生苄。赤者属血，《保命集》四物汤加槐花、黄连、米壳醋炒。下利，脉沉弱而腹痛，用姜附汤，加对五苓、理中，又《机要》浆水散。若青色者，寒兼风。若阳气下陷者，以升阳益胃汤加桔梗、醋沃南星，用梅叶外贴眉攒极效，起泡便止。下利，若湿盛胜湿者，以平胃散对五苓散最可，或曲芎丸。老人奉养太过，饮食伤脾，为脾泄，《机要》白术芍药汤，湿胜，仙术炒用。若阴阳不分，当渗泄，以五苓之类，或单用芣苡炒为末，米饮调二钱。若气血俱虚，神弱者，以人参、白术、当归、芍药炒、茯苓，少加黄连服之，或钱氏白术散，又或十补汤佳。若暑痢而脉虚者，香薷饮，或清暑益气汤，又或六和汤、藿香正气各加木香半钱，名木香交加散。若白痢下如冻胶，或鼻涕，此属冷痢，宜除湿汤加木香一钱。虚弱者亦与十补汤。赤痢发热者，以败毒散加陈苍术一撮煎。下利，小便不通者，黄连阿胶丸为最。

【附方】

胃风汤　治风冷入于肠胃，泄下鲜血，或肠胃湿毒，下如豆汁，或瘀血。

人参　茯苓　川芎　当归　桂　白术　白芍等分

上剉，水煎，入粟米百余粒，同煎。腹痛加木香。

噤口痢。

石莲肉日干

上为末，服二钱，陈仓米汤调下，便觉思食，仍以日照东方壁土炒真橘皮为末，姜枣略煎佐之。

戴人木香槟榔丸

木香　槟榔　青皮　陈皮　广术　枳壳　黄连　黄柏　大黄各半两　丑末　香附各二两

上为末，水丸梧子大，每五六十丸，煎水下，量虚实与之。《绀珠》多三棱、黄芩、当归，分两不同。

调胃承气汤

芒硝半两　甘草炙，二两　大黄四两，去皮，酒洗

上剉，每服临期斟酌多少，先煮二味熟，去渣，下硝，上火煮二三沸，顿服之。

大承气汤

大黄四两，如棋子大，酒洗　厚朴八两，姜制　枳实大者五枚，炒　芒

硝二合

每服看证斟酌多少，先煮二物至七分，去渣，纳大黄，煮八分，去渣，内芒硝，煎一二沸，温服。

小承气汤

大黄四两　厚朴二两，姜炒　枳实大者三枚，炒

上剉，看证斟酌多少，用之。

防风芍药汤

防风　芍药　黄芩各一两

上㕮咀，每服半两，水煎服。

神术散

苍术一斤　藁本　川芎各六两　羌活四两　粉草　细辛一两六钱

上为粗末，每服三钱，姜三片煎，要出汗，加葱白。

苍术防风汤

苍术二两　防风一两

姜七片煎。

败毒散

羌活　独活　人参　甘草炙　柴胡　前胡　茯苓　枳壳麸炒　川芎　桔梗等分

上剉，每服四钱，水一盏，姜三片，薄荷五叶煎，热服。寒多则热服，热多则温服。伤湿加白术，脚痛加天麻。

神芎导水丸

大黄　黄芩二两　丑末　滑石四两

上为末，滴水丸，每四五十丸，温水下。

和中丸

白术二两四钱　厚朴二两　陈皮一两六钱　半夏泡，一两　槟榔五钱　枳实五钱　甘草四钱　木香二钱

上用生姜自然汁浸，蒸饼为丸，每三十丸，温水下，食远。

圣饼子

黄丹二钱　定粉三钱　密陀僧二钱　舶上硫黄三钱　轻粉少许

上为细末，入白面四钱，滴水和为指尖大，捻作饼子，阴干。食前浆水磨化服之，大便黑色为妙。

苏感丸

以苏合香丸与感应丸，二药和匀，如粟米大，每五丸，淡姜汤空心下。

《宣明》玄青膏

黄连　黄柏　大黄　甘遂　芫花醋拌炒　大戟各半两　丑头末二两　轻粉二钱　青黛一两

上为末，水丸小豆大，初服十丸，每服加十丸，日三，以快利为度。

《保命集》四物汤

本方内加槐花、黄连、御米壳等分。

姜附汤　理中汤　并见中寒类。

五苓散　见中暑类。

浆水散

半夏一两，汤洗　附子半两，炮　干姜一作干生姜　桂　甘草炙，各五钱　良姜二钱半

上为细末，每服三五钱，浆水二盏，煎至半盏，和滓热服。

升阳益胃汤

羌活 独活 防风各半两 柴胡 白术 茯苓渴勿用 泽泻各三钱 黄芪二两 人参 半夏 甘草炙，各一两 黄连一钱 陈皮四钱 白芍五钱

上㕮咀，每服三钱，水煎，入姜枣，温服。

曲芎丸

川芎 神曲 白术 附子炮，等分

上为细末，面糊丸，梧子大，每服三五十丸，温米饮下。此药亦治飧泄。

《机要》白术芍药汤

白术 芍药各一两 甘草五钱

上剉，每服一两，水煎。

钱氏白术散

人参 白茯苓 白术 木香 甘草 藿香各一两 干姜二两

上为粗末，水煎。

香薷饮 清暑益气汤并见中暑类。

六合汤 见霍乱类，或加香薷、厚朴。

藿香正气散 见中风类。

黄连阿胶丸

阿胶炒，二两 黄连三两 茯苓二两

上水熬阿胶膏，拌和二末为丸，米饮下。

固肠丸 见妇人类。

除湿汤 见泄泻类。

十全大补汤 见诸虚类。

泄泻十

泄泻，有湿、火、气虚、痰积。湿用四苓散加苍术，甚者苍白二术同加，炒用，燥湿兼渗泄。火用四苓散加木通、黄芩，伐火利小水。痰积宜豁之，用海粉、青黛、黄芩、神曲糊丸服之。在上者用吐提，在下陷者宜升提之，用升麻、防风。气虚，用人参、白术、炒芍药、升麻。食积，二陈汤和泽泻、苍术、白术、山楂、神曲、川芎，或吞保和丸。泻水多者，仍用五苓散。久病大肠气泄，用熟地黄半两，炒白芍、知母各三钱，升麻、干姜各二钱，炙甘草一钱，为末，粥丸服之。仍用艾炷如麦粒，于百会穴灸三壮。脾泻当补脾气，健运复常，用炒白术四两，炒神曲三两，炒芍药三两半，冬月及春初，用肉蔻代之，或散或汤，作饼子尤佳。食积作泻，宜再下之，神曲、大黄作丸子服。脾泄已久，大肠不禁，此脾已脱，宜急涩之，以赤石脂、肉豆蔻、干姜之类。

戴云：凡泻水腹不痛者，是湿；饮食入胃不住，或完谷不化者，是气虚；腹痛泻水肠鸣，痛一阵泻一阵，是火；或泻时或不泻，或多或少，是痰；腹痛甚而泻，泻后痛减者，是食积。

入方

一老人奉养太过，饮食伤脾，常常泄泻，亦是脾泄。

黄芩炒，半两　白术炒，二两　白芍酒拌炒　半夏各一两，炮　神曲炒　山楂炒，各一两半

上为末，青荷叶包饭烧熟，研，丸如梧子大，食前白汤下。

一老人年七十，面白，脉弦数，独胃脉沉滑，因饮白酒作痢，下血淡脓水，腹痛，小便不利，里急后重。参术为君，甘草、滑石、槟榔、木香、苍术为佐，下保和丸二十五丸。第二日前证俱减，独小便

不利，以益元散与之安。

治痛泄。

炒白术三两　炒芍药二两　炒陈皮两半　防风一两

久泻，加升麻六钱。

上剉，分八帖，水煎或丸服。

止泻方，**姜曲丸**。

隔年陈麦面作曲二两，炒。又一两　茴香五钱　生姜二两。又一两

上为末，或丸，每服五七钱，白汤下。

又方

肉豆蔻五两　滑石夏二两半，秋二两，春冬一两二钱半

上为末，饭丸，或水调服。

清六丸　去三焦湿热，治泄泻多与清化丸同用，并不单用。兼治产后腹痛或自利者，能补脾补血，亦治血痢。

六一散一料　红曲炒，半两，活血。又云二两半

上为末，饭丸梧子大，每五七十丸，白汤下。

又方　治泄泻或呕吐。

上以六一散，生姜汁入汤调服。

【附录】寒泄，寒气在腹，攻刺作痛，洞下清水，腹内雷鸣，米饮不化者，理中汤，或吞大已寒丸，宜附子桂香丸，畏食者八味汤。热泻，粪色赤黄，肛门焦痛，粪出谷道，犹如汤浇，烦渴，小便不利，宜五苓散，吞香连丸。湿泻，由坐卧湿处，以致湿气伤脾，土不克水，梅雨久阴，多有此病，宜除湿汤，吞戊己丸，佐以胃苓汤，重者术附汤。伤食泻，因饮食过多，有伤脾气，遂成泄泻，其人必噫气，如败卵臭，宜治中汤加砂仁半钱，或吞感应丸尤当。有脾气久虚，不受

饮食者,食毕即肠鸣腹急,尽下所食物,才方宽快,不食则无事,俗名禄食泻,经年不愈,宜快脾丸三五粒。因伤于酒,每晨起必泻者,宜理中汤加干葛,或吞酒煮黄连丸。因伤面而泻者,养胃汤加萝卜子炒,研破,一钱,痛者更加木香半钱,泻甚者去藿香,加炮姜半钱。有每日五更初洞泻,服止泻药并无效,米饮下五味丸,或专以五味子煎饮,亦治脾肾泻。虽省节饮食忌口,但得日间,上半夜无事,近五更其泻复作,此病在肾,俗呼为脾肾泻,分水饮下二神丸,及椒朴丸,或平胃散下小茴香丸。病久而重,其人虚甚,宜椒附汤。暑泻,因中暑热者,宜胃苓汤或五苓散,加车前子末少许,甚效。世俗类用涩药治痢与泻,若积久而虚者,或可行之,初得之者,必变他疾,为祸不小,殊不知多因于湿,惟分利小水最为上策。

【附方】

四苓散　即五苓散内去桂。

五苓散　**益元散**　并见中暑类。

理中汤　见中寒类。

大已寒丸

荜拨　肉桂各四两　干姜炮　高良姜各六两

上为末,水煮面糊丸,梧子大,每三十丸,空心,米饮吞下。

八味汤

吴茱萸汤洗七次　干姜炮,各二两　陈皮　木香　肉桂　丁香　人参　当归洗,焙,各一两

上剉,每四钱,水一盏,煎七分,温服。

香连丸

黄连去须,十两,用吴茱萸五两,同炒赤色,去茱萸不用　木香二两四

钱,不见火

上为末,醋糊丸梧子大,每二十丸,空心,米饮下。

升阳除湿汤

升麻　柴胡　防风　神曲　泽泻　猪苓各半两　苍术一两　陈皮　甘草炙　大麦蘖面各三钱

上作一服,水煎,饭后热服。胃寒肠鸣,加益智仁、半夏各半钱,姜、枣煎,非肠鸣不用。

戊己丸　治胃经受热,泄痢不止。

黄连　吴茱萸去梗,炒　白芍各五两

上为末,面糊丸梧子大,每三十丸,米饮下。

胃苓汤　夏秋之间,脾胃伤冷,水谷不分,泄泻不止。

五苓散　平胃散

上合和,姜枣煎,空心服。

术附汤《和剂》。

甘草二两,炙　白术四两　附子炮,一两半

上剉,每服三钱,姜五片,枣一枚,煎,空心服。

治中汤　见脾胃类。

感应丸出《宝鉴》。

木香　肉豆蔻　丁香各一两半　干姜炮,一两　巴豆七十个,去皮、心、膜,研出油　杏仁百四个,汤浸,去皮尖,研

上前四味为末,外入百草霜二两研,与巴豆、杏仁七味同和匀,用好蜡六两,溶化成汁,以重绢滤去粗,更以好酒一升,于银石器内煮蜡数沸倾出,待酒冷,其蜡自浮于上,取蜡称用。春夏修合,用清油一两,铫内熬令末散香熟,次下酒,煮蜡四两,同化成汁,就铫内乘热拌

和前项药末。秋冬修合,用清油一两半同煎,煮热成汁,和匀药末成剂,分作小铤子,油纸裹,旋丸服之,每三十丸,空心,姜汤下。

保和丸　见积聚类。

酒蒸黄连丸

黄连半斤,净酒二升浸,以瓦器置甑上蒸至烂,取出晒干

上为末,滴水丸,每五十丸,食前,温水下。

养胃汤　见疟类。

五味子散　治肾泄。

五味子二两　吴茱萸半两,细粒绿色者

上二味,炒香熟为度,细末,每服二钱,陈米饮下。有一亲识,每五更初晓时,必溏泻一次,此名肾泻,服此愈。

椒附丸《微义》。

椒红炒　桑螵蛸炙　龙骨　山茱萸取肉　附子炮　鹿茸酒蒸,焙

上为末,酒糊丸,每六十,空心下。

二神丸

破故纸炒,四两　肉豆蔻二两,生

上为末,以大肥枣四十九个,生姜四两,切,同煮,枣烂,去姜,取枣肉研膏,入药和丸,每五十丸,盐汤下。

燥结十一

燥结血少,不能润泽,理宜养阴。

入方治大肠虚秘而热。

白芍一两半　陈皮　生苄　归身一两　条芩　甘草二钱

上为末,粥丸,白汤下七八十丸。

【附录】凡人五味之秀者养脏腑，诸阳之浊者归大肠，大肠所以司出而不纳也。今停蓄蕴结，独不得疏导，何哉？亦有由矣。邪入里则胃有燥粪，三焦伏热，则津液中干，此大肠挟热然也。虚人脏冷而血脉枯，老人脏寒而气道涩，此大肠之挟冷然也。亦有肠胃受风，涸燥秘涩，此证以风气虚而得之。若夫气不下降，而谷道难，噫逆泛满，必有其证矣。

东垣诸论，原附于此，今节不录，观者宜于东垣书中求之。

【附方】理宜节去，姑存以便阅者。

导滞通幽汤 治大便难，幽门不通，上冲，吸门不开，噎塞不便，燥秘，气不得下，治在幽门，以辛润之。

归身 升麻 桃仁泥各一钱 生苄 熟苄各半钱 甘草炙 红花各三分

上作一服，水煎，食前，调槟榔末半钱，或加麻仁泥一钱。加大黄，名当归润燥汤。

润燥汤

升麻 生苄各二钱 归梢 生甘草 大黄煨 熟地 桃仁泥 麻仁各一钱 红花半钱

上除桃仁、麻仁另研，作一服，水煎，次下桃仁、麻仁，煎，空心热服。

活血润燥丸 治大便风秘、血秘，常常燥结。

归梢一钱 防风三钱 大黄纸裹煨 羌活各一两 桃仁二两，研如泥 麻仁二两五钱，研 皂角仁烧存性，一两五钱，其性得温则滑，温滑则燥结自通

上除二仁另研外，余为末后和匀，蜜丸梧子大，空心服五十丸，

白汤送下。三两服后，以苏子麻子粥，每日早晚食之，大便不致结燥。以磁器盛之，纸封，无令见风。

半硫丸　治冷秘、风秘结、老人秘。

透明硫黄研　半夏洗七次，等分

上为末，生姜糊丸梧子大，服二十丸，姜汤下。或用葱白一条，姜三片，煎，入阿胶二片，溶开，食前空心送下。

麻仁丸　治大便秘、风秘、脾约。

郁李仁　麻子仁各六两，另研　大黄二两半，以一半炒　山药　防风　枳壳炒，七钱半　槟榔五钱　羌活　木香各五钱半

上为末，蜜丸梧子大，服七十丸，白汤下。

脾约丸

麻仁一两一钱半，研　枳实　厚朴　芍药各二两　大黄四两，蒸　杏仁去皮，麸炒，一两二钱，研

上为末，炼蜜丸梧子大，服三五十丸，温水下。

凡诸秘服药不通，或兼他证，又或老弱虚极，不可用药者，用蜜熬，入皂角末少许，作锭以导之。冷秘，生姜汁亦佳。

霍乱十二

内有所积，外有所感，致成吐泻，仍用二陈汤加减，作吐以提其气。此非鬼神，皆属饮食，前人确论，乃阳不升，阴不降，乖隔而成。切莫与谷食，虽米饮一呷，入口即死。必待吐泻过二三时，直至饥甚，方可与稀粥食之。脉多伏欲绝，或吐泻不彻，还用吐药提其气起，或用樟木煎汤，吐之亦可。大法生姜理中汤最好，不渴者可用。如渴者用五苓散，有吐者以二陈汤探吐，亦有可下者。转筋不住，

男子以手挽其阴,女子以手牵乳近两边,此《千金》妙法也。转筋皆属乎血热,四物汤加酒芩、红花、苍术、南星煎服。干霍乱者最难治,死在须臾,升降不通,当以吐提其气,极是良法,世多用盐汤。此系内有物所伤,外有邪气所遏。有用吐者,则兼发散之义,有用温药解散者,不可用凉药,宜二陈汤加解散药。

二陈汤加川芎、苍术、防风、白芷又云白术。

上剉,姜五片,煎服。

治霍乱方

苍术　厚朴　陈皮　葛根各一钱半　滑石三钱　白术二钱　木通一钱　甘草炙

上剉,入姜煎汤,下保和丸四五十丸。

戴云:霍乱者,吐也,有声有物。凡有声无物而躁乱者,谓之于霍乱也。

【附录】霍乱之候,挥霍变乱,起于仓卒,多因夹食伤寒,阴阳乖隔,上吐下利,而燥扰痛闷,是其候也。偏阳则多热,偏阴则寒,卒然而来,危甚风烛。其湿霍乱死者少,干霍乱死者多。盖以所伤之物,或因吐利而尽,泄出则止,故死者少也。夫上不得吐,下不得利,所伤之物,拥闭正气,关格阴阳,其死者多。霍乱,热多而渴者,五苓散;寒多而不饮水者,理中汤。或有寒,腹满而痛,四肢拘急,转筋下利者,以理中汤加生附子、官桂。中暑霍乱,烦躁大渴,心腹撮痛,四肢冷,冷汗出,脚转筋,用藿香散。《千金方》云:转筋者,用理中汤加火煅石膏。若霍乱吐泻,心腹疠痛,先以盐汤探吐,后服藿香正气加木香半钱。若频欲登圊不通者,更加枳壳一钱。人于夏月,多食瓜果,多饮冷乘风,以致食留不化,因食成痞,隔绝上下,遂成霍乱，以六和汤倍加藿香煎服，皆要药也。

【附方】

六合汤

砂仁　半夏　杏仁　人参　甘草炙，各一两　赤茯苓　藿香　扁豆炒　木瓜各二两

上剉，每服五钱，水二盅，生姜三片，枣一个煎，温服。一本有香薷、厚朴各四两。

二陈汤　见中风。

五苓散　见中暑。

理中汤　见中寒。

藿香正气散　见中风。

通脉四逆汤　治霍乱多寒，身冷脉绝。

吴茱萸二两，炒　附子炮，一两　桂心　通草　细辛　白芍　甘草炙，各半两　当归二钱

上咀，每四钱，水酒各半，加生姜煎。

木瓜汤　治霍乱吐下，举体转筋，入腹则闷绝。

干木瓜一两　吴茱萸半两　茴香　炙甘草各一钱

上咀，每服四大钱，姜三片，苏十叶，煎。

痰十三

脉浮当吐，久得脉涩，卒难开也，必费调理。大凡治痰，用利药过多，致脾气虚，则痰易生而多。湿痰，用苍术、白术；热痰，用青黛、黄连、芩；食积痰，用神曲、麦芽、山楂；风痰，用南星；老痰，用海石、半夏、瓜蒌、香附、五倍子，作丸服。痰在膈上，必用吐法，泻亦

不能去。风痰多见奇证,湿痰多见倦怠软弱。气实痰热结在上者,吐难得出。痰清者属寒,二陈汤之类。胶固稠浊者,必用吐。热痰挟风,外证为多。热者清之,食积者必用攻之,兼气虚者,用补气药送。痰因火盛逆上者,以治火为先,白术、黄芩、软石膏之类。内伤挟痰,必用参、芪、白术之属,多用姜汁传送,或加半夏,虚甚加竹沥。中气不足,加参、术。痰之为物,随气升降,无处不到。脾虚者,宜清中气,以运痰降下,二陈汤加白术之类,兼用升麻提起。中焦有痰则食积,胃气亦赖所养,卒不便虚,若攻之尽,则虚矣。痰成块,或吐咯不出,兼气郁者难治。气湿痰热者难治。痰在肠胃间者,可下而愈;在经络中,非吐不可。吐法中就有发散之义焉。假如痫病因惊而得,惊则神出舍,舍空则痰生也。血气入在舍,而拒其神不能归焉。血伤必用姜汁传送。黄芩治热痰,假其下火也。竹沥滑痰,非姜汁不能行经络。五倍子能治老痰,佐他药大治顽痰。二陈汤,一身之痰都治管,如要下行,加引下药,在上,加引上药。凡用吐药,宜升提其气便吐也,如防风、山栀、川芎、桔梗、芽茶、生姜、韭汁之类,或用瓜蒂散。凡风痰病,必用风痰药,如白附子、天麻、雄黄、牛黄、片芩、僵蚕、猪牙皂角之类。诸吐法另具于后。

凡人身上中下有块者,多是痰,问其平日好食何物,吐下后方用药。许学士用苍术治痰成窠囊一边行,极妙。痰挟瘀血,遂成窠囊。眩晕嘈杂,乃火动其痰,用二陈汤加山栀子、黄连、黄芩之类。噫气吞酸,此食郁有热,火气上动,以黄芩为君,南星、半夏为臣,橘红为使,热多加青黛。痰在胁下,非白芥子不能达;痰在皮里膜外,非姜汁、竹沥不可导达;痰在四肢,非竹沥不开;痰结核在咽喉中,燥不能出入,用化痰药和咸药软坚之味,瓜蒌仁、杏仁、海石、桔梗、连翘,少佐朴硝,以姜汁、蜜和丸,噙服之。海粉即海石,热痰能降,湿痰能燥,结痰能软,顽痰能消,可入丸子、末子,不可入煎药。枳实泻痰,能冲墙壁。小胃丹治膈上痰热,风痰湿痰,肩膊诸痛,能损胃气,食积痰实者用之,不宜多。

喉中有物,咯不出,咽不下,此是老痰。重者吐之,轻者用瓜蒌辈,气实必用荆沥。天花粉大能降膈上热痰。痰在膈间,使人癫狂,或健忘,或风痰,皆用竹沥,亦能养血,与荆沥同功。治稍重能食者,用此二味,效速稳当。二沥治痰结在皮里膜外及经络中痰,必佐以姜汁。韭汁治血滞不行,中焦有饮,自然汁冷吃二三银盏,必胸中烦躁不宁,后愈。参萸丸能消痰。

入方

青礞石丸 解食积,去湿痰,重在风化硝。

南星二两,切作片,用白矾末五钱,水浸一二日,晒干。又云一两 半夏一两,汤泡,切作片,以皂角水浸一日,晒干 黄芩姜汁炒 茯苓 枳实炒,各一两 法制硝同莱菔水煮化去卜,绵滤令结,入腊月牛胆内,风化,秤五钱,或只风化硝亦可。又云一两 礞石二两,捶碎,焰硝二两,同入小砂罐内,瓦片盖之,铁线缚定,盐泥固济,晒干,火煅红,候冷取出

上为末,神曲糊丸梧子大,每服三五十丸,白汤下。一方加苍术半两,滑石一两,看病冷热虚实,作汤使。一本礞石、南星各一两,无枳实。

又方

半夏二两 白术一两 茯苓七钱半 黄芩 礞石各一两 风化硝二钱

上为末,同前。

润下丸 降痰甚妙。

南星一两 半夏二两，各依橘红制 黄芩 黄连各一两 橘红半斤，以水化盐五钱，拌令得所，煮干焙燥 甘草炙，一两

上为末，蒸饼丸如绿豆大，每服五七十丸，白汤下。一方单用陈皮半斤，盐半两。水拌，煮陈皮候干，焙燥为末，入甘草末一两，炊饼同上丸。亦好去胸膈有痰兼嗽，上热加青黛，有湿加苍术，或加参萸，看虚实作汤使。

又方 治湿痰喘急，止心痛。

半夏一味，不拘多少，香油炒

上为末，粥丸梧子大，每服三五十丸，姜汤下。

又方

黄芩 香附 半夏姜制 贝母

以上治湿痰，加瓜蒌仁、青黛，作丸子，治热痰。

又方 燥湿痰，亦治白浊因痰者。

南星 半夏各一两 蛤粉二两

上为末，神曲糊丸如梧子大，青黛为衣，每服五十丸，姜汤下。湿痰加苍术，食积痰加神曲、麦芽、山楂，热加青黛。

中和丸 治湿痰气热。

苍术 黄芩 半夏 香附等分

上为末，粥丸梧子大，每服五七十丸，姜汤下。

又方 治痰嗽。

黄芩酒洗，一两半 贝母 南星各一两 滑石 白芥子去壳，各半两 风化硝二钱半，取其轻浮速降

上为末，汤泡，蒸饼丸服。

导痰汤

南星炮，一两　橘红去白，一两　赤茯苓去皮，一两　枳壳去穰，麸炒，一两　甘草炙，半两。又云一两　半夏四两。又云四钱

上水煎，生姜五片，食前服。

千缗汤　治喘。

半夏七个，炮制，每个作四片　皂角去皮，炙，一寸　甘草炙，一寸

上咀，作一服，生姜如指大，煎。

小胃丹

芫花好醋拌匀，过一宿，瓦器不住手搅，炒令黑，不要焦　甘遂湿面裹，长流水浸半日，再用水洗，晒干。又云，水浸，冬七、春秋五日，或水煮亦可　大戟长流水煮一时，再水洗，晒干。各半两　大黄湿纸裹煨，勿焦，切，焙干，再酒润，炒熟，焙干，一两半　黄柏三两，焙炒

上为末，粥丸麻子大，每服二三十丸，临卧津液吞下，或白汤一口送下。取其膈上之湿痰热积，以意消息之，欲利则空心服。又方：甘遂、大戟减三分之一，朱砂为衣，名辰砂化痰丸。一方加木香、槟榔各半两，蒸饼丸，每服七八丸，至十丸止。

治酒痰。

青黛　瓜蒌

上为末，姜蜜丸，噙化，救肺。

治郁痰。

白僵蚕　杏仁　瓜蒌仁　诃子　贝母　五倍子

上为末，糊丸梧子大，每服五十丸，白汤下。

导痰丸

吴茱萸三钱，制　茯苓一两　黄连半两　滑石七钱半　苍术米泔

浸，一两

上为末，糊丸梧子大，每服八九十丸，姜汤下。

茯苓丸出《千金方》，《百一选方》同。

半夏四两　茯苓二两　枳壳一两　风化硝半两

上为末，蒸饼或神曲、姜汁糊丸，梧子大，每服三十丸，姜汤下。

又方　治食积痰火，并泻胃火。

软石膏不拘多少，研细

上用醋糊丸，如绿豆大，每服二十丸，白汤下。

又方　治阴虚，内多食积痰。

川芎七钱　黄连　瓜蒌仁　白术　神曲　麦芽各一两　青黛半两　人中白三钱

上为末，姜汁蒸饼丸服。

久吐痰喘。

杏仁去皮尖，生用　来复丹炒

上等分，为末，粥丸麻子大，每服十五丸，白汤下。

黄连化痰丸

半夏一两半　黄连一两　吴茱萸汤洗，一钱半　桃仁二十四个，研　陈皮半两

上为末，面糊丸，绿豆大，每服一百丸，姜汤送下。

白玉丸

巴豆三十个，去油　南星　半夏　滑石　轻粉各三钱

上为末，皂角仁浸浓汁，丸梧子大，每服五七丸，姜汤下。

黄瓜蒌丸　治食积，痰壅滞喘急。

瓜蒌仁　半夏　山楂　神曲炒，各等分

上为末，瓜蒌水丸，姜汤、竹沥送下二三十丸。

又方

瓜蒌仁　半夏一两　苍术二两　香附二两半　黄芩　黄连半两

又方

瓜蒌仁　黄连半两　半夏一两

上为末，糊丸梧子大，服五十丸。

抑痰丸

瓜蒌仁一两　半夏二钱　贝母二钱

上为末，蒸饼丸如麻子大，服一百丸，姜汤下。

清膈化痰丸

黄连　黄芩一两　黄柏　山栀半两　香附一两半　苍术二两

上为末，蒸饼丸，白汤下。

搜风化痰丸

人参　槐角子　僵蚕　白矾　陈皮去白　天麻　荆芥各一两　半夏四两，姜汁炒　辰砂半两，另研

上为末，姜汁浸，蒸饼为丸，辰砂为衣，服四十丸，姜汤下。

坠痰丸　治痰饮。

黑丑头末，二两　枳实炒，一两半　白矾三钱，枯一半　朴硝二钱，风化　枳壳一两半，炒　猪牙皂角二钱，酒炒

上为末，用萝卜汁丸，每服五十丸，鸡鸣时服。初则有粪，次则有痰。

治湿痰。

苍术三钱　白术六钱　香附一钱半　白芍酒浸，炒，二钱半

上为末，蒸饼丸服。

治肥人湿痰。

苦参　半夏各半钱　白术二钱半　陈皮一钱

上咀，作一服，姜三片，竹沥半盏，水煎，食远，吞三补丸十五丸。

祛风痰，行浊气。

明矾一两　防风二两　川芎　猪牙皂角　郁金各一两　蜈蚣二条，用赤脚、黄脚各一条

上为末，蒸饼丸梧子大，每服三十丸，食前茶汤下，春以芭蕉汤探吐痰。

上焦风痰。

瓜蒌　黄连　半夏　牙皂

姜汁浸，炊饼丸。

痰气方

片芩炒　半夏半两　白术　白芍一两　茯苓　陈皮三钱

上为末，蒸饼泡姜汁丸服。

利膈化痰丸

南星　蛤粉研细，一两　半夏　瓜蒌仁　贝母去心，治胸膈痰气最妙　香附半两，童便浸

上为末，用猪牙皂角十四挺，敲碎，水一碗半煮，杏仁去皮尖，一两煮，水将干，去皂角，擂杏仁如泥，入前药拌和，再入姜汁泡，蒸饼丸，如绿豆大，青黛为衣，每服五十丸，姜汤下。

清痰丸　专清中管热痰积。

乌梅　枯矾　黄芩　苍术　陈皮　滑石炒　青皮　枳实各半两　南星　半夏　神曲炒　山楂　干生姜　香附各一两

上为末，汤浸，蒸饼丸服。

【附录】凡痰之为患，为喘为咳，为呕为利，为眩为晕，心嘈杂，怔忡惊悸，为寒热痛肿，为痞隔，为壅塞，或胸胁间辘辘有声，或背心一片常为冰冷，或四肢麻痹不仁，皆痰饮所致。善治痰者，不治痰而治气，气顺，则一身之津液亦随气而顺矣。又严氏云：人之气道贵乎顺，顺则津液流通，绝无痰饮之患。古方治痰饮，用汗吐下温之法，愚见不若以顺气为先，分导次之。又王隐君论云：痰清白者为寒，黄而浊者为热。殊不知始则清白，久则黄浊，清白稀滑渍于上，黄浊稠粘凝于下。嗽而易出者，清而白也；咳而不能出，则黄浊结滞也。若咯唾日久，湿热所郁，上下凝结也，皆无清白者也。甚至带血，血败则黑，痰为关格异病，人所不识。又清白者气味淡，日久者，渐成恶味，酸、辣、腥、臊、焦、苦不一。百病中多有兼痰者，世所不知也。凡人身中有结核，不痛不红，不作脓者，皆痰注也。治痰法，实脾土，燥脾湿，是治其本也。

【附方】

二陈汤　见中风。

瓜蒌散　见疸。

二补丸　见虚损。

参萸丸　见秘方。

青金丸　**苍莎丸**　并见咳嗽。

充按：丹溪治病，以痰为重，诸病多因痰而生，故前诸方间有别出者，亦其平日常用，故不另开于附录，观者详焉。

哮喘十四

哮喘必用薄滋味，专主于痰，宜大吐。药中多用温，不用凉药，须常带表散，此寒包热也。亦有虚而不可吐者。一法用二陈汤加苍术、黄芩作汤，下小胃丹，看虚实用。

入方 治寒包热而喘。

半夏 枳壳炒 桔梗 片芩炒 紫苏 麻黄 杏仁 甘草

上水煎服。天寒，加桂枝。

治哮喘积方。

用鸡子一个，略敲，壳损膜不损，浸尿缸内三四日夜，取出，煮熟吃之，效。盖鸡子能去风痰。

紫金丹 治哮，须三年后可用。

用精猪肉二十两一作三十两，切作骰子块，用信一两明者，研极细末，拌在肉上令匀，分作六分，用纸筋黄泥包之，用火烘令泥干，却用白炭火于无人处煅，青烟出尽为度，取于地上一宿，出火毒。研细，以汤浸蒸饼丸，如绿豆大。食前茶汤下，大人二十丸，小人七八丸，量大小虚实与之。

喘十五

喘病，气虚、阴虚、有痰。凡久喘之证，未发宜扶正气为主，已发用攻邪为主。气虚短气而喘甚，不可用苦寒之药，火气盛故也，以导痰汤加千缗汤。有痰亦短气而喘。阴虚，自小腹下火起，冲于上喘者，宜降心火、补阴。有火炎者，宜降心火，清肺金。有痰者，用降痰下气为主。上气喘而躁者为肺胀，欲作风水证，宜发汗则愈。有喘急风痰上逆者，《大全方》千缗汤佳，或导痰汤加千缗汤。有阴虚挟痰喘者，四物汤加枳壳、半夏，补阴降火。诸喘不止者，用劫药一二服则止。劫之后，因痰治痰，因火治火。劫药以椒目研极细末一二钱，生姜汤调下止之，气虚不用。又法：萝卜子蒸熟为君，皂角烧灰，等分为末，生姜汁炼蜜丸，如小豆子大，服五七十丸，噙化止之。气虚者，用人参蜜炙、黄柏、麦门冬、地骨之类。气实人，因服黄芪过多而喘者，用三拗汤以泻气。若喘者，须用阿胶。若久病气虚而发喘，宜阿胶、人参、五味子补之。若新病气实而发喘者，宜桑白皮、苦葶苈泻之。

戴云：有痰喘，有气急喘，有胃虚喘，有火炎上喘。痰喘者，凡喘便有痰声；气急喘者，呼吸急促而无痰声；有胃气虚喘者，抬肩撷项，喘而不休；火炎上喘者，乍进乍退，得食则减，食已则喘，大概胃中有实火，膈上有稠痰，得食入咽，坠下稠痰，喘即止，稍久，食已入胃，反助其火，痰再升上，喘反大作，俗不知此，作胃虚治，以燥热之药者，以火济火也。叶都督患此，诸医作胃虚治之，不愈，后以导水丸利五六次而安。

入方

痰喘方

南星　半夏　杏仁　瓜蒌　香附　陈皮去白　皂角炭　萝卜子

上为末，神曲糊丸，每服六七十丸，姜汤下。

又方

萝卜子蒸，半两　皂角半两　海粉一两　南星一两　白矾一钱半，姜汁浸，晒干

上用瓜蒌仁、姜蜜丸，噙化。

劫喘药

好铜青研细　虢丹少许，炒转色

上为末，每服半钱，醋调，空心服。

【附录】肺以清阳上升之气，居五脏之上，通荣卫，合阴阳，升降往来，无过不及，六淫七情之所感伤，饱食动作，脏气不和，呼吸之息不得宣畅，而为喘急。亦有脾肾俱虚，体弱之人，皆能发喘。又或调摄失宜，为风寒暑热邪气相干，则肺气胀满，发而为喘，又因痰气，皆能令人发喘。治疗之法，当究其源，如感邪气则驱散之，气郁即调顺之，脾肾虚者温理之。又当于各类而求。凡此证，脉滑而手足温者生，脉涩而四肢寒者死。风伤寒者，必上气急不得卧，喉中有声，或声不出，以三拗汤、华盖散、九宝汤、神秘汤，皆可选用。若痰喘，以四磨汤或苏子降气汤。若虚喘，脉微，色青黑，四肢厥，小便多，以《活人书》五味子汤，或四磨汤。治嗽与喘，用五味子为多，但五味子有南北。若生津止渴，润肺益肾，治劳嗽，宜用北五味；若风邪在肺，宜用南五味。

【附方】

分气紫苏饮 治脾胃不和，气逆喘促。

五味 桑白皮 茯苓 甘草炙 草果 腹皮 陈皮 桔梗各等分 紫苏减半

上每服五钱，水二盅，姜三片，入盐少许煎，空心服。

神秘汤 治上气喘急不得卧。

陈皮 桔梗 紫苏 五味 人参等分

每服四钱，用水煎，食后服。

四磨汤 治七情郁结，上气喘急。

人参 槟榔 沉香 台乌

上四味，各浓磨水取七分盏，煎三五沸，温服。

三拗汤　治感冒风邪，鼻塞声重，语音不出，咳嗽喘急。

生甘草　麻黄不去节　杏仁不去皮尖，等分

上服五钱，水一盅半，姜五片，煎服。

小青龙汤　治水气发喘尤捷。

麻黄　芍药　甘草炙　肉桂　细辛　干姜炮，各三两　半夏炮七次，二两半　五味二两

上咀，每三钱，煎七分，食后服。

导痰汤　**千缗汤**并见痰类。

华盖散　治感寒而嗽，胸满声重。

苏子　陈皮　赤茯苓　桑白皮　麻黄各一两　甘草五钱　或加杏仁

上为末，每服二钱，水煎，食后服。

九宝汤　治咳而身热，发喘恶寒。

麻黄　薄荷　陈皮　肉桂　紫苏　杏仁　甘草　桑白皮　腹皮各等分

上咀，姜葱煎服。

苏子降气汤见气类。

《活人书》五味子汤

五味半两　人参　麦门冬　杏仁　陈皮　生姜各二钱半　枣三个

上咀，水煎。

导水丸　见痢类。

咳嗽十六附肺痿　肺痈

咳嗽，有风寒、痰饮、火、劳嗽、肺胀。春作是春升之气，用清凉

药,二陈加薄、荆之类;夏是火气炎上,最重,用芩、连;秋是湿热伤肺;冬是风寒外来,以药发散之后,用半夏逐痰,必不再来。风寒,行痰开腠理,用二陈汤加麻黄、桔梗、杏仁。逐痰饮降痰,随证加药。火,主清金化痰降火。劳嗽,宜四物汤加竹沥、姜汁,补阴为主。干咳嗽难治,此系火郁之证,乃痰郁其火邪在中,用苦梗开之,下用补阴降火之剂,四物加炒柏、竹沥之类。不已则成劳,此不得志者有之,倒仓法好。肺虚嗽甚,此好色肾虚者有之,用参膏,以陈皮、生姜佐之。大概有痰加痰药。上半日多嗽者,此属胃中有火,用贝母、石膏降胃火;午后嗽多者,属阴虚,必用四物汤加炒柏、知母降火;黄昏嗽者,是火气浮于肺,不宜用凉药,宜五味子、五倍子敛而降之;五更嗽多者,此胃中有食积,至此时,火气流入肺,以知母、地骨皮降肺火。肺胀而嗽,或左或右,不得眠,此痰挟瘀血,碍气而病,宜养血以流动乎气,降火疏肝以清痰,四物汤加桃仁、诃子、青皮、竹沥、姜汁之类。嗽而胁下痛,宜疏肝气,以青皮挟痰药,实者白芥子之类,再后以二陈汤加南星、香附、青黛、青皮、姜汁。血碍气作嗽者,桃仁去皮尖、大黄酒炒、姜汁丸服。治嗽多用生姜,以其辛散故也。痰因火动,逆上作嗽者,先治火,次治痰,以知母止嗽清肺,滋阴降火。夜嗽用降阴分药。治嗽多用粟壳,不必疑,但要先去病根,此乃收后药也,治痢亦同。劳嗽,即火郁嗽,用诃子能治肺气。因火伤极,遂成郁遏胀满,不得眠,一边取其味酸苦,有收敛降火之功,佐以海石、童便浸香附、瓜蒌、青黛、杏仁、半夏曲之类,姜蜜调,噙化,必以补阴为主。治嗽,灸天突穴、肺腧穴,大泻肺气。肺腧穴在三椎骨下两傍各一寸五分。

师云:阴分嗽者,多属阴虚治之。有嗽而肺胀,壅遏不得眠者,难治。肺痿,专主养肺气,养血清金。嗽而肺气有余者,宜泻之,桑白皮为主,半夏、茯苓佐之,泻其有余,补其不足。肺燥者,当润之。属热者,桔梗、大力、知母、鸡清。声哑者属寒,宜细辛、半夏、生姜,辛以散之。肺虚者,人参膏、阿胶为主。阴不足者,六味地黄丸为要药,或知母茯苓汤为妙。阴虚气喘,四物汤加陈皮、甘草些少,以降其气,补其阴,白芍药须用酒浸晒干。湿痰带风喘嗽者,不可一味苦寒折之,如千缗汤、坠痰丸,更以皂角、萝卜子、杏仁、百药煎,姜汁丸,噙化。湿痰带风,以千缗汤、坠痰丸,固捷。痰积嗽,非青黛、瓜蒌不除。有食积之人,面青白黄色不常,面上有如蟹爪路,一黄一白者是。咳逆嗽,非蛤粉、青黛、瓜蒌、贝母不除。口燥咽干有痰者,不用半夏、南星,用瓜蒌、贝母。饮水者,不用瓜蒌,恐泥膈不松快。

知母止嗽清肺,滋阴降火。杏仁泻肺气,气虚久嗽者,一二服即止。治酒嗽,青黛、瓜蒌、姜蜜丸,噙,救肺。食积痰作嗽发热者,半夏、南星为君,瓜蒌、萝卜子为臣,青黛、石碱为使。

戴云:风寒者,鼻塞声重,恶寒者是也;火者,有声痰少,面赤者是也;劳者,盗汗出;兼痰者,多作寒热;肺胀者,动则喘满,气急息重。痰者,嗽动便有痰声,痰出嗽止。五者大概耳,亦当明其是否也。

入方

治痰嗽。

杏仁去皮尖　萝卜子各半两

上为末,粥丸服。

清化丸　治肺郁痰喘嗽,睡不安宁。

贝母　杏仁　青黛

上为末，沙糖入姜汁泡，蒸饼丸如弹大，噙化。

治久嗽风入肺。

鹅管石　雄黄　郁金　款花

上为末，和艾中，以生姜一片，安舌上灸之，以烟入喉中为度。

饮酒伤肺痰嗽，以竹沥煎紫苏，入韭汁，就吞瓜蒌杏连丸。

治咳嗽劫药。

五味子五钱　甘草二钱半　五倍子　风化硝各四钱

上为末，蜜丸，噙化。又云干噙。

治咳嗽声嘶，此血虚火多。

青黛　蛤粉

上为末，蜜调，噙化。

治嗽喘，去湿痰。

白术　半夏　苍术　贝母　香附各一两　杏仁去皮尖，炒　黄芩各半两

上为末，姜汁打糊丸。

治妇人形瘦，有时夜热痰嗽，月经不调。

青黛　瓜蒌仁　香附童便浸，晒干

上为末，姜蜜调，噙化。

治一切风热痰嗽。

南星　海粉各二两　半夏一两　青黛　黄连　瓜蒌子　石碱　萝卜子各半两　皂角炭　防风各三钱

上为末，神曲糊丸服。

治劳嗽吐红。

人参　白术　茯苓　百合　红花　细辛　五味　官桂　阿胶　黄芪　半夏　杏仁　甘草　白芍　天门冬

上剉，水煎。若热，去桂、芪，用桑白皮、麻黄不去节、杏仁不去皮同煎。

又方　治嗽血。

红花　杏仁去皮尖　枇杷叶去毛　紫菀茸　鹿茸炙　木通　桑白皮又云加大黄

上为末，炼蜜丸，噙化。

嗽烟筒　治痰嗽久远者。

佛耳草　款花二钱　鹅管石　雄黄半钱

上为末，铺艾上，卷起，烧烟吸入口内，细茶汤送下。

定嗽劫药。

诃子　百药煎　荆芥穗

上为末，姜蜜丸，噙化。

又方　治心烦咳嗽等证。

六一散加辰砂服。

清金丸　治食积火郁嗽劫药。

贝母　知母各半两，为末　巴豆去油膜，半钱

上为末，姜泥丸，辰砂为衣，食后服，每五丸，白汤下。一云青黛为衣。

清金丸　一名与点丸，与清化丸同用，泻肺火，降膈上热痰。

片子黄芩炒

上为末，糊丸，或蒸饼丸梧子大，服五十丸。

清化丸　与清金丸同用，专治热嗽及咽痛，故苦能燥湿热，轻

能治上。

灯笼草炒

上为末，蒸饼丸。又细末，醋调敷咽喉间痛。

又方　治痰嗽。

礞石半两，煅　风化硝二钱半　半夏二两　白术一两　茯苓　陈皮各七钱半　黄芩半两

上为末，粥丸。

又方　治咳嗽气实，无虚热者可服，汗多者亦用之。

粟壳四两，蜜炒，去蒂膜　乌梅一两　人参半两　款花半两　桔梗半两　兜铃一两　南星姜制，一两

上为末，蜜丸弹子大，含化。

苍莎丸　调中散郁。

苍术　香附各四两　黄芩二两

上为末，蒸饼丸梧子大，每服五十丸，食后姜汤下。

人参清肺散　治痰嗽咽干，声不出。

人参一钱半　陈皮一钱半　半夏一钱　桔梗一钱　麦门冬半钱　五味十个　茯苓一钱　甘草半钱　桑白皮一钱　知母一钱　地骨皮一钱　枳壳一钱　贝母一钱半　杏仁一钱　款花七分　黄连一钱

上水煎，生姜三片。

六味地黄丸　见诸虚。

千缗汤　坠痰丸　见痰类。

肺痿治法，在乎养血养肺，养气清金。曾治一妇人，二十余岁，胸膺间一窍，口中所咳脓血，与窍相应而出，以人参、黄芪、当归补气血之剂，加退热排脓等药而愈。

【附录】《金匮方论》曰：热在上焦者，因咳而肺痿得之，或从汗出，或从呕吐，或消渴，小便利数，或从便难，又被快药下利，重亡津液，故寸口脉数。其人咳，口中有浊唾涎沫者，为肺痿之病，其人脉数虚者是。

【附方】

海藏紫菀散　治咳中有血，虚劳肺痿。

人参一钱　紫菀半钱　知母一钱半　贝母钱半　桔梗一钱　甘草半钱　五味十五个　茯苓一钱　阿胶炒，半钱

上㕮咀，水煎。

知母茯苓汤　治咳嗽不已，往来寒热，自汗肺痿。

甘草　茯苓各一两　知母　五味　人参　薄荷　半夏　柴胡　白术　款冬花　桔梗　麦门冬　黄芩各半两　川芎二钱　阿胶三钱

上水煎，生姜三片。

肺痈已破入风者，不治，用《医垒元戎》搜风汤吐之，或用太乙膏成丸，食后服。收敛疮口，止有合欢树皮、白敛煎饮之。合欢，即槿树皮也，又名夜合。

【附录】肺痈为何？口中辟辟燥，咳即胸中隐隐痛，脉反滑数，或数实者，此为肺痈也。

【附方】

桔梗汤　治肺痈，咳嗽脓血，咽干多渴，大小便赤涩。

桔梗　贝母　当归酒洗　瓜蒌仁　枳壳炒　桑白蜜炙　薏苡仁炒　防己一两　甘草节生　杏仁炒　百合炙，各半两　黄芪两半

上㕮咀，每服五钱，生姜五片，水煎。大便秘加大黄，小便秘加

木通。

团参饮子 治七情及饥饱失宜，致伤脾肺，咳嗽脓血，渐成劳瘵。

人参 紫菀 阿胶蛤粉炒 百合 细辛 款冬花 经霜桑叶 杏仁炒 天门冬去心 半夏 五味各一两 甘草半两

上每服四钱，水煎，生姜五片。气嗽，加木香；唾血而热，加生芐；唾血而寒，加钟乳粉；疲极咳嗽，加黄芪；损肺咳血，加没药、藕节；呕逆，腹满不食，加白术；咳而小便多者，加益智；咳而面浮气逆，加沉香、橘皮。

劳瘵十七

劳瘵主乎阴虚，痰与血病。虚劳渐瘦属火，阴火销烁，即是积热做成。始健，可用子和法，后若羸瘦，四物汤加减送消积丸，不做阳虚。蒸蒸发热，积病最多。劳病，四物汤加炒柏、竹沥、人尿、姜汁，大补为上。肉脱热甚者，难治。

入方

青蒿一斗五升，童便三斗，文武火熬，约童便减至二斗，去蒿，再熬至一斗，入猪胆汁七枚，再熬数沸，甘草末收之。每用一匙，白汤调服。

【附录】劳瘵之证，非止一端。其始也，未有不因气体虚弱，劳伤心肾而得之。以心主血，肾主精，精竭血燥，则劳生焉。故传变不同，骨蒸殗殜，复连尸疰。夫疰者，注也，自上至下，相传骨肉，乃至灭门者有之。其证脏中有虫，啮心肺间，名曰瘵疾，难以医治。传尸劳瘵，寒热交攻，久嗽咯血，日见羸瘦，先以三拗汤与莲心散煎，万不一失。

【附方】

莲心散　治虚劳或大病后，心虚脾弱，盗汗遗精。

人参　白茯苓　莲肉各二两　白术　甘草　白扁豆炒　薏苡仁炒　桔梗炒　干葛炒　黄芪各一两，炒　当归各半两　桑皮　半夏曲　百合　干姜炮　山药炒　五味　木香　丁香　杏仁炒　白芷　神曲炒，各一两

上㕮，每服五钱，生姜三片，枣同煎，空心温服。

乐令建中汤　治脏腑虚损，身体消瘦，潮热自汗，将成劳瘵。此药退虚热，生血气。

前胡一两　细辛　黄芪　人参　橘皮　麦门冬　桂心　当归　白芍　茯苓　甘草炙，一两　半夏七钱

上㕮，每服四钱，姜三片，枣一枚，水煎服。

黄芪鳖甲散　治虚劳客热，肌肉消瘦，四肢烦热，心悸盗汗，减食多渴，咳嗽有血。

生苄三两　桑白　半夏三两半　天门冬五两　鳖甲醋煮，五两　紫菀二两半　秦艽三两三钱　知母　赤芍　黄芪各三两半　人参　肉桂　桔梗二两六钱半　白茯苓　地骨皮　柴胡三两三钱　甘草二两半

上㕮，每服三钱，水煎服。

清骨散　治男子妇人，五心烦热，欲成劳瘵。

北柴胡　生苄各二两　人参　防风　熟苄　秦艽各一两　赤苓一两　胡黄连半两　薄荷七钱半

上每服四钱，水煎，温服。

三拗汤 见喘类。

【附录】葛可久先生劳症《十药神书》内摘书七方。夫人之生也,禀天地氤氲之气,在乎保养真元,固守根本,则万病不生,四体康健。若曰不养真元,不固根本,疾病由是生焉。且真元根本,则气血精液也。余尝闻先师有言曰:万病莫若劳症,最为难治。盖劳之由,因人之壮年,气血完聚,精液充满之际,不能保养性命,酒色是贪,日夜耽嗜,无有休息,以致耗散真元,虚败精液,则呕血吐痰,以致骨蒸体热,肾虚精竭,面白颊红,口干咽燥,白浊遗精,盗汗,饮食艰难,气力全无,谓之火盛金衰。重则半年而毙,轻则一载而亡。况医者不究其源,不穷其本,或投之以大寒之剂,或疗之以大热之药,妄为施治,绝不取效。殊不知大寒则愈虚其中,大热则愈竭其内,所以世之医劳者,万无一人焉。先师用药治劳,如羿之射,无不中的。今开用药次第于后,用药之法,如呕吐咯嗽血者,先以十灰散遏住,如甚者须以花蕊石散止之。大抵血热则行,血冷则凝,见黑必止,理之必然。止血之后,其人必倦其体,次用独参汤一补,令其熟睡一觉,不要惊动,睡起病去五六分,后服诸药。

保和汤止嗽宁肺,保真汤补虚除热,太平丸润肺除痿,消化丸下痰消气。

保和汤,内分血盛、痰盛、喘盛、热盛、风盛、寒盛六事,加味和之。保真汤,内分惊悸、淋浊、便涩、遗精、燥热、盗汗六事,加味用之,余无加用。服药之法,每日仍浓煎薄荷汤,灌漱喉中,用太平丸先嚼一丸,徐徐咽下,次噙一丸,缓缓溶化。至上床时,亦如此用之。夜则肺窍开,药必流入窍中,此诀要紧。如痰壅,却先用饴糖拌消化丸一百丸吞下,次又依前噙嚼太平丸,令其仰面卧而睡。服前七药后，若肺有嗽，可煮润肺丸，食之如常。七药之前有余暇，煮此服之亦可。续煮白凤膏食之，固其根源，完其根本。病可之后，方可合十珍丸服之，此为收功起身之妙用也。

十灰散　治劳症呕血、咯血、嗽血，先用此遏之。

大蓟　小蓟　柏叶　荷叶　茅根　茜根　大黄　山栀　牡丹皮　棕榈灰

上等分，烧灰存性，研细，用纸包，碗盖地上一夕，出火毒。用时，先以白藕捣碎绞汁，或萝卜捣绞汁亦可，磨真京墨半碗，调灰五钱，食后服。病轻用此立止，病重血出升斗者，如神之效。

又方

花蕊石烧过存性，研如粉

上用童子小便一盏煎，醋调末三钱，极甚者五钱，食后服。如男子病，则和酒一半，妇人病，则和醋一半，一处调药立止，其瘀血化为黄水。服此药后，其人必疏解其病体，却用后药而补。

独参汤　治劳症后，以此补之。

人参一两，去芦

上㕮咀，水二盅，枣五个，煎，不拘时，细细服之。

保和汤　治劳嗽肺燥成痿者，服之决效。

知母　贝母　天门冬　麦门冬　款花各三钱　天花粉　薏苡　杏仁炒，各二钱　五味　粉草炙　兜铃　紫菀　百合　桔梗各一钱　阿胶炒　当归　生苄　紫苏　薄荷各半钱

一方无地黄，有百部。

上以水煎，生姜三片，入饴糖一匙，入药内服之，每日三服，食后进。加减于后：

血盛,加蒲黄、茜根、藕节、大蓟、茅花;痰盛,加南星、半夏、橘红、茯苓、枳壳、枳实、瓜蒌实炒;喘盛,加桑皮、陈皮、大腹皮、萝卜子、葶苈、苏子;热盛,加山栀子、炒黄连、黄芩、黄柏、连翘;风盛,加防风、荆芥、金沸草、甘菊、细辛、香附;寒盛,加人参、芍药、桂皮、五味、蜡片。

保真汤 治劳症体虚骨蒸,服之决效。

当归 生苄 熟苄 黄芪 人参 白术 赤苓 白苓各半钱 天门 麦门 赤芍 知母 黄柏炒 五味 白芍 柴胡 地骨 甘草 陈皮各二钱 莲心半钱

上以水煎,生姜三片,枣一枚,食后服。

惊悸,加茯神、远志、柏子仁、酸枣仁;淋浊,加萆薢、台乌药、猪苓、泽泻;便涩,加木通、石苇、萹蓄;遗精,加龙骨、牡蛎、莲须、莲子;燥热,加滑石、石膏、青蒿、鳖甲;盗汗,加浮麦子、炒牡蛎、黄芪、麻黄根。

太平丸 治劳症咳嗽日久,肺痿肺壅,并宜噙服。

天门 麦门 知母 贝母 款花 杏仁各二钱 当归 生苄 黄连 阿胶炮,各一两半 蒲黄 京墨 桔梗 薄荷各一两 北蜜四两 麝香少许,一方有熟苄

上将蜜炼和,丸如弹子大,食后,浓煎薄荷汤,先灌嗽喉中,细嚼一丸,津唾送下。上床时再服一丸。如痰盛,先用饴糖拌消化丸一百丸送下,后即噙嚼此丸。仰面睡,从其流入肺窍。

消化丸

白茯二两 枳实一两半 青礞石煅黄金色,二两 白矾枯 橘红二两 牙皂二两,火炙 半夏二两 南星二两 枳壳一两半 薄荷叶

一两

上为末，以神曲打糊丸，如梧桐子大，每服一百丸，上床时，饴糖拌吞，次噙嚼太平丸。二药相攻，痰嗽扫迹除根。

润肺膏

羊肺一具　杏仁一两，净研　柿霜　真酥　蛤粉各一两　白蜜二两

上先将羊肺洗净，次将五味入水搅粘，灌入肺中，白水煮熟，如常服食。与前七药相间服之，亦佳。

吐血十八

吐血，阳盛阴虚，故血不得下行，因火炎上之势而上出，脉必大而芤，大者发热，芤者血滞与失血也。大法补阴抑火，使复其位，用交趾桂五钱为末，冷水调服。山栀子最清胃脘之血。吐血，觉胸中气塞，上吐紫血者，桃仁承气汤下之。先吐红，后见痰嗽，多是阴虚火动，痰不下降，四物汤为主，加痰药、火药；先痰嗽，后见红，多是痰积热，降痰火为急。痰嗽涎带血出，此是胃口清血热蒸而出，重者栀子，轻者蓝实。或暴吐紫血一碗者，无事，吐出为好，此热伤血死于中，用四物汤、解毒汤之类。吐血挟痰积，吐一二碗者，亦只补阴降火，四物加火剂之类。挟痰若用血药，则泥而不行，只治火则止。吐血，火病也。大吐红不止，以干姜炮末，童便调，从治。喉啘痰血，用荆芥散。舌上无故出血，如线不止，以槐花炒末干掺之。若吐血，一方，童便一分，酒半分，檑柏叶温饮，非酒不行。呕吐，血出于胃也，实者犀角地黄汤主之，虚者小建中汤加黄连主之。

入方

二黄补血汤 治初见血,及见血多,宜服。

熟苄一钱 生苄五分 当归七分半 柴胡五分 升麻 白芍二钱 牡丹皮五分 川芎七分半 黄芪五分

上以水煎服。血不止,可加桃仁半钱,酒大黄酌量虚实用之,内却去柴胡、升麻。

又方 治见血后,脾胃弱,精神少,血不止者。

人参一钱 黄芪三钱 五味十三个 芍药 甘草五分 当归五分 麦门冬五分

上㕮咀,水煎服。加郁金研入亦可。

又方

人参一钱 白术一钱 茯苓一钱 半夏曲五分 陈皮一钱 甘草 青皮三分 川芎五分 神曲三分

上㕮咀,水煎服。如胃不和,加藿香;如渴者,加葛根半钱;若痰结块者,加贝母一钱,黄芩半钱,去白陈皮半钱;若小便赤色,加炒黄柏半钱;若大便结燥,加当归七分;心烦,加黄连酒拌晒干半钱;若小便滑,加煅牡蛎;如见血多,去半夏,恐燥,加生苄一钱,牡丹半钱,桃仁三分;若胃中不足,饮食少进,加炒山栀子仁八分;若血溢入浊道,留聚膈间,满则吐血,宜苏子降气汤加人参、阿胶各半钱;上膈壅热吐血者,以四物汤加荆芥、阿胶各半钱,更不止,于本方中加大黄、滑石各半钱;胃伤吐血,宜理中汤加川芎、干葛各半钱,此是饮酒伤胃也。吐血不止,用生茜根为末二钱,水煎,放冷,食后服良。白及末调服,治吐血。

以上诸方,虽非丹溪所出,以其药同,故录于前。

【附录】凡血证上行,或唾,或呕或吐,皆逆也。若变而下行为恶痢者，顺也。上行为逆，其难治；下行为顺，其治易。故仲景云：蓄血证，下血者当自愈也。与此意同，若无病人突然下利，其病进也。今病血证上行，而复下行恶痢者，其邪欲去，是知吉也。诸见血，身热脉大者，难治，是火邪胜也。身凉脉静者，易治，是正气复也。故《脉诀》云：鼻衄吐血沉细宜，忽然浮大而倾危。

【附方】

四生丸　治吐血，阳乘于阴，血热妄行，服之良。

生荷叶　生艾叶　生柏叶　生地黄等分

上烂研，如鸡子大，服一丸，水三盏，煎一盏，去滓服。

大阿胶丸　治肺虚客热，咳嗽咽干，多唾涎沫，或有鲜血，劳伤肺胃，吐血呕血，并可服。

麦门冬去心　茯神　柏子仁　百部根　杜仲炒　丹参　贝母炒　防风各半两　山药　五味　熟地　阿胶炒，各一两　远志　人参各二钱半　茯苓一两

上为末，炼蜜丸，如弹子大，每服一丸，水煎六分，和渣服。

犀角地黄汤　治伤寒汗下不解，郁于经络，随气涌泄，为衄血，或清道闭塞，流入胃腹，吐出清血，如鼻衄吐血不尽，余血停留，致面色痿黄，大便黑者，更宜服之。

犀角镑　生苄　白芍　牡丹等分

上㕮咀，每服五钱，水煎，温服。实者可服。

桃仁承气汤

芒硝三钱　甘草二钱半　大黄一两　桂三钱　桃仁半两，去皮尖

上㕮咀，每两入姜同煎。

解毒汤　见中暑。

荆芥散

荆芥穗半两　炙草一两　桔梗二两

上㕮咀，姜煎，食后服。

小建中汤

桂枝　甘草炙，三钱　大枣　白芍六钱　生姜二钱　阿胶炒，一合

上㕮咀，水煎。

苏子降气汤　见气类。

理中汤　见中寒。

咳血十九

衄血，火升、痰盛、身热，多是血虚，四物汤加减用。戴云：咳血者，嗽出痰内有血者是；呕血者，呕全血者是；咯血者，每咯出皆是血疙瘩；衄血者，鼻中出血也；溺血，小便出血也；下血者，大便出血也。虽有六名，俱是热证，但有虚实新旧之不同。或妄言为寒者，误也。

入方

青黛　瓜蒌仁　诃子　海粉　山栀

上为末，以蜜同姜汁丸，噙化。咳甚者，加杏仁去皮尖，后以八物汤加减调理。

【附方】

黄芪散　治咳血成劳。

甘草四钱　黄芪　麦门冬　熟苄　桔梗　白芍各半两

上㕮咀，每服半两，水煎服。

茯苓补心汤　治心气虚耗，不能藏血，以致面色痿黄，五心烦

热，咳嗽唾血。

茯苓　半夏　前胡　紫苏　人参　枳壳炒　桔梗　甘草　葛根各半分　当归二两　川芎七钱半　陈皮　白芍各二两　熟芐

上㕮咀，水姜枣煎。

呕血二十

呕血，火载血上，错经妄行。脉大发热，喉中痛者，是气虚，用参、芪、蜜炙黄柏、荆芥、当归、生地黄用之；呕血，用韭汁、童便、姜汁磨郁金同饮之，其血自清；火载血上，错经妄行，用四物汤加炒山栀、童便、姜汁服。又方，山茶花、童便、姜汁，酒服。又郁金末，治吐血，入姜汁、童便良。又方，用韭汁、童便二物合用，郁金细研和服。又方，治吐血或衄血上行，用郁金，无，用山茶花代，姜汁、童便和好酒调服，即止，后以犀角地黄汤加郁金。怒气逆甚，则呕血，暴瘅内逆，肝肺相搏，血溢鼻口，但怒气致血证者则暴甚，故经曰：抑怒以全阴者是也，否则五志之火动甚，火载血上，错经妄行也。用柴胡、黄连、黄芩、黄芪、地骨、生熟芐、白芍，以水煎服。虚者，以保命生地黄散，再加天门冬、枸杞、甘草等分，水煎服。

【附方】

治呕血。

黄柏蜜炙

上擣为末，煎麦门冬汤调二钱匕，立瘥。

《圣惠方》治呕血。

侧柏叶

上为末，不计时，以粥饮调下二钱匕。

保命生地黄散

生苄　熟苄　枸杞　地骨皮　天门冬　黄芪　白芍　甘草　黄芩

上㕮咀,水煎,食前。

咯血二十一附痰涎血

咯血,痰带血丝出者,用姜汁、青黛、童便、竹沥,入血药中用,如四物汤加地黄膏、牛膝膏之类。咯唾血出于肾,以天门冬、麦门冬、贝母、知母、桔梗、百部、黄柏、远志、熟苄、牡蛎、姜、桂之类;痰涎血出于脾,以葛根、黄芪、黄连、芍药、当归、甘草、沉香之类主之。

入方

治痰中血。

白术一钱半　当归一钱　芍药一钱　牡丹皮一钱半　桃仁一钱,研　山栀炒黑,八分　桔梗七分　贝母一钱　黄芩五分　甘草三分　青皮五分

上以水煎服。

又方　治痰中血。

白术一钱半　牡丹皮一钱半　贝母一钱　芍药一钱　桑白一钱　山栀炒黑,一钱一分　桃仁一钱,研　甘草三分

又方　治痰中血。

橘红二钱　半夏五分　茯苓一钱　甘草三分　白术一钱　枳壳一钱　桔梗一钱　五味十五个　桑白一钱　黄芩一钱　人参五分

上以水一盅,生姜三片,煎服。或加青黛半钱。

又方

橘红一钱半　半夏一钱　茯苓一钱　甘草五分　牡丹一钱　贝母一钱　黄连七分　桃仁一钱　大青五分

上以水煎，生姜三片。

【附方】

治咯血。

荷叶不拘多少，焙干

上为末，米汤调二钱匕。

初虞世方　治咯血并肺痿多痰。

防己　葶苈等分

上为末，糯米饮调下一钱。

又方　治咯血及衄血。

白芍一两　犀角末二钱半

上为末，新汲水服一钱匕，血止为限。

天门冬丸　治咯血并吐血，又能润肺止嗽。

阿胶炮，半两　天门冬一两　甘草　杏仁炒　贝母　白茯苓各半两

上为末，蜜丸如弹大，服一丸，噙化。

又方　治咯血。

桑皮一钱半　半夏一钱，炒　知母一钱　贝母一钱　茯苓一钱　阿胶炒，半钱　桔梗七分　陈皮一钱　甘草五分　杏仁五分，炒　生苄一钱　山栀七分，炒　柳桂二分，即佳之嫩小枝条也，宜入上焦

上以水煎，生姜三片。

衄血二十二

衄血，凉血行血为主，大抵与吐血同，用山茶花为末，童便、姜

汁、酒调下。犀角生地黄汤，入郁金同用，加黄芩、升麻、犀角能解毒。又以郁金末、童便、姜汁并酒调服。经血逆行，或血腥，或吐血，或唾血，用韭汁服之，立效。治血汗、血衄，以人中白新瓦上火逼干，入麝香少许，研细，酒调下。《经验》：人中白，即溺盆白垽秋石也。衄血出于肺，以犀角、升麻、栀子、黄芩、芍药、生地黄、紫菀、丹参、阿胶之类主之。《原病式》曰：衄者，阳热怫郁，干于足阳明而上，热则血妄行，故鼻衄也。

【附方】

河间生地黄散 治郁热衄血，或咯吐血，皆治之。

枸杞 柴胡 黄连 地骨 天门冬 白芍 甘草 黄芩 黄芪 生苄 熟苄等分

上㕮咀，汤煎服。若下血，加地榆。

又方 治衄血。

伏龙肝半斤

上以新汲水一大碗，淘取汁，和蜜顿服。

茜根散 治鼻衄不止。

茜根 阿胶蛤粉炒 黄芩各一两 甘草炙，半两 侧柏叶 生苄

上以水一盅，姜三片，煎服。

黄芩芍药汤 治鼻衄不止。

黄芩 芍药 甘草各等分

上以水煎服。或犀角地黄汤，如无犀角以升麻代之。鼻通于脑，血上溢于脑，所以从鼻而出。凡鼻衄，并以茅花调止衄散，时进淅米泔，仍令其以麻油滴入鼻，或以萝卜汁滴入亦可。又茅花、白芍药，对半尤稳。

外迎法：以井花水湿纸顶上贴之，左鼻以线扎左手中指，右出扎右手，俱出两手俱扎。或炒黑蒲黄吹鼻中，又龙骨末吹亦可。

止衄血。

黄芪六钱　赤茯苓　白芍　当归　生苄　阿胶各三钱

上为末，每服二钱，食后黄芪汤调服。

芎附饮

川芎二两　香附四两

上为末，每服二钱，茶汤调下。

又法　治心热吐血及衄血不止。

百叶榴花不拘多少

上干为末，吹出鼻中，立瘥。

溺血二十三

溺血属热，用炒山栀子，水煎服，或用小蓟、琥珀。有血虚，四物加牛膝膏；实者，用当归承气汤下之，后以四物加山栀。

入方

小蓟饮子　治下焦结热，血淋。

生苄　小蓟　滑石　通草　淡竹叶　蒲黄炒　藕节　当归酒浸　栀子炒　甘草炙，各半两

上以水煎，空心服。

【附录】溺血，痛者为淋，不痛者为溺血。溺血，先与生料五苓散加四物汤，若服不效，其人素病于色者，此属虚，宜五苓散和胶艾汤，吞鹿茸丸，或辰砂妙香散。四物加生地黄、牛膝，或四物加黄连、棕灰。又六味地黄丸为要药。茎中痛，用甘草梢，血药中少佐

地榆、陈皮、白芷、棕灰。劫剂，用《瑞竹堂》蒲黄散，或单用蒲黄，或煎葱汤，调郁金末服之。又文蛤灰入煎剂妙。大抵小便出血，则小肠气秘，气秘则小便难，甚痛者谓之淋，不痛者谓之溺血，并以油头发烧灰存性为末，新汲水调下，妙。又方，以车前子为末，煎车前草叶，调二钱服。

【附方】

许令公方 治尿血。

生苄汁一升 生姜汁一合

上以二物相合，顿服，瘥。

当归承气汤

当归 厚朴 枳实 大黄 芒硝

生料五苓散 见中暑。

胶艾汤

阿胶 川芎 甘草炙，各二两 川归 艾叶炒，各二两 熟苄 白芍各四两

上㕮咀，每三钱，水酒煎，空心热服。

鹿茸丸

鹿茸一两，蜜炙 沉香 附子炮，各半两 菟丝子制，一两 当归 故纸炒 茴香炒 胡芦巴炒，各半两

上为末，酒糊丸，每服七十丸，空心盐酒下。

辰砂妙香散

麝香一钱，另研 山药姜汁炙，一两 人参半两 木香煨，二钱半 茯苓 茯神 黄芪各一两 桔梗半两 甘草炙，半两 远志炒，一两 辰砂三钱

上为末，每二钱，温酒下。

六味地黄丸　见诸虚。

《瑞竹堂》蒲黄散

故纸炒　蒲黄炒　千年石灰炒

上等分，为细末，每三钱，空心热酒调下。

下血二十四

下血，其法不可纯用寒凉药，必于寒凉药中加辛味为佐。久不愈者，后用温药，必兼升举，药中加酒浸炒凉药，如酒煮黄连丸之类，寒因热用故也。有热，四物加炒山栀子、升麻、秦艽、阿胶珠，去大肠湿热；属虚者，当温散，四物加炮干姜、升麻。凡用血药，不可单行单止也。

入方

白芷　五倍子

上为末，粥丸梧子大，服五十丸，米汤下。

【附录】下血当别其色，色鲜红为热，以连蒲散。又若内蕴热毒，毒气入肠胃，或因饮酒过多，及啖糟藏炙煿，引血入大肠，故下血鲜红，宜黄连丸，或一味黄连煎。余若大下不止者，宜四物汤加黄连、槐花，仍取血见愁少许，生姜捣取汁，和米大服，于血见愁草中，加入侧柏叶，与生姜同捣汁，尤好。毒暑入肠胃下血者，亦宜加味，黄连、槐花入煎服。血色瘀者为寒，血逐气走，冷寒入客肠胃，故上瘀血，宜理中汤温散。若风入肠胃，纯下清血，或湿毒，并宜胃风散加枳壳、荆芥、槐花。攧扑损，恶血入肠胃，下血浊如瘀血者，宜黑神散加老黄茄，为末，酒调下。《内经》云：下血为内伤络脉所致,用枳壳一味服。又方:用黄连二两,枳壳二两,槐花八两炒上一味,去槐花不用,止以二味煎服,立效,以解络脉之结也。

【附方】

血余灰　鞋底灰　猪牙皂角灰等分

上为末,酒调三钱匕。

又方　治下血劫剂。

百药煎一两,取一半烧为灰

上为末,糊丸如梧子大,服六十丸,空心米汤下。

槐花散　治肠胃不调,胀满下血。

苍术　厚朴　陈皮　当归　枳壳各一两　槐花二两　甘草半两　乌梅半两

上以水煎,空心服。

又方　治下鲜血。

栀子仁烧灰

上为末,水和一钱匕,服。

又方　治粪前有血,面色黄。

石榴皮

上为末,煎茄子枝汤,调一钱匕。

又方　治粪后下血不止。

艾叶不拘多少

上以生姜汁三合,和服。

又方

槐花　荆芥穗等分

上为末,酒调下一钱匕,仍空心食,猪血炒。

又方　治脏毒下血。

苦楝炒令黑

上为末，蜜丸，米饮下二十丸，尤妙。

又方　治卒下血。

赤小豆一升，捣碎，水二升，绞汁饮之。

乌梅丸　治便血，下血。

乌梅三两，烧灰存性

上为末，醋糊丸，梧子大，空心服七十丸，米汤下。

酒煮黄连丸　见泄泻类。

黄连丸

黄连二两　赤茯苓一两　阿胶二两

上用黄连、茯苓为末，调阿胶，众手丸，每三十丸，食后饮下。

黄连香薷饮　见中暑。

理中汤　见中寒。

胃风汤　见下利。

黑神散

百草霜研细

上用酒调下。

肠风脏毒二十五

肠风，独在胃与大肠出。若兼风者，苍术、秦艽、芍药、香附。

入方

黄芩　秦艽　槐角　升麻　青黛

治肠风下血。

滑石　当归　生苄　黄芩　甘草　苍术等分

上以水煎服。或以苍术、生苄，不犯铁器，为末，丸服。

又方

茄蒂烧存性　栀子炒

上为末，捣饭丸如梧子大，每服空心一百丸，米汤下。

又方　便血久远，伤血致虚，并麻风癣见面者。

龟板二两，酥炙　升麻　香附各五钱　芍药一两五钱　侧柏叶　椿根皮七钱五分

上为末，粥丸，以四物汤加白术、黄连、甘草、陈皮作末，汤调送下丸药。

又方　脉缓大，口渴，月经紫色，劳伤挟湿。

白术五钱　黄柏炒　生苄　白芍各三钱　地榆二钱　黄芩二钱　香附二钱

上为末，蒸饼丸服。

又方　治积热便血。

苍术　陈皮一两五钱　黄连　黄柏　条芩各七钱五分　连翘五钱

上为末，生苄膏六两，丸如梧子大，每服五七十丸，白汤下。

又方

肠风脱露，以车荷鸣五七个，焙干，烧灰，醋调搽。仍忌湿面、酒、辛热物。

【附录】肠胃不虚，邪气无从而入。人惟坐卧风湿，醉饱房劳，生冷停寒，酒面积热，以致荣血失道，渗入大肠，此肠风脏毒之所由作也。挟热下血，清而色鲜，腹中有痛；挟冷下血，浊以色黯，腹中略痛。清则为肠风，浊则为脏毒。有先便而后血者，其来也远；有

先血而后便者，其来也近。世俗粪前粪后之说，非也。治法大要，先当解散肠胃风邪，热则用败毒散，冷者与不换金正气散，加川芎、当归，后随其冷热而治之。芎归汤一剂，又调血之上品，热者加茯苓、槐花，冷者加茯苓、木香，此则自根自本之论也。虽然精气血气，生于谷气，靖为大肠下血，大抵以胃药收功，以四君子汤、参苓白术散、枳壳散、小乌沉汤和之，胃气一回，血自循于经络矣。肠风者，邪气外入，随感随见；脏毒者，蕴积毒久而始见。《三因方》五痔肠风脏毒，辨之甚详。前二证皆以四物汤加刺猬皮。

【附方】

蒜连丸一名金屑万应膏。

独头蒜十个　黄连不拘多少

上先用独蒜煨香熟，和药杵匀，丸如梧子大，空心米汤下四十丸。

又方　治肠风。

香附一两，炒　枳壳七钱五分，炒　当归五钱　川芎五钱　槐花炒　甘草炙，各二钱五分

上为粗末，每服三钱，水煎，生姜三片，枣一个。

败毒散　见瘟疫。

不换金正气散

厚朴姜制　藿香　甘草炙　半夏　苍术米泔浸　陈皮去白

上等分，姜三片，枣二个，煎，食前热服。

芎归汤

川芎　当归

上等分，水煎。

参苓白术散 见脾胃类。

枳壳散

枳壳麸炒，去穰 槐子微炒黄 荆芥穗各五钱

上为末，每服三钱，薄粟米粥调下，如人行一两里，再用粥压下，日进二三服。

小乌沉汤

香附二十两 乌药十两 甘草炙，一两

上为末，汤调下。

痔疮二十六

痔疮专以凉血为主。

入方

人参 黄芪 生苄 川芎 当归和血 升麻 条芩 枳壳宽肠 槐角凉血生血 黄连

一方无黄连。

熏浣

五倍子 朴硝 桑寄生 莲房又加荆芥

煎汤，先熏后洗。又冬瓜藤，亦好。又大肠热肿者，木鳖子、五倍子研细末，调敷。痔头向上，是大肠热甚，收缩而上，用四物汤解毒，加枳壳、白术、槐角、秦艽。

【附录】痔者，皆因脏腑本虚，外伤风湿，内蕴热毒，醉饱交接，多欲自戕，以故气血下坠，结聚肛门，宿滞不散，而冲突为痔也。其肛边发露肉珠，状如鼠乳，时时滴溃脓血，曰牡痔；肛边生疮肿痛，突出一枚，数日脓溃即散，曰牝痔；肠口大颗发瘟，且痛且痒，出血淋

沥，曰脉痔；肠内结核有血，寒热往来，登溷脱肛，曰肠痔。若血痔，则每遇大便圊血随而不止；若酒痔，则每遇饮酒，发动疮肿，痛而流血；若气痔，则忧恐郁怒，适临乎前，立见肿痛，大便艰难，强力则肛出而不收矣。此诸痔之外证也。治法总要，大抵以解热调血顺气先之。盖热则血伤，血伤则经滞，经滞则气不运行，气与血俱滞，乘虚而坠入大肠，此其所以为痔也。诸痔久不愈，必至穿穴为漏矣。

【附方】

治诸痔疮

槐花四两　皂角刺一两，捶碎　胡椒十粒　川椒一两

上用猿猪肚一个，入药在内，扎定口，煮熟，去药，空心食猪肚。

清心丸　《素问》云：诸痛痒疮，皆属于心。心主血热，此药主之。

黄连一两　茯神　赤苓

上为末，炼蜜丸如梧子大，每一百丸，食前米汤下。

清凉饮　治诸痔热甚，大便秘结。

当归　赤芍　甘草炙　大黄米上蒸，晒

上等分为末，每服二钱，新水调下。

槐角丸　治诸痔及肠风下血脱肛。

槐角一两　防风　地榆　当归　枳壳　黄芩各半两

上为末，糊丸如梧子大，空心米汤下二十丸。

猬皮丸　治诸痔出，里急疼痛。

槐花炒　艾叶炒　枳壳　地榆　当归　川芎　黄芪　白芍　白矾枯　贯众　猬皮一两，炙　头发烧，三钱　猪后蹄重甲十枚，炙焦　皂角一大锭，炙黄去皮

上为末,炼蜜为丸,梧子大,服五十丸,食前米汤下。

猪甲散 治诸痔。

猪悬蹄甲不拘多少

上为末,陈米汤,调二钱,空心服。

芎归丸 治痔下血不止。

川芎 当归 黄芪 神曲炒 地榆 槐花炒,各半两 阿胶炒 荆芥 木贼 头发烧灰,各一钱半

上为末,炼蜜丸,梧子大,服五十丸,食前米汤下。

干葛汤 治酒痔。

干葛 枳壳炒 半夏 茯苓 生苄 杏仁各半两 黄芩二钱半 甘草同上

上剉,每服三钱,黑豆一百粒,姜三片,白梅一个,煎服。

橘皮汤 治气痔。

橘皮 枳壳炒 川芎 槐花炒,各半两 槟榔 木香 桃仁炒,去皮 紫苏茎叶 香附 甘草炙,各二分半

上剉,每服八钱,姜枣煎服。

熏洗方

槐花 荆芥 枳壳 艾叶

又方

土矾末二钱 木鳖子七个,取仁研

上以水煎,熏洗三两次。如肛门肿热,以朴硝末水调,淋之良。

又方 治肠痔,大便常有血。

上以蒲黄末方寸匕,米饮调下,日三顿,瘥。

又方

捣桃叶一斛蒸之，内小口器中，以下部榻上坐，虫自出。

地黄丸　治五痔，滋阴必用之。

地黄酒蒸熟，一两六钱　槐角炒　黄柏炒　杜仲炒　白芷各一两　山药　山茱萸　独活各八钱　泽泻　牡丹　茯苓各六钱　黄芩一两半　白附子二钱

上炼蜜丸，如梧子大，空心服五十丸，米汤下。

熏痔方

用无花果叶煮水，熏，少时再洗，又好醋沃，烧新砖，如法坐熏，良。

又方

大黄三钱，煨　牡蛎一两，煅

上为末，作十服，空心服。

又方

大蒜一片，头垢捻成饼子，先安头垢饼于痔上，外安蒜艾灸之。

翻花痔

荆芥、防风、朴硝煎汤洗之，次用木鳖子、郁金研末，入龙脑些少，水调敷。又方，雄胆、片脑，和匀贴之。

漏疮二十七

漏疮，先须服补药，生气血，用参、术、芪、芎、归为主，大剂服之，外以附子末津唾和作饼子，如钱厚，以艾灸，漏大炷大，漏小炷小，但灸令微热，不可使痛。干则易之，则再研如末，作饼再灸。如困则止，来日再灸，直到肉平为效。亦用附片灸，仍用前补剂作膏贴之，尤妙。痔漏，凉大肠，宽大肠。用枳壳去穰，入巴豆，铁线缠，

煮透去巴豆，入药用，丸子则烂捣用，煎药干用，宽肠。涩窍，用赤石脂、白石脂、枯矾、黄丹、脑子。漏窍外塞，用童子小便、煅炉甘石、牡蛎粉。

入方

黄连散 原有痔漏，又于肛门边生一块，皮厚肿痛作脓，就在痔孔出，作食积注下治。

黄连 阿魏 神曲 山楂 桃仁 连翘 槐角 犀角等分

上为末，以少许置掌心，时时舐之，津液咽下，如消三分之二，止后服。

【附录】漏者，诸瘘之溃漏也。狼瘘、鼠瘘、蝼瘘、蛄瘘、蜂瘘、蚍蜉瘘、蛴螬瘘、浮蛆瘘、转筋瘘，古所谓九瘘是尔。析而言之，三十六种，其名目又不同焉。大抵外伤血气，内窘七情，与夫饮食乖常，染触蠢动含灵之毒，未有不变为瘘疮。穿孔一深，脓汁不尽，得冷而风邪并之，于是涓涓而成漏矣。然有近年漏者，有久年漏者，近则带淡红，或微肿，或小核；久则上而槁白，内而黑烂，淫虫恶臭生焉。

【附方】

猪肾丸 通行漏疮中恶水，自大肠中出。

黑牵牛碾细末，二钱半，入猪肾中，以线扎，青竹叶包，慢火煨熟，空心温酒嚼下。

乳香丸 治冷漏。

乳香二钱半 牡蛎粉一钱二分半

上为末，雪糕糊丸，麻子大，每服三十丸，姜汤，空心下。

生地黄膏 治漏疮通用。

露蜂房炙　五倍子　木香三钱　乳香一钱　轻粉一字

上为末，用生地黄一握，捣细，和为膏，摊生绢上贴。

蛇蜕散　治漏疮血水不止。

蛇皮焙焦　五倍子　龙骨各二钱半　续断五钱

上为末，和麝香少许，津唾调敷。

熏漏疮方

艾叶　五倍子　白胶香　苦楝根等分

上剉碎，烧香法置长桶内，坐熏疮处。

洗漏疮方　治漏疮孔中多有恶秽，常须避风洗净。

露蜂房、白芷煎汤洗，或大腹皮、苦参煎汤洗。

上洗毕，候水出，拭干，先用东向石榴皮晒为末，干掺以杀淫虫，稍顷敷药。

久瘘方

九孔蜂房炙黄

上为末，腊月猪脂研敷，候收汁，以龙骨、降香节末，入些乳香硬疮。

漏疮，或腿足先是积热所注，久则为寒。

附子破作两片，用人唾浸透，切成片，安漏孔上，艾灸。

又方

川芎半两　细辛　白芷梢一钱半

上为末，每日作汤服之。病在下，食前服；在上，食后服。看疮大小，讨隔年麻黄根，刮去皮，捻成绳子，入孔中，至入不去则止，疮外膏药贴之。

丹溪先生心法卷三

脱肛二十八

脱肛属气热、气虚、血虚、血热。气虚者补气，参、芪、芎、归、升麻。血虚，四物汤。血热者凉血，四物汤加炒柏。气热者，条芩六两，升麻一两，曲糊丸，外用五倍子为末，托而上之，一次未收，至五七次，待收乃止。又东北方壁土，泡汤，先熏后洗。

【附录】肺与大肠为表里，故肺脏蕴热，则肛门闭结。肺脏虚寒，则肛门脱出。又有妇人产育用力，小儿久痢，皆致此。治之必须温肺脏，补肠胃，久则自然收矣。

【附方】

香荆散　治肛门脱出，大人小儿皆主之。

香附子　荆芥等分　砂仁

上为末，每服三钱，水一碗，煎热，淋洗，每服三钱，煎服亦可。

又方

五倍子为末，每用三钱，煎洗。

又方

木贼不拘多少，烧灰为末，掺肛门上，按入即愈。

呕吐二十九

凡有声有物，谓之呕吐；有声无物，谓之哕。胃中有热，膈上有痰者，二陈汤加炒山栀、黄连、生姜；有久病呕者，胃虚不纳谷也，用人参、生姜、黄芪、白术、香附之类。呕吐，朱奉议以半夏、橘皮、生姜为主。刘河间谓：呕者，火气炎上。此特一端耳。有痰膈中焦食不得下者，有气逆者，有寒气郁于胃口者，有食滞心肺之分，而新食不得下而反出者，有胃中有火与痰而呕者。呕吐药，忌瓜蒌、杏仁、桃仁、萝卜子、山栀，皆要作吐，丸药带香药行散不妨。注船大吐，渴饮水者即死，童便饮之最妙。

【附方】

理中加丁香汤　治中脘停寒，喜辛物，入口即吐。

人参　白术　甘草炙　干姜炮，各一钱　丁香十粒

上㕮咀，生姜十片，水煎服，或加枳实半钱亦可。不效，或以二陈汤加丁香十粒，并须冷服，盖冷遇冷则相入，庶不吐出。又或《活人》生姜橘皮汤。

《活人》生姜橘皮汤

橘皮四两　生姜半斤

上㕮咀，水七盏，煮至三盏，去滓，逐旋温服。

热呕，《济生》竹茹汤、小柴胡加竹茹汤　见疟类。

上并用生姜，多煎服。

《济生》竹茹汤

葛根三两　半夏炮七次，二两　甘草炙，一两

上㕮咀，每四钱，水一盏，入竹茹一小块，姜五片。

加味二陈汤　治停痰结气而呕。

半夏　橘皮各五两　白茯苓三两　甘草炙，一两半　砂仁一两　丁香五钱　生姜三两

上水煎服。

吐虫而呕方

黑铅炒成灰　槟榔末

米饮调下。

恶心三十

恶心有痰、有热、有虚，皆用生姜，随症佐药。

戴云：恶心者，无声无物，心中欲吐不吐，欲呕不呕。虽曰恶心，实非心经之病，皆在胃口上，宜用生姜，盖能开胃豁痰也。

【附录】恶心，欲吐不吐，心中兀兀，如人畏舟船，宜大半夏汤，或小半夏茯苓汤，或理中汤加半夏亦可。又胃中有热恶心者，以二陈加生姜汁、炒黄连、黄芩各一钱，最妙。

【附方】

大半夏汤

半夏　陈皮　茯苓各二钱半

上㕮咀，水二盏，姜二钱半，煎八分，食后服。

小半夏茯苓汤

半夏五两　茯苓三两

上㕮咀，每服八钱，用水一盏半，煎至一盏，入生姜自然汁投药中，更煎一两沸，热服，无时。或用生姜半斤同煎。

理中汤　见中寒。

咳逆三十一

咳逆有痰、气虚、阴火，视其有余不足治之。其详在《格致余论》。不足者,人参白术汤下大补丸;有余并有痰者吐之,人参芦之类。痰碍气而呃逆,用蜜水吐,此乃燥痰不出。痰者,陈皮、半夏;气虚,人参、白术;阴火,黄连、黄柏、滑石;咳逆自痢者,滑石、甘草、炒黄柏、白芍、人参、白术、陈皮,加竹、荆沥服。

戴云:呃逆者,因痰与热,胃火者极多。

【附录】咳逆为病,古谓之哕,近谓之呃,乃胃寒所生,寒气自逆而呃上,此证最危。亦有热呃,已见伤寒证。其有他病发呃者,宜用半夏一两,生姜半两,水煎热服。或理中汤加枳壳、茯苓各半钱,半夏一钱。不效,更加丁香十粒。吐利后,胃虚寒咳逆者,以羌活附子汤,或丁香十粒,柿蒂十个,切碎,水煎服;吐利后,胃热咳逆者,以橘皮竹茹汤。亦无别病,偶然致呃,此缘气逆而生,宜小半夏茯苓汤加枳实、半夏,又或煎汤泡萝卜子,研取汁,调木香调气散,热服之,逆气用之最佳。

【附方】

橘皮干姜汤　治咳逆不止。

橘皮　通草　干姜　桂心　甘草炙,各二两　人参一两

上用五钱,水煎服。

生姜半夏汤　通治咳逆欲死。

半夏一两　生姜二两

上以水煎,温作三服。

阴证咳逆。

川乌　干姜炮　附子炮　肉桂　芍药　甘草炙　半夏　吴茱萸　陈皮　大黄等分

上为末,每服一钱,生姜五片,煎服。

人参白术汤

人参　黄芩　柴胡　干葛　栀子仁　甘草炙，各半两　白术　防风　半夏泡，七次　五味

上㕮咀，每服四钱，姜三片煎。

羌活附子汤　治呃逆。

木香　附子炮　羌活　茴香炒，各半两　干姜一两

上为末，每服二钱，水一盏半，盐一捻，煎二十沸，和渣热服，一服止。《三因》加丁香。

橘皮竹茹汤

橘皮一升　竹茹一升半　甘草炙，二两　人参半两　枣三十个　生姜半两

上㕮咀，水十盏，煎至三盏，作三服。

小半夏茯苓汤

二陈汤加黄芩煎。

木香调气散

白蔻仁　丁香　檀香　木香各二两　藿香　甘草炙，各八两　砂仁四两

上为末，每服二钱，入盐少许，沸汤点服。

大补丸　见补损。

理中汤　见中寒。

翻胃三十二

翻胃大约有四：血虚、气虚、有热、有痰兼病，必用童便、韭汁、竹沥、牛羊乳、生姜汁。气虚，入四君子汤，右手脉无力。血虚，入

四物汤加童便,左手脉无力。切不可用香燥之药,若服之必死,宜薄滋味。治反胃,用黄连三钱,生姜汁浸,炒山楂肉二钱,保和丸二钱,同为末,糊丸如麻子大,胭脂为衣,人参汤入竹沥再煎一沸,下六十丸。有痰,二陈汤为主,寸关脉沉或伏而大。有气结,宜开滞导气之药,寸关脉沉而涩。有内虚阴火上炎而反胃者,作阴火治之。年少者,四物汤清胃脘,血燥不润便故涩,《格致余论》甚详。年老虽不治,亦用参术,关防气虚胃虚。气虚者,四君子汤加芦根、童便,或参苓白术散,或韭汁、牛羊乳,或入驳驴尿。又有积血停于内而致,当消息逐之。大便涩者难治,常令食兔肉,则便利。翻胃即膈噎,膈噎乃翻胃之渐。《发挥》备言:年高者不治。粪如羊屎者,断不可治,大肠无血故也。

戴云:翻胃,血虚者,脉必数而无力;气虚者,脉必缓而无力;气血俱虚者,则口中多出沫,但见沫大出者必死。有热者,脉数而有力;有痰者,脉滑数,二者可治。血虚者,四物为主;气虚者,四君子为主;热以解毒为主;痰以二陈为主。

又方

用马剥儿烧灰存性一钱,好枣肉、平胃散二钱。

上和匀,温酒调服,食即可下,然后随病源调理。

又方

茱萸　黄连　贝母　瓜蒌　牛转草

治翻胃。

韭菜汁二两　牛乳一盏

上用生姜汁半两,和匀温服,效。

治翻胃,积饮通用。

益元散，生姜自然汁澄白脚，丸小丸子，时时服。

【附方】

烧针丸 此药清镇，专主吐逆。

黄丹不拘多少

上研细，用去皮小枣肉，丸如鸡头大，每用针签于灯上，烧灰为末，乳汁下一丸。

枣肉平胃散

厚朴姜制 陈皮去白，各三斤二两 甘草炙 红枣 生姜各二斤 苍术米泔浸一宿，炒，五斤

上剉，拌匀，以水浸过面上半寸许，煮干，焙燥为末，每服二钱，盐汤空心点服。

参苓白术散 见脾胃类。

保和丸 见积聚类。

吞酸三十三附嗳气

吞酸者，湿热郁积于肝而出，伏于肺胃之间，必用粝食蔬菜自养。宜用炒吴茱萸，顺其性而折之，此反佐之法也。必以炒黄连为君。二陈汤加茱萸、黄连各炒，随时令返其位，使苍术、茯苓为辅佐，冬月倍茱萸，夏月倍黄连，汤浸饮饼，丸如小丸，吞之，仍教以粝食蔬菜自养，即安。

戴云：湿热在胃口上，饮食入胃，被湿热郁遏，其食不得传化，故作酸也。如谷肉在器，湿热则易为酸也。

入方

茱萸一两，去枝梗，煮少时，浸半日，晒干 陈皮一两 苍术米泔浸，

一两　黄连二两，陈壁土炒，去土秤　黄芩一两，如上土炒　或加桔梗一两，茯苓一两

上为末，神曲糊丸，绿豆大，每服二三十丸，时时津液，食后服。

【附录】吞酸与吐酸不同。吐酸，《素问》以为热，东垣又为寒，何也？吐酸是吐出酸水如醋，平时津液，随上升之气郁积而久，湿中生热，故从火化，遂作酸味，非热而何？其有郁积之久，不能自涌而出，伏于肺胃之间，咯不得上，咽不得下，肌表得风寒则内热愈郁，而酸味刺心，肌表温暖，腠理开发，或得香热汤丸，津液得行，亦可暂解，非寒而何？《素问》言热，言其本也；东垣言寒，言其末也。

【附方】

曲术丸　治中脘宿食留饮，酸蜇心痛，或口吐清水。

神曲炒，三两　苍术米泔浸，炒，一两半　陈皮一两

上为末，生姜汁煮神曲糊为丸，每七十丸，姜汤下。

加味平胃散　治吞酸或宿食不化。

生料平胃散加神曲、麦芽炒，各半钱，术、朴不制。

上生姜三片，水煎五钱服。

嗳气，胃中有火有痰。

入方

南星　半夏　软石膏　香附

一本有炒栀子

上作丸，或作汤，服之。盖胃中有郁火，膈上有稠痰故也。

软石膏丸亦不可服，本方痰条下云：噫气吞酸，此系食郁有热，火气冲上，黄芩为君，南星、半夏、陈皮为佐，热多加青黛。

痞三十四

痞者有食积兼热，东垣有法有方。心下痞，须用枳实、炒黄连。如禀受充实，面苍骨露，气实之人而心下痞者，宜枳实、黄连、青皮、陈皮、枳壳；如禀受素弱，转运不调，饮食不化，而心下痞者，宜白术、山楂、曲蘖、陈皮。如肥人心下痞者，乃是实痰，宜苍术、半夏、砂仁、茯苓、滑石；如瘦人心下痞者，乃是郁热在中焦，宜枳实、黄连、葛根、升麻。如食后感寒，饮食不化，心下痞，宜藿香、草豆蔻、吴茱萸、砂仁。痞挟血成窠囊，用桃仁、红花、香附、大黄之类。

入方

吴茱萸三两，汤浸煮少时　黄连八两

粥糊为丸，每服五七十丸，白术陈皮汤下。

玉液丸

软石膏不拘多少，又云火煅红出火毒

上为末，醋糊丸如绿豆大，服之专能泻胃火，并治食积痰火。

【附录】痞者，与否同，不通泰也。由阴伏阳蓄，气与血不运而成。处心下，位中央，䐜满痞塞者，皆土之病也，与胀满有轻重之分。痞则内觉痞闷，而外无胀急之形者，是痞也。有中气虚弱，不能运化精微为痞者；有饮食痰积，不能施化为痞者；有湿热太甚为痞者。古方治痞用黄连、黄芩、枳实之苦以泄之；厚朴、生姜、半夏之辛以散之；人参、白术之甘苦以补之；茯苓、泽泻之淡以渗之。既痞同湿治，惟宜上下分消其气。如果有内实之证，庶可略与疏导。世人苦于痞塞，喜行利药，以求其速效，暂时快通，痞若再作，益以滋甚。

【附方】

加味补中益气汤　治内伤，心下痞。见内伤。

脉缓，有痰而痞，加半夏、黄连；脉弦，四肢满闷，便难，而心下痞，加柴胡、黄连、甘草；大便秘燥，加黄连、桃仁，少加大黄、归身；心下痞，瞀闷者，加白芍药、黄连；心下痞，中寒者，加附子、黄连；心下痞，腹胀，加五味子、白芍、砂仁；天寒，少加干姜，或中桂；心下痞，呕逆者，加黄连、生姜、陈皮，如冬月，加黄连，少入丁香、藿香；心下痞，如腹中气上逆者，是冲脉逆也，加黄柏三分，黄连一分半以泄之；如食已心下痞，别服橘皮枳术丸。

枳实消痞丸　治右关脉浮弦，心下虚痞，恶食懒倦，开胃进食。

枳实　黄连各五钱　干生姜二钱　半夏曲三钱　厚朴四钱　人参三钱　甘草炙，二钱　白术三钱　茯苓　麦芽各二钱

上为末，水浸蒸饼，丸如梧桐子大，服三五十丸，温水下。

橘皮枳术丸

橘皮　枳实　白术等分

上为末，荷叶裹，烧饭为丸，每服五十丸，白汤下。

枳术丸　助胃消食，宽中，去痞满。

白术　枳实各二两

上为末，荷叶裹，烧饭为丸。

嘈杂三十五

嘈杂，是痰因火动，治痰为先，姜炒黄连入痰药，用炒山栀子、黄芩为君，南星、半夏、陈皮为佐，热多加青黛。嘈杂，此乃食郁有热，炒栀子、姜炒黄连不可无。肥人嘈杂，二陈汤少加抚芎、苍术、

白术、炒山栀子。嘈杂若湿痰气郁，不喜食，三补丸加苍术，倍香附子。

医按：蒋氏子条云：心嘈索食，以白术、黄连、陈皮作丸，白汤下七八十丸，数服而止。又云：眩晕嘈杂，是火动其痰，二陈汤加栀子、芩、连之类。

戴云：此则俗谓之心嘈也。

三补丸 见补损。

伤食三十六

伤食恶食者，胸中有物，宜导痰补脾，用二陈汤加白术、山楂、川芎、苍术服之。

忧抑伤脾，不思饮食，炒黄连、酒芍药、香附，同清六丸末，用姜汁浸，蒸饼丸服。

入方

治气抑痰，倦不思食。

白术二两　苍术　陈皮　黄连　黄柏　半夏各二两　扁柏七钱半　香附一两半　白芍一两半

上为末，姜汁曲糊丸。

治心腹膨，内多食积所致。

南星一两半，姜制　半夏　瓜蒌仁研和润，一两半　香附一两，童便浸　黄连三两，姜炒　礞石硝煅　萝卜子　连翘半两　麝少许

又方加陈皮半两。

上为末，曲糊丸。

一人因吃面内伤，肚热头痛。

白术一钱半　白芍　陈皮　苍术各一钱　茯苓　黄连　人参　甘草各五分

上作一服，姜三片，煎。如口渴，加干葛二钱，再调理。

补脾丸

白术半斤　苍术　茯苓　陈皮各三两

粥为丸。

清六丸　见泄泻。

【附录】伤食之证，右手气口必紧盛，胸膈痞塞，噫气如败卵臭，亦有头痛发热，但身不痛为异耳，用治中汤加砂仁一钱，或用红丸子。

【附方】

加味二陈汤　治中脘闻食气则呕。

本方加砂仁一钱，青皮半钱。

红丸子　治伤食。

京三棱　蓬术煨　青皮　陈皮五两　干姜炮　胡椒三两

上为末，用醋糊丸如梧子大，矾红为衣，服三十丸，食后姜汤下。

治中汤　见脾胃。

疸三十七

疸不用分其五，同是湿热，如盦曲相似。轻者，小温中丸；重者，大温中丸。热多，加芩、连；湿多者，茵陈五苓散加食积药。温热因倒胃气，服下药大便下利者，参、芪加山栀、茵陈、甘草。

戴云：五疸者，周身皮肤并眼如栀子水染。因食积黄者，量其虚实，下其食积。其余但利小便为先，小便利白，其黄则自退矣。

入方

小温中丸 治疸，又能去食积。

苍术 川芎 香附 神曲 针砂醋炒红

春加芎，夏加苦参或黄连，冬加吴茱萸或干姜。

大温中丸 治食积与黄肿，又可借为制肝燥脾之用。脾虚者，以参、术、芍药、陈皮、甘草作汤使。

陈皮 苍术 厚朴 三棱 蓬术 青皮五两 香附一斤 甘草一两 针砂二两，醋炒红

上为末，醋糊丸，空心姜盐汤下，午后饮食，可酒下。忌犬肉果菜。

【附录】黄疸乃脾胃经有热所致，当究其所因，分利为先，解毒次之。诸疸口淡怔忡，耳鸣脚软，微寒发热，小便白浊，此为虚证。治宜四君子汤吞八味丸，不可过用凉剂强通小便，恐肾水枯竭。久而面黑黄色，及有渴者不治，不渴者可治。黄疸，通身面目悉黄，宜生料五苓散加茵陈，又宜小柴胡加茵陈、茯苓、枳实，少加朴硝，《济生》茵陈汤，《千金方》东引桃根细者煎，空心服。谷疸，食已头眩，心中怫郁不安，饥饱所致，胃气蒸冲而黄，宜小柴胡加谷芽、枳实、厚朴、山栀、大黄、《济生》谷疸丸。酒疸，身目黄，心中懊侬，足胫满，尿黄面黄而赤斑，酒过胃热，醉卧当风，水湿得之，小柴胡加茵陈、豆豉、大黄、黄连、葛粉。脉微数，面目青黑，或大便黑，《三因方》白术散；脉弦涩，《三因》当归白术散，《济生方》五苓加葛根汤。女劳疸，因房事后为水湿所搏，故额黑身黄，小腹满急，小便不利，以大麦一撮，同滑石、石膏末各一钱煎服。黄汗者，因脾胃有热，汗

出入水，澡浴所致，故汗出黄染衣而不渴，《济生方》黄芪散、茵陈汤。又以苦丁香如豆大，深吸鼻中，出黄水，瘥。发黄，脉沉细迟，四肢逆冷，身冷，自汗不止，宜茵陈四逆汤。

【附方】

茵陈蒿汤　治湿热发黄，身热，鼻干，汗出，小便赤而不利。

茵陈六两　栀子十四个　大黄三两

上三味，每服一两半，水煎服。

栀子大黄汤　治酒疸。

栀子十五个　大黄一两　枳实五枚　豉一升

水煎温服。

硝石矾石散　治女劳疸，身黄额黑。

硝石　矾石各烧，等分

上为末，以大麦粥汁和服二钱，日三，重衣覆取汗。

瓜蒂散

瓜蒂二钱　母丁香一钱　黍米四十九粒　赤小豆半钱

上为末，每夜于鼻内搐之，取下黄水。凡用，先令病人含水一口。

茵陈五苓散

上用五苓散五分，茵陈蒿末十分，和匀，先食饮，服方寸匕，日三服。

八味丸　见补损。

生料五苓散　见中暑。

小柴胡汤　见疟。

《济生》茵陈汤

茵陈二两　大黄一两　栀子仁三钱

上㕮咀，每服四钱，水一盏，煎八分，温服，不拘时。

《济生》谷疸丸

苦参三两　牛胆一个　龙胆草一两

上为末，用牛胆汁入少炼蜜丸，如梧子大，每五十丸，空心，热水或生姜甘草汤送下。

《三因》白术汤

桂心　白术各一两　豆豉　干葛　杏仁　甘草各半两　枳实去穰，麸炒

上㕮咀，每服四钱，水一盏，煎七分，食前服。

《三因》当归白术汤

白术　茯苓各二两　当归　黄芩　茵陈各二两　甘草炙　枳实麸炒　前胡　杏仁去皮尖，麸炒，各二两　半夏泡七次，二两半

上㕮咀，每服四钱，食后温服。

《济生》五苓散

猪苓　泽泻　白术　茵陈　赤苓等分

上㕮咀，每四钱，水煎，温服无时。

《济生》葛根汤

葛根二两　枳实麸炒　豆豉一两　栀子仁一两　甘草炙，半两

上咀，水煎服，无时。

《济生》黄芪散

黄芪　赤芍　茵陈各二两　石膏四两　麦门冬去心　豆豉各一两　甘草炙，半两

上咀，姜五片，水煎服，无时。

茵陈四逆汤　方见中寒类。加茵陈。

水肿三十八

水肿，因脾虚不能制水，水渍妄行，当以参、术补脾，使脾气得实，则自健运，自能升降运动其枢机，则水自行，非五苓、神佑之行水也。宜补中、行湿、利小便，切不可下。用二陈汤加白术、人参、苍术为主，佐以黄芩、麦门冬、炒栀子制肝木。若腹胀，少佐以厚朴；气不运，加木香、木通；气若陷下，加升麻、柴胡提之，随病加减，必须补中行湿。二陈治湿，加升提之药，能使大便润而小便长。产后必须大补血气为主，少佐苍术、茯苓，使水自降，用大剂白术补脾。若壅满，用半夏、陈皮、香附监之，有热当清肺金，麦门冬、黄芩之属。一方用山栀子去皮取仁，炒，捶碎，米汤送下一抄，若胃热病在上者，带皮用。治热水肿，用山栀子五钱，木香一钱半，白术二钱半，㕮咀，取急流顺水煎服。水胀，用大戟、香薷，浓煎汁，成膏丸，去暑利小水。大戟为末，枣肉丸十丸，泄小水，劫快实者。

戴云：水肿者，通身皮肤光肿如泡者是也，以健脾、渗水、利小便、进饮食，元气实者可下。

【附录】腰以下肿，宜利小便；腰以上肿，宜发汗。此仲景之要法也。诸家只知治湿当利小便之说，执此一途，用诸去水之药，往往多死。又用导水丸、舟车丸、神佑丸之类大下之，此速死之兆。盖脾极虚而败，愈下愈虚，虽劫效目前，而阴损正气，然病亦不旋踵而至。大法宜大补中宫为主，看所挟加减，不尔则死。当以严氏实脾散加减用。阳病水兼阳证者，脉必沉数；阴病水兼阴证者，脉必沉迟。水之为病不一，贾洛阳以病肿不治，必为锢疾，虽有扁鹊，亦莫能为，则知肿之危恶，非他病比也。夫人之所以得全其性命者，水与谷而已。水则肾主之，土谷则脾主之，惟肾虚不能行水，惟脾虚不能制水，胃与脾合气，胃为水谷之海，又因虚而不能传化焉。故肾水泛溢，反得以浸渍脾土，于是三焦停滞，经络壅塞，水渗于皮肤，注于肌肉，而发肿矣。其状目胞上下微起，肢体重着，咳喘怔忡，股间清冷，小便涩黄，皮薄而光，手按成窟，举手即满是也。治法：身有热者，水气在表，可汗；身无热，水气在里，可下。其间通利小便，顺气和脾，俱不可缓耳。证虽可下，又当权其重轻，不可过用芫花、大戟、甘遂猛烈之剂，一发不收，吾恐峻决者易，固闭者难，水气复来而无以治之也。风肿者，皮粗，麻木不仁，走注疼痛；气肿者，皮厚，四肢瘦削，腹胁胀膨。其皮间有红缕赤痕者，此血肿也。妇人怀胎，亦有气遏水道而虚肿者，此但顺气安脾，饮食无阻，既产而肿自消。大凡水肿，先起于腹，而后散四肢者，可活；先起于四肢，而后归于腹者，不治。大便滑泄，与夫唇黑、缺盆平、脐突、足平、背平，或肉硬，或手掌平，又或男从脚下肿而上，女从身上肿而下，并皆不治。若遍身肿，烦渴，小便赤涩，大便闭，此属阳水，先以五皮散或四磨饮添磨生枳壳，重则疏凿饮；若遍身肿，不烦渴，大便溏，小便少不涩赤，此属阴水，宜实脾饮，或木香流气饮。阳水肿，败荷叶烧灰存性为末，米饮调下。若病可下者，以三圣散，牵牛、枳实、萝卜子三味，看大小虚实与服。气实者，三花神佑丸、舟车丸、禹功散选用。忌食羊头、蹄肉，其性极补水，食之百不一愈。

【附方】

加味五皮散 治四肢肿满，不分阳水、阴水皆可服。

陈皮 桑白皮 赤茯苓皮 生姜皮 大腹皮各一钱 加姜黄一钱 木瓜一钱

上作一服，水煎。又方去陈皮、桑白，用五加、地骨皮。

疏凿饮子　治水气遍身浮肿，喘呼气急，烦渴，大小便不利，服热药不得者。

泽泻　赤小豆炒　商陆　羌活　大腹皮　椒目　木通　秦艽　槟榔　茯苓皮等分

上㕮咀，水煎，姜五片。

大橘皮汤　治湿热内攻，腹胀水肿，小便不利，大便滑泄。

陈皮一两　木香二钱半　滑石六两　槟榔三钱　茯苓一两　猪苓　白术　泽泻　肉桂各半两　甘草二钱

生姜五片，水煎服。

十枣丸　治水气，四肢浮肿，上气喘急，大小便不利。

甘遂　大戟　芫花各等分

上为末，煮枣肉为丸，桐子大。清晨热汤下三十丸，以利为度，次早再服。虚人不可多服。

又方　治虚肿。

大香附不拘多少以童便浸一日夜，取出，另换童便，又浸一日夜，再取出，又换童便浸一日夜，擦去皮，晒干

上为末，醋糊丸如梧子大，服七十丸，煎二十四味流气饮送下。

严氏实脾散

厚朴制　白术　木瓜　大腹子　附子　木香　草果仁　白茯苓　干姜炮，各一两　甘草炙，半两

上㕮咀，姜五片，枣一枚，煎，服无时。

木香流气饮　见气类。

四磨饮　见喘类。

三花神佑丸　舟车丸　并见中湿类。

禹功散

黑牵牛头末，四两　茴香炒，一两

上为末，生姜自然汁调一二钱，临睡服。或加白术一两。

加味枳术汤　治气为痰饮闭隔，心下坚胀，名曰气分。

枳壳　白术　紫苏茎叶　桂　陈皮　槟榔　北梗　木香　五灵脂炒，各二分　半夏　茯苓　甘草各一分半

上以水煎，姜三片。

胎水证：凡妇人素有风寒冷湿，妊娠喜脚肿，亦有通身肿满，心腹急胀，名曰胎水。

二十四味流气饮　见气类。

鼓胀三十九

鼓胀又名单鼓，宜大补中气、行湿，此乃脾虚之甚，必须远音乐、断厚味。大剂人参、白术，佐以陈皮、茯苓、苍术之类。有血虚者，用四物汤行血药。有脉实坚人壮盛者，或可攻之，便可收拾，用参、术为主。凡补气，必带厚朴宽满，厚朴治腹胀，因味辛，以气聚于下焦故也，须用姜汁制之。如肥胖之人腹胀者，宜平胃、五苓共服之。如白人腹胀者，是气虚，宜参、术、厚朴、陈皮。如瘦人腹胀者，是热，宜黄连、厚朴、香附、白芍。如因有故蓄血而腹胀者，宜抵当丸下死血。如因有食积而腹胀者，有热，用木香槟榔丸，有寒，用木香、厚朴、丁香、砂仁、神曲、香附。如因外寒郁内热而腹胀者，用藿香、麻黄、升麻、干葛、桂枝。因大怒而腹胀者，宜青皮、陈皮、香附、木香、栀子仁、芦荟。实者，按之不坚不痛，治须实者下之消之，

次补之；虚者温之升之，补为要。朝宽暮急，血虚；暮宽朝急，气虚；终日急，气血皆虚。腹胀不觉满者，食肉多，以黄连一两，阿魏半两，醋浸蒸饼为丸，同温中丸、白术汤下。食肉多腹胀，三补丸料内加香附、半夏曲，蒸饼丸服。

【附录】心肺阳也，居上；肾肝阴也，居下；脾居中，亦阴也，属土。经曰：饮食入胃，游溢精气，上输于脾，脾气散精，上归于肺，通调水道，下输膀胱，水精四布，五经并行。是脾具坤静之德，而有乾健之运，故能使心肺之阳降，肾肝之阴升，而成天地交之泰，是为无病。今也七情内伤，六淫外侵，饮食不节，房劳致虚，脾土之阴受伤，转运之官失职，胃虽受谷，不能运化，故阳自升，阴自降，而成天地不交之否，清浊相混，隧道壅塞，郁而为热，热留为湿，湿热相生，遂成胀满，经曰鼓胀是也。以其外虽坚满，中空无物，有似于鼓，其病胶固，难以治疗。又名曰蛊，若虫侵蚀之义。理宜补脾，又须养肺金以制木，使脾无贼邪之患，滋肾水以制火，使肺得清化，却厚味，断妄想，远音乐，无有不安。医又不察虚实，急于作效，病者苦于胀急，喜行利药，以求通快，不知宽得一日半日，其肿愈甚，病邪甚矣，真气所伤矣！古方惟禹余粮丸，又名紫金丸，制肝补脾，殊为切当。

【附方】

中满分消丸　治中满鼓胀、水气胀、大热胀，并皆治之。

黄芩　枳实炒　半夏　黄连炒，各五钱　姜黄　白术　人参　甘草　猪苓各一钱　厚朴制，一两　茯苓　砂仁各二钱　泽泻　陈皮各三钱　知母四钱　干生姜二钱

上为末，水浸蒸饼，丸如梧子大，每服百丸，焙热，白汤下，食

后，寒因热用，故焙服之。

广茂溃坚汤 中满腹胀，内有积块，坚硬如石，令人坐卧不安，大小便涩滞，上气喘促，遍身虚肿。

厚朴 黄芩 益智 草豆蔻 当归各五钱 黄连六钱 半夏七钱 广茂 升麻 红花炒 吴茱萸各二钱 甘草生 柴胡 泽泻 神曲炒 青皮 陈皮各三钱 渴者，加葛根四钱。

上每服七钱，生姜三片，煎服。

紫苏子汤 治忧思过度，致伤脾胃，心腹胀满，喘促烦闷，肠鸣气走，漉漉有声，大小便不利，脉虚紧而涩。

苏子一两 大腹皮 草果 半夏 厚朴 木香 陈皮 木通 白术 枳实 人参 甘草各半两

上水煎，生姜三片，枣一枚。

人参芎归汤 治血胀，烦躁，水不咽，迷忘，小便多，大便异，或虚厥逆。妇人多有此证。

当归 半夏七钱半 川芎一两 蓬术 木香 砂仁 白芍 甘草炙，各半两 人参 桂心 五灵脂炒，各二钱半

上水煎，生姜三片，枣一个，紫苏四叶。

禹余粮丸 治中满，气胀，喘满，及水气胀。

蛇含石大者三两，以铁铫盛，入炭火中，煅药与铫子一样通红，用钳出铫子，以药淬醋中，候冷，研极细 真针砂五两，先以水淘净，控干，更以铁铫子炒干，入禹余粮一斤，用水醋二升，就铫内煮令醋干为度，却就用铫子同二药入一秤炭火中，煅令通赤，钳出铫子，倾药于净砖地上，候冷研极细 禹余粮三两，同入针砂内制

以上三物为主，其次量人虚实，入下项药：

木香　牛膝酒浸　莪术炮　白蒺藜　桂心　川芎　白豆蔻　土茴香炒　三棱炮　羌活　茯苓　干姜炮　青皮去白　附子炮　陈皮　当归酒浸一夕

上各半两，虚人、老人全用半两，实壮之人，随意减之。

上为末，拌匀，以汤浸蒸饼，滤去水，和药再捣极匀，丸如梧桐子大，每服五十丸，空心温酒下。最忌食盐，否则发疾愈甚。

平胃散　见脾胃。

五苓散　见中暑。

抵当丸

水蛭七个　虻虫八个　桃仁七个　大黄一两

上为末，分作四丸，水一盏，煎一丸，取七分，温服，当下血，未下再服。

《绀珠》木香槟榔丸

木香　槟榔　当归　黄连　枳壳　青皮　黄柏各一两　黄芩　陈皮　三棱　香附　牛末各二两　莪术　大黄各四两

上为末，面糊丸，梧子大，每服五七十丸，临卧姜汤下。寻常消导开胃，只服三四十丸。

温中丸　见积类。

三补丸　见补损。

小便不通四十

小便不通，有气虚、血虚、有痰、风闭、实热。气虚，用参、芪、升麻等，先服后吐，或参、芪药中探吐之；血虚，四物汤，先服后吐，或芎归汤中探吐亦可；痰多，二陈汤，先服后吐，以上皆用探吐。若痰气闭塞，二陈汤加木通一作木香、香附探吐之，以提其气。气升则水自降下，盖气承载其水也。有实热者，当利之，砂糖汤调牵牛末二三分，或山栀之类。有热、有湿、有气结于下，宜清、宜燥、宜升。有孕之妇，多患小便不通，胞被胎压下故也。《转胞论》用四物汤加参、术、半夏、陈皮、甘草、姜、枣，煎汤，空心服。一妇人脾疼后，患大小便不通，此是痰隔中焦，气滞于下焦，以二陈汤加木通，初吃后，煎相吐之。

【附录】肾主水，膀胱为之腑，水潴于膀胱而泄于小肠，实相通也。然小肠独应于心者，何哉？盖阴不可以无阳，水不可以无火，水火既济，上下相交，此荣卫所以流行，而水窦开阖，所以不失其司耳。惟夫心肾不交，阴阳不调，故内外关格而水道涩，传送失度而水道滑，热则不通，冷则不禁。其热盛者，小便闭而绝无；其热微者，小便难而仅有。肾与膀胱俱虚，客热乘之，故不能制水。水挟热而行涩，为是以数起而溺有余沥。肾与膀胱俱冷，内气不充，故胞中自滑，所出多而色白，为是以遇夜阴盛愈多矣。小便涩滑，又当调适其气欤！

【附方】

草蜜汤　治心肾有热，小便不通。

生车前草，捣取自然汁半盏，入蜜一匙，调下。

蒲黄汤　治心肾有热，小便不通。

赤茯苓　木通　车前子　桑白皮　荆芥　灯芯　赤芍　甘草炙　生蒲黄　滑石等分

上为末，每服二钱，葱头一根，紫苏五叶，煎汤调服。

又方　治膀胱不利为癃。癃者，小便闭而不通。

八正散加木香以取效，或云滑石亦可。

又方　治小便不通，脐下满闷。

海金沙一两　腊茶半两

上为末，每服三钱，生姜甘草汤调下。

又方　治小便不通。

鸡子中黄一枚，服之不过三。

又方　炒盐，热熨小腹，冷复易之。

又方　治忍小便，久致胞转。

自取爪甲烧，饮服之。

又方　以蒲黄裹患人肾，令头至地，三度即通。

又方　取陈久笔头一枚，烧为灰，和水服之。

芎归汤　见肠风类。

二陈汤　见中风。

八正散　见淋。

小便不禁四十一

小便不禁者，属热、属虚。热者，五苓散加解毒；虚者，五苓加四物。

戴云：小便不禁，出而不觉，赤者有热，白者气虚也。

【附录】小便不禁，有虚热、虚寒之分。内虚寒，自汗者，秘元丹、《三因》韭子丸；内虚湿热者，六味地黄丸或八味丸加杜仲、骨脂、五味。老人，宜八味丸减泽泻为妙。

【附方】

秘元方　助阳消阴，正气温中，内虚里寒，冷气攻心，胀痛泄泻，自汗时出，小便不禁，阳衰足冷，真气不足，一切虚冷。

白龙骨三两，烧　诃子十个，炮，去核　砂仁一两　灵砂二两

上四味为末，煮糯米粥丸，如麻子大，空心，温酒送下二丸，临卧冷水送下三丸。忌葱、茶、葵菜物。

暖肾丸　治肾虚多溺，或小便不禁而浊。

胡芦巴炒　故纸炒　川楝用牡蛎炒，去牡蛎　熟苄　益智　鹿茸酒炙　山茱萸　代赭烧，醋淬七次，另研　赤石脂各七钱半　龙骨　海螵蛸　熟艾醋拌，炙焦　丁香　沉香　乳香各五钱　禹余粮煅，醋淬，七钱半

上为末，糯米粥丸，如梧子大，服五十丸，煎菖蒲汤，空心送下。

《三因》家韭子丸　治下元虚冷，小便不禁，或成白浊。

韭子六两，炒　鹿茸四两，酥炙　苁蓉酒浸　牛膝　熟苄　当归各二两　巴戟去心　菟丝子酒浸，各一两半　杜仲　石斛　桂心　干姜炮，各一两

上为末，酒糊丸如梧子大，每服一百丸，空心，汤酒任下。

六味地黄丸　见补损。

八味丸　见补损。

关格四十二

关格，必用吐，提其气之横格，不必在出痰也。有痰宜吐者，二陈汤吐之，吐中便有降。有中气虚不运者，补气药中升降。寒在上，热在下，脉两手寸俱盛四倍以上。

戴云：关格者，谓膈中觉有所碍，欲升不升，欲降不降，欲食不食，此谓气之横格也。

淋四十三

淋有五，皆属乎热。解热利小便，山栀子之类。山栀子去皮一合，白汤送下。淋者，小便淋沥，欲去不去，不去又来，皆属于热也。

入方

治老人气虚而淋者。

人参　白术　木通　山栀

地髓汤　治死血作淋，痛不可忍，此证亦能损胃不食。

杜牛膝一合

上以水五盅，煎，耗其四而留其一，去滓，入麝香少许，空心服之。又只单以酒煎，亦可，又名苦杖散。老人虚寒者，八味丸或六味地黄丸为要药。

又方　治气虚而淋者。

八物汤加黄芪、虎杖、甘草，煎汤服，诸药中可加牛膝。

【附录】诸淋所发，皆肾虚而膀胱生热也。水火不交，心肾气郁，遂使阴阳乖舛，清浊相干，蓄在下焦，故膀胱里急，膏血砂石，从小便道出焉。于是有欲出不出，淋沥不断之状，甚者窒塞其间，则令人闷绝矣。大凡小肠有气则小便胀，小肠有血则小便涩，小肠有热则小便痛。痛者为血淋，不痛者为尿血，败精结者为砂，精结散者为膏，金石结者为石，小便涩常有余沥者为气。揣本揆原，各从其类也。执剂之法，并用流行滞气，疏利小便，清解邪热。其于调平心火，又三者之纲领焉。心清则小便自利，心平则血不妄行。最不可用补气之药，气得补而愈胀，血得补而愈涩，热得补而愈盛，水窦不行，加之谷道闭遏，未见其有能生者也。虽然，肾气虚弱，囊中受寒,亦有挟冷而小便淋涩,其状先寒战而后溲便。盖冷气与正气交争,冷气盛则寒战而成淋,正气盛则寒战解而得便溺也。又有胞系转戾之不通者,是不可不辨。胞转证,脐下急痛,小便不通。凡强忍小便,或尿急疾走,或饱食忍尿,饱食走马,忍尿入房,使水气上逆,气迫于胞,故屈戾而不得舒张也,胞落则殂。

淋闭,古方为癃。癃者,罢也。不通为癃,不约为遗。小便滴沥涩痛者谓之淋,小便急满不通者谓之闭。宜五苓散、灯心汤调服。若脐下胀满,更加琥珀末一钱,甚效。

有淋病,下诸通利药不能通者,或用木香流气饮,或别用通气香剂才愈者,此乃气淋,出于冷热淋之外。血淋一证,须看血色,分冷热。色鲜者,心小肠实热;色瘀者,肾膀胱虚冷。若的是冷淋及下元虚冷,血色瘀者,并宜汉椒根剉碎,不拘多少,白水煎,候冷服。若热极成淋,服药不效者,宜减桂五苓散加木通、滑石、灯心、瞿麦各少许,蜜水调下。

【附方】

二神散 治诸淋急痛。

海金沙七钱半 滑石半两

上为末,每服二钱半,多用灯心、木通、麦门冬煎,入蜜少许,调下。

五淋散 治诸淋。

赤茯苓 赤芍 山栀仁 生甘草七钱半 当归 加黄芩五钱

每服五钱,水煎,空心服。

车前子散 治诸淋,小便痛不可忍。

车前子不炒,半两 淡竹叶 荆芥穗能通窍 赤茯苓 灯心各二

钱半

上作二服，水煎。

又方　治小肠有热，血淋急痛。

生车前草洗净，臼内捣细，每服准一盏许，井水调，滤清汁，食前服。若砂淋，则以煅寒水石为末，水调服。

茯苓调血汤　治酒面过度，房劳后，小便下血。

赤茯苓一两　赤芍　川芎　半夏曲各五钱　前胡　柴胡　青皮　枳壳　北梗　桑皮　白茅根　灯心　甘草炙，各二钱半

每服三钱，姜三片，蜜一匙，水煎服。

砂石淋方

黑豆一百二十粒　生粉草一寸

上以水煎，乘热入滑石末一钱，空心服。

木香汤　治冷气凝滞，小便淋涩作痛，身体冷。

木香　木通　槟榔　大茴香炒　当归　赤芍　青皮　泽泻　橘皮　甘草

上每服三钱，姜三片，入桂少许，煎服。

又方　治小便淋痛，下砂石，或赤涩。

萱草根

上用一握，捣取汁服，或嫩苗煮食之，亦可。

又方　治卒淋痛。

益元散二钱　茴香一钱，微炒黄

上为末，水煎服。

又方　治淋，茎中痛，其肝经气滞有热。

甘草梢子一味

上用水煎,空心服。

又方　治苦病淋而茎中痛不可忍者。

六君子汤或四君子汤加黄柏、知母、滑石、石苇、琥珀煎服。方见脾胃类。

博济方　治五淋。

赤芍药一两　槟榔一个,面裹煨

上为末,每服一钱,水煎,空心服。

又方　治热淋、血淋效。

赤小豆不拘多少,炒熟

上为末,每服二钱,煨葱一根,温酒调服。

通秘散　治血淋,痛不可忍。

陈皮　香附　赤茯苓等分

上剉散,每服二钱,水煎,空心服。

白薇散　治血淋、热淋。

白薇　赤芍等分

上为末,每服二钱,温酒调下,立效。或加槟榔。

发灰散　治血淋,若单小便出血,为茎衄,皆主之。

乱发不拘多少,烧灰,入麝香少许,每服用米醋泡汤调下。

治淋以葵子末等分,用米饮空心调下,最治妇人胞转不尿。

沉香散　治气淋,多因五内郁结,气不舒行,阴滞于阳而致壅滞,小腹胀满,便溺不通,大便分泄,小便方利。

沉香　石苇去毛　滑石　王不留行　当归各半两　葵子　芍药七钱半　甘草　陈皮二钱半

上为末,每服二钱半,煎大麦汤调下。

又方　治淋。

人参一钱　白术一钱半　泽泻七分　麦门冬半钱　赤茯苓七分　甘草半钱　滑石半钱　竹叶三十片　灯心二十茎

剉,作一服,水煎。

又方

海金沙七钱半　滑石五钱　煎木通、麦门冬、车前草,汤服二钱。

生附汤　治冷淋,小便秘涩,数起不通,窍中苦痛,憎寒凛凛,多因饮水过度,或为寒湿,心虚志耗,皆有此证。

附子去皮脐　滑石各半两　瞿麦　木通七钱半　半夏

上剉散,每服三钱,水一盅,生姜三片,灯心二十茎,蜜半匙,煎,空心服。

八正散　治大人小儿心经蕴热,脏腑秘结,小便赤涩,癃闭不通,热淋、血淋并宜。

车前　瞿麦　萹蓄　滑石　甘草　山栀　木通　大黄面裹煨,各等分　灯心二十茎

上每服五钱,水煎,空心服。

清心连子饮　治上盛下虚,心火炎上,口苦咽干,烦渴微热,小便赤涩,或欲成淋。

黄芪　石莲肉　白茯苓　人参各七钱半　黄芩　甘草炙　地骨皮　麦门冬　车前子各五钱

上每服五钱,水煎。发热,加柴胡、薄荷。

又方　治诸淋。

五苓散二钱　益元散一钱　灯心三十茎

上水煎,空心服。或云:益元散只加车前末一钱,又或去前二

件，只加阿胶末一钱。

又方　治热淋、血淋。

麻根十个

上以水四碗，煎去三留一，空心服，甚效。

又方　治淋疾。

石燕子十个，捣如黍米大　新桑白皮三两，剉，同拌匀

上将二物分作七帖，每用水一盏，煎七分，去渣，空心午前至夜，各一服。

参茯琥珀汤　治淋，茎中痛不可忍，相引胁下痛。

人参五分　茯苓四分　琥珀三分　川楝子炒，一钱　生甘草一钱　玄胡索七分　泽泻　柴胡各三分　当归梢三分

上作一服，长流水煎，空心服。

灸法　治小便淋涩不通，用食盐不拘多少，炒热，放温，填脐中，却以艾灸七壮，即通。

八味丸　见诸补损。

六味地黄丸　**八物汤**　并见补损。

五苓散　见中暑。

木香流气饮　见气类。

赤白浊四十四

浊主湿热、有痰、有虚。赤属血，白属气。痢带同治，寒则坚凝，热则流通。大率皆是湿痰流注，宜燥中宫之湿，用二陈加苍术、白术，燥去其湿。赤者，乃是湿伤血也，加白芍药，仍用珍珠粉丸，加臭椿根白皮、滑石、青黛，作丸药。虚劳用补阴药，大概不宜热一

作凉药。肥白人必多痰,以二陈汤去其湿热。胃弱者,兼用人参,以柴胡、升麻升其胃中之气。丸药用黄柏炒褐色,干姜炒微黑,滑石、蛤粉、青黛糊丸服。胃中浊气下流为赤白浊,用二陈加柴胡、升麻、苍术、白术。丸药用樗皮末、蛤粉、炒干姜、炒黄柏。胃中浊气下流,渗入膀胱,青黛、蛤粉。肝脉弦者,用青黛以泻肝。又方,炒黄柏一两,生柏一两,滑石三两,神曲半两,为末,滴水丸。燥湿痰,南星、半夏、蛤粉、青黛为末,神曲糊丸,青黛为衣。有热者,青黛、滑石、黄柏之类,水丸。张子元气血两虚有痰,痛风时作,阴火间起,小便白浊,方在痛风类。一人便浊经年,或时梦遗,形瘦,作心虚主治,用珍珠粉丸和定志丸服。一妇人年近六十,形肥,奉养膏粱,饮食肥美,中焦不清,浊气流入膀胱,下注白浊,白浊即湿痰也,用二陈去痰,加升麻、柴胡升胃中清气,加苍术去湿,白术补胃,全在活法。服四帖后,浊减大半,却觉胸满。因柴胡、升麻升动胃气,痰阻满闷,又用本汤加炒曲、白术、香附。素无痰者,虽升动不满也。

入方

青黛　蛤粉　椿末　滑石　干姜炒　黄柏炒褐色

上为末,神曲糊丸,仍用前燥湿痰丸子,亦治带下病。

法云:黄柏治湿热,青黛解郁热,蛤粉咸寒入肾,滑石利窍,干姜味苦,敛肺气下降,使阴血生,干姜监制。

又方

黄柏炒黑,一两　生柏二两,一云生芐　蛤粉三两　神曲半两

上为末,水丸服。

【附录】人之五脏六腑,俱各有精,然肾为藏精之府,而听命于心,贵乎水火升降,精气内持。若调摄失宜,思虑不节,嗜欲过度,

水火不交，精元失守，由是而为赤白浊之患。赤浊是心虚有热，因思虑得之；白浊肾虚有寒，过于淫欲而得之。其状漩白如油，光彩不定，漩脚澄下，凝如膏糊。治法：赤者当清心调气，白者温补下元，又须清上，使水火既济，阴阳叶和，精气自固矣。

【附方】

定志丸方

远志去心　石菖蒲各二两　人参　白茯苓各三两

上为末，蜜丸梧子大，朱砂为衣，每服七丸，加至二十丸，空心，米汤送下。

半夏丸　治白浊神效。

半夏燥湿　猪苓分水　肝脉弦，加青黛。

二陈汤　治浊，能使大便润而小便长。浊气只是湿痰，有白浊人，服玄菟丹不愈，服附子八味丸即愈者，不可不知。有小便如常，停久才方漩浊。

清心莲子饮　心虚有热，小便赤浊，或有沙膜。方见淋类。

萆薢分清饮　治真元不足，下焦虚寒，小便白浊，频数无度，漩白如油，光彩不定，漩脚澄下，凝如膏糊。

益智　川萆薢　石菖蒲　乌药等分

上剉，每服五钱，水煎，入盐一捻，食前服。一方加茯苓、甘草。

茯菟丸　治思量太过，心肾虚损，真阳不固，便溺余沥，小便白浊，梦寐频泄。

菟丝子五两　白茯苓三两　石莲肉二两

上为末，酒糊丸如梧子大，每三十丸，空心盐汤下。

瑞莲丸　治思虑伤心，小便赤浊。

白茯苓　莲肉　龙骨　天门冬　麦门冬　远志去心　柏子仁另研　紫石英火煅七次，另研　当归酒浸　酸枣仁炒　龙齿各一两　乳香半两，研

上为末，蜜丸梧子大，朱砂为衣，服七十丸，空心，温酒枣汤任下。

又方　治小便白浊出髓条。

酸枣仁炒　白术　人参　白茯苓　故纸炒　益智　大茴香　左顾牡蛎煅，各等分

上为末，青盐酒为丸，梧子大，每三十丸，温酒下。

又方　心经伏暑，小便赤浊。

人参　白术　赤茯苓　香薷　泽泻　猪苓　莲肉去心　麦门冬去心，等分

上剉，水煎服。

珍珠粉丸　治白浊，梦泄遗精，及滑出而不收。

真蛤粉一斤　黄柏一斤，新瓦上炒赤

上为末，滴水丸，梧子大，每服一百丸，空心温酒送下。法曰：阳盛阴虚，故精泄也。黄柏降心火，蛤粉咸而补肾阴。

玄菟丹

菟丝子酒浸，研，焙，取末，十两　五味子酒浸，研末，七两　白茯苓　莲肉各三两

上为末，别研干山药末六两，将所浸酒余者，添酒煮糊拌和，捣数千杵，丸如梧子大，每服五十丸，米饮空心下。

附子八味丸　见补损。

梦遗四十五附精滑

专主乎热，带下与脱精同治法，青黛、海石、黄柏。内伤气血，虚不能固守，常服八物汤加减，吞樗树根丸。思想成病，其病在心，安神丸带补药。热则流通，知母、黄柏、蛤粉、青黛为丸。精滑，专主湿热，黄柏、知母降火，牡蛎粉、蛤粉燥湿。

戴云：因梦交而出精者，谓之梦遗；不因梦而自泄精者，谓之精滑。皆相火所动，久则有虚而无寒也。

入方

良姜三钱　黄柏二钱　芍药二钱，并烧灰存性　樗根白皮一两半

上为末，糊丸，每服三十丸。

【附录】遗精得之有四，有用心过度，心不摄肾，以致失精者；有因思色欲不遂，精乃失位，输精而出者；有欲太过，滑泄不禁者；有年高气盛，久无色欲，精气满泄者。然其状不一，或小便后出多，不可禁者，或不小便而自出，或茎中出而痒痛，常如欲小便者。并宜先服辰砂妙香散，或感喜丸，或分清饮，别以绵裹龙骨同煎。又或分清饮半帖，加五倍子、牡蛎粉、白茯苓、五味子各半钱，煎服。

梦遗，俗谓之夜梦鬼交，宜温胆汤去竹茹，加人参、远志、莲肉、酸枣仁、炒茯神各半钱。

【附方】

妙香散　见溺血类。

感喜丸

黄蜡四两　白茯苓去皮，四两，作块，用猪苓一分，同于磁器内，煮二十沸，取出，日干，不用猪苓

上以茯苓为末，溶蜡搜丸，如弹子大，每服一丸，空心细嚼，津液咽下，小便清为度。忌米醋。

八物汤　见补损。

分清饮　见浊类。

樗树根丸　即固肠丸，见妇人。

安神丸　见痫。

温胆汤

半夏　枳壳各一两　甘草四钱　茯苓三分　陈皮一两半

上㕮咀，每服四钱，水盏半，姜七片，枣一枚，竹茹一块，煎七分，去渣，食前热服。

消渴四十六

消渴，养肺、降火、生血为主，分上中下治。三消皆禁用半夏，血虚亦忌用。口干咽痛，肠燥大便难者，亦不宜用，汗多者不可用。不已，必用姜盐制。消渴，若泄泻，先用白术、白芍药炒为末，调服后却服前药即诸汁膏。内伤病退后，燥渴不解，此有余热在肺经，可用参、芩、甘草少许，生姜汁调，冷服，或以茶匙挑姜汁与之。虚者可用人参汤。天花粉，消渴神药也。上消者，肺也，多饮水而少食，大小便如常；中消者，胃也，多饮水而小便赤黄；下消者，肾也，小便浊淋如膏之状，面黑而瘦。

入方

黄连末　天花粉末　人乳汁又云牛乳　藕汁　生芐汁

上后二味汁为膏，入前三味拌和，佐以姜汁和蜜为膏，徐徐留舌上，以白汤少许送下。能食者，加软石膏、瓜蒌根。

【附录】水包天地，前辈尝有是说矣。然则中天地而为人，水亦可以包润五脏乎？曰：天一生水，肾实主之，膀胱为津液之府，所以宣行肾水，上润于肺，故识者肺为津液之脏。自上而下，三焦脏腑，皆囿乎天一真水之中。《素问》以水之本在肾，末在肺者，此也。真水不竭，安有所谓竭哉！人惟淫欲恣情，酒面无节，酷嗜炙煿糟藏，咸酸酢醢，甘肥腥膻之属，复以丹砂玉石济其私，于是炎火上熏，腑脏生热，燥炽盛，津液干焦，渴饮水浆而不能自禁。其热气上腾，心虚受之，心火散熳，不能收敛，胸中烦躁，舌赤唇红，此渴引饮常多，小便数而少，病属上焦，谓之消渴。热蓄于中，脾虚受之，伏阳蒸胃，消谷善饥，饮食倍常，不生肌肉，此渴亦不甚烦，但欲饮冷，小便数而甜，病属中焦，谓之消中。热伏于下，肾虚受之，腿膝枯细，骨节酸疼，精走髓空，饮水自救，此渴水饮不多，随即溺下，小便多而浊，病属下焦，谓之消肾。又若强中消渴，其毙可立待也。治法总要，当以白术散养脾，自生津液，兼用好粳米煮粥，以膂肉碎细，煮服以养肾，则水有所司。又用净黄连湿剉，入雄猪肚中，密扎，于斗米上蒸烂，添些蒸饮，臼中杵，粘丸如桐子，服一百丸，食后米饮下，可以清心止渴。东垣曰：膈消者，以白虎加人参汤治之；中消者，以调胃承气汤、三黄丸治之；下消者，以六味地黄丸治之。

【附方】

茯菟丸 治三消渴通用，亦治白浊。

菟丝子酒浸，十两 北五味子七两 白茯苓五两 石莲肉三两

上为末，用山药六两为末，作糊和丸梧子大，每服五十丸，米汤下。

麦门冬饮子 治膈消，胸满烦心，津液干少，短气而渴。

知母　甘草炙　瓜蒌　五味子　人参　葛根　生苄　茯神　麦门冬去心，各等分

上㕮咀，水煎，入竹叶十四片。

加味钱氏白术散　治消渴不能食。

人参　白术　白茯苓　甘草炙　枳壳炒，各半钱　藿香一钱　干葛二钱　木香　五味　柴胡三分

上作一服，水煎服。

地黄饮子　治消渴咽干，面赤烦躁。

甘草炙　人参　生苄　熟苄　黄芪　天门冬　麦门冬去心　泽泻　石斛　枇杷叶炒

上每服五钱，水煎服。

加减八味丸　治肾虚消渴引饮。

本方内减附子，加五味子。《要略》治男子消渴，小便反多者，仍用本方。方见补损。

清心莲子饮　治渴而小便浊或涩。

黄芩　麦门冬　地骨皮　车前子　甘草各三钱　莲子　茯苓　黄芪　柴胡　人参各三钱半

上㕮咀，水煎服。

川黄连丸　治渴。

川黄连五两　天花粉　麦门冬去心。各二钱半

上为末，生地黄汁并牛乳夹和，捣丸梧子大，服三十丸，粳米汤送下。

玉泉丸　治烦渴口干。

麦门冬去心　人参　茯苓　黄芪半生半蜜炙　乌梅焙　甘草各

一两　瓜蒌根　干葛各一两半

上为末，蜜丸弹子大，每服一丸，温汤嚼下。

白虎加人参汤　见中暑。

调胃承气汤　见痢类。

三黄丸

黄连去须　黄芩　大黄煨，各等分

上为末，炼蜜丸梧子大，每服四十丸，熟水下。

六味地黄丸　见补损。

发热四十七附胸中烦热　虚热　虚烦不眠

阴虚发热证难治。

戴云：凡脉数而无力者，便是阴虚也。四物汤加炒黄柏、黄芩、龟板。兼气虚加人参、黄芪、黄芩、白术。四物汤加炒柏，是降火补阴之妙剂，甚者必加龟板。吃酒人发热，难治；不饮酒人因酒发热者，亦难治。一男子年二十三岁，因酒发热，用青黛、瓜蒌仁，入姜汁，每日数匙入口中，三日而愈。阳虚发热，补中益气汤。手足心热，属热郁，用火郁汤。伤寒寒热，当用表散。发热柴胡，恶寒苍术，虚人用苍术恐燥。发热恶风，人壮气实者，宜先解表。发热恶寒，亦宜解表。

入方

苍术半两　片芩三钱　甘草一钱半

上为末，汤浸饮饼丸服。

治手心发热。

山栀　香附　或加苍术　白芷　半夏生用　川芎

上为末，神曲糊丸服。

治烦不得眠。

六一散加牛黄。

治大病后阴虚，气郁夜热。

酒芍药一两二钱半　香附一两　苍术半两　炒片芩三钱　甘草一钱半

上为末，炊饼丸服。

湿痰发热。

炒片芩　炒黄连半两　香附二两半　苍术二两

上为末，用瓜蒌穰丸。

湿痰夜发热。

以三补丸加白芍药为末。见补损。

退劳热食积痰。

上甲　下甲　侧柏　瓜蒌子　半夏　黄连　黄芩　炒柏

上为末，炊饼为丸。

胸中烦热，须用栀子仁。有实热而烦躁者，宜用栀子仁；有虚热而烦躁者，宜参、芪、麦门冬、白茯苓、竹茹、白芍药。若脉实数，有实热者，神芎丸。

虚热用黄芪，止虚汗亦然。又云：肌热及去痰者，须用黄芩，肌热亦用黄芪。如肥白之人发热，宜人参、黄芪、当归、芍药、浮小麦炒，止虚汗同。补中益气汤，治虚中有热，或肌表之热。

【附方】

火郁汤

升麻　葛根　柴胡　白芍各一两　防风　甘草各五钱

上㕮咀,每五钱,入连须葱白三寸煎,稍热,不拘时。

补中益气汤 见内伤。

神芎丸

大黄 黄芩 滑石 牵牛

上为末,滴水为丸。

恶寒四十八附面热面寒

阳虚则恶寒,用参芪之类,甚者加附子少许,以行参芪之气。一妇人恶寒,用苦参、赤小豆各一钱为末,齑水调服。探吐之后,用川芎、南星、苍术、酒炒黄芩为末,曲糊丸,服五六十丸,白汤下。冬月,芩减半,加姜汁调,曲煮糊丸。虚劳,冬月恶寒之甚,气实者可利,亦宜解表,柴胡、干葛。恶寒久病,亦用解郁。

戴云:凡背恶寒甚者,脉浮大而无力者,是阳虚也。面热火起,寒郁热,面寒退胃热。

【附录】《内经》云:面热者,手阳明病,阳经气盛有余,则身已前皆热。此经多血多气,本实则风热上行,诸阳皆会于头,故面热也。先以承气汤加黄连、犀角,彻其本热,次以升麻加黄连汤主之。

【附方】

升麻加黄连汤

升麻 葛根各一钱 白芷七分 甘草炙 白芍五分 黄连酒炒 川芎三分 荆芥 薄荷一分 生犀三分

上作一服,水煎。升麻汤加黄连,治面热;加附子,治面寒。

升麻附子汤 治阳明经本虚,气不足,则身已前皆寒,故面寒。

升麻 葛根一钱 白芷 黄芪七分 甘草炙 草豆蔻 人参二

分　**附子**炮，七分　**益智**三分

上作一服，连须葱白同煎服。

承气汤见痢类。

自汗四十九

自汗属气虚、血虚、湿、阳虚、痰。东垣有法有方，人参、黄芪，少佐桂枝。阳虚，附子亦可少用，须小便煮。火气上蒸胃中之湿，亦能汗，凉膈散主之。痰证亦有汗。自汗，大忌生姜，以其开腠理故也。

【附录】或问：湿之与汗，为阴乎？为阳乎？曰：西南，坤土也，在人则为脾胃也。人之汗犹天地之雨也，阴滋其湿则为露，露为雨也。阴湿下行，地之气也。汗多则亡阳，阳去则阴胜也。甚则寒中湿胜则音声如从瓮中出，言其壅也，不出也，以明其湿，审矣。《内经》曰：气虚则外寒。虽见热中，蒸蒸为汗，终传大寒，知始为热中，表虚亡阳，不任外寒，终传寒中，多成痹寒矣。色以候天，脉以候地。形者，乃天地之阴阳也，故以脉气候之，皆有形无形之可见者也。又云：心之所藏，在内者为血，发外者为汗。盖汗乃心之液，而自汗之证，未有不由心肾俱虚而得之者，故阴虚阳必凑，发热而自汗，阳虚阴必乘，发厥而自汗，故阴阳偏胜所致也。

【附方】

玉屏风散　治自汗。

防风　黄芪各一两　白术二两

上每服三钱，水一盅半，姜三片，煎服。

大补黄芪汤　治自汗，虚弱之人可服。

黄芪蜜炙　防风　川芎　山茱萸肉　当归　白术炒　肉桂　甘

草炙　五味　人参各一两　白茯苓一两半　熟苄二两　肉苁蓉三两

上每服五钱,姜三片,枣一枚,水煎服。

调卫汤　治湿胜自汗,补卫气虚弱,表虚不任风寒。

麻黄根　黄芪各一钱　羌活七分　生甘草　归梢　生黄芩　半夏各五分　麦门冬　生苄各三分　猪苓二分　苏木　红花各二分　五味七个

上作一服,水煎热服。

温粉

牡蛎　麦皮　麻黄根　藁本　糯米　防风　白芷

上为末,周身扑之。

又方　何首乌末,津调封脐,妙。

黄芪建中汤

黄芪　肉桂各三两　甘草二两　白芍药六两

每服五钱,姜三片,枣一个,入饧少许,水煎服。

凉膈散

连翘一两　山栀　大黄　黄芩　薄荷叶各半两　甘草一两半　朴硝一分

上以水煎服。

盗汗五十

盗汗属血虚、阴虚。小儿不须治。忌用生姜。东垣有方,用当归六黄汤,甚效。但药性寒,人虚者只用黄芪六一汤。盗汗发热,因阴虚,用四物加黄柏,兼气虚,加人参、黄芪、白术。

戴云:盗汗者,谓睡而汗出也,不睡则不能汗出。方其睡熟也,溱溱然出焉，觉则止而不复出矣，非若自汗而自出也。杂病盗汗，责其阳虚，与伤寒盗汗非比之，亦是心虚所致。宜敛心气、益肾水，使阴阳调和，水火升降，其汗自止。

【附方】

当归六黄汤　治盗汗之神剂。

当归　生苄　熟苄　黄连　黄芩　黄柏　黄芪加倍

上用五钱，水煎服。或加甘草、麻黄根、炒栀子，去归。

黄芪六一汤

黄芪六两　甘草一两

上各用蜜炙十数次，出火毒，每服一两，水煎。

又方

白术四两，分作四分，一分用黄芪同炒，一分用石斛同炒，一分用牡蛎同炒，一分用麸皮同炒

上各微炒黄色，去余药，只用白术，研细，每服三钱，粟米汤调下，尽四两，妙。

正气汤　治盗汗。

黄柏炒　知母炒，各一钱半　甘草炙，五分

上作一服，水煎，食前热服。

麦煎散　治荣卫不调，夜多盗汗，四肢烦疼，肌肉消瘦。

知母　石膏　甘草炙　滑石　地骨皮　赤芍　葶苈　杏仁炒，去皮尖　人参　白茯苓　麻黄根

上为末，每服一钱，煎浮麦汤调下。

又方　治别处无汗，独心孔一片有汗，思虑多则汗亦多，病在用心，宜养心血，以艾煎汤，调茯苓末一钱服之，名曰心汗。又青桑

第二叶,焙干为末,空心,米饮调服,最止盗汗。

补损五十一

大补丸 去肾经火,燥下焦湿,治筋骨软。气虚以补气药下,血虚以补血药下,并不单用。

川黄柏炒褐色

上以水丸服。

龙虎丸 补下焦。

白芍 陈皮各二两 锁阳 当归各一两半 虎骨酒浸,酥炙,各一两 知母酒炒 熟苄各三两 黄柏半斤,盐炒 龟板四两,酒浸,酥炙

上为末,酒煮羊肉捣汁,丸服。冬月加干姜半两。

补肾丸 治痿厥之重者,汤使与大补丸同。此冬令之正药,春夏去干姜。

干姜二钱 黄柏炒 龟板一两半,酒炙 牛膝一两 陈皮半两

上为末,姜汁和丸,或酒糊丸,每服七十丸,白汤下。

补天丸 治气血俱虚甚者,以此补之,多与补肾丸并行。若治虚劳发热者,又当以骨蒸药佐之。

紫河车洗净,用布缴干,同前补肾丸捣细,焙,碾末,酒米糊丸。夏加五味子半两。

虎潜丸 治痿,与补肾丸同。

黄柏半斤,酒炒 龟板四两,酒炙 知母二两,酒炒 熟苄 陈皮 白芍各二两 锁阳一两半 虎骨一两,炙 干姜半两

上为末,酒糊丸,或粥丸。一方加金箔一片,一方用生地黄。懒言语者,加山药。加炒黄柏、酒知母、炙龟板各等分,干姜三分之

一，酒糊丸，名补血丸。一方无干姜。冬月方，加有当归一两半，熟苄比前多一两，余同。

补虚丸

人参　白术　山药　枸杞　锁阳

上为末，面糊丸服。

汤药　补心肝脾肾。

莲肉去心　枸杞　山药炒　锁阳各等分

上为细末，沸汤调服，若加酥油些少，尤妙。

补阴丸

侧柏　黄柏　乌药叶各二两　龟板酒炙，五两　苦参三两　黄连半两　冬加干姜，夏加缩砂。

上为末，地黄膏丸，梧子大。

又方

黄柏半斤，盐酒炒　知母酒浸，炒　熟苄各三两　龟板四两，酒浸，炙　白芍炒　陈皮　牛膝各二两　锁阳　当归各一两半　虎骨一两，酒浸，酥炙

上为末，酒煮羊肉和丸，每服五十丸，盐汤下。冬加干姜半两。

又方

下甲二两　黄柏炒　牛膝　人参各半两　香附　白芍各一两　甘草二钱　砂仁三钱，春不用

上为末，酒糊丸。

又方

下甲二两　黄柏一两

上细切地黄，酒蒸熟，擂细丸。

又方

龟板二两，酒炙　黄柏七钱半　知母半两　人参三两　牛膝一两

上为末，酒糊丸。

又方

龟板一两，酒煮　黄柏半两　知母三钱　五味三钱

上为末，酒糊丸。

又方　治抑结不散。

下甲五两　侧柏一两半　香附三两

上为末，姜汁浸地黄膏为丸，空心服。

三补丸　治上焦积热，泄五脏火。

黄芩　黄柏　黄连各等分

上为末，蒸饼丸。

又方　治酒色过伤少阴。

黄柏炒，一两半　黄连炒，一两　条芩炒，半两　龟板酒炒黑色，五两　冬，加干姜炒黑色，三钱；夏，加砂仁三钱，五味五钱。

上用蒸饼丸，每三十丸，食前白汤下。

又方　治阴虚。

人参一钱　白术三钱　麦门冬半两　陈皮二钱

上作一服，水煎，吞补阴丸。

又方　治体弱，肌肥壮，血虚脉大。

龟板二两　侧柏七钱半，酒浸　生苄一两半　白芍一两，炒　乌药叶酒蒸，七钱半

上除生苄细切熬膏，余皆作末，同捣为丸，以白术四钱，香附一钱半，煎汤下。

又方　益少阴经血，解五脏结气。

山栀子炒，令十分有二分焦黑

上为末，以姜汁入汤煎饮之，此方甚验于他方也。

五补丸

枸杞　锁阳各半两　续断　蛇床微炒，各一两　两头尖二钱半

上为末，糊丸，每服三十丸，淡盐汤下。

锁阳丸

龟板炙　知母酒炒　黄柏酒炒，各一两　虎骨炙　牛膝酒浸　杜仲姜炒　锁阳酒浸，五钱　破故纸　续断酒浸，各二钱半　当归　地黄各三钱

上为末，酒糊丸，梧子大，服五十丸。

诸补命门药，须入血药则能补精，阳生阴长故也。阳药若多则散火。

补心丸

朱砂二钱五分　瓜蒌五钱　黄连三钱　归身尾三钱五分

上为末，猪心血为丸。

又方　宁心益智。

人参　茯苓　茯神　牡蛎　酸枣仁　远志　益智各半两　辰砂二钱半

上为末，枣肉丸。

大补丸　降阴火，补肾水。

黄柏炒褐色　知母酒浸，炒，各四两　熟苄酒蒸　龟板酥炙，各六两

上为末，猪脊髓蜜丸，服七十丸，空心，盐白汤下。

济阴丸

黄柏二两七钱，盐酒拌炒　龟板炙，一两三钱半　陈皮七钱　当归一两，酒浸　知母一两，酒炒　虎骨七钱，酥炙　锁阳一两　牛膝一两三钱半　山药　白芍　砂仁　杜仲炒　黄芪各七钱，盐水拌炒　熟苄七钱　枸杞五钱　故纸三钱半，炒　菟丝子酒浸，一两三钱半

上为末，以苄膏如丸，每服七十丸。

【附方】

充按：丹溪书并无补损专条，诸补阴药，兼见于各症之下。杨氏类集于此，又取燥热兴阳诸方，混于其间。殊不知丹溪之补，乃滋阴益血之药，与燥烈壮阳之剂，其意天壤悬隔。欲并去之，而用者既久，今明白疏出，俾观者知其旨而自采择焉。

十全大补汤　治男子妇人，诸虚不足，五劳七伤。

人参　肉桂　川芎　地黄　茯苓　白术　甘草　黄芪　当归　白芍等分

上剉，水煎，姜三片，枣一个。

茯神汤　治脉虚极，或咳则心痛，喉中介介或肿。

茯神　人参　远志　通草　麦门　黄芪　桔梗　甘草等分

上剉，水煎，入姜三片。

金匮肾气丸　即六味地黄丸加桂、附、车前、牛膝，是金匮肾气丸，此方名曰老六味丸　治形体瘦弱，无力多困，肾气久虚，久新憔悴，寝汗发热，五脏齐损，瘦弱下血。

干山药　山茱萸肉各四两　泽泻　牡丹皮　白茯苓各三两　熟苄八两

上为末，蜜丸梧子大，服五六十丸，空心温水下。

三才封髓丹　降心火，益肾水。

天门冬　熟苄　人参各五钱　黄柏炒，三两　砂仁一两半　甘草七钱半，一方无

上为末，水糊丸梧子大，服五十丸，用苁蓉半两，切作片子，酒一盏，浸一宿，次日煎三四沸，去滓，空心送丸子。

八物汤　治心肺俱损，皮聚毛落，血脉虚损，妇人月水愆期，宜益气和血。

四君子合四物汤

上以水煎，温服。

八味丸　治肾气虚乏，下元冷惫，脐腹疼痛，夜多旋溺，脚膝缓弱，肢体倦怠，面皮痿黄或黧黑，及虚劳不足，渴欲饮水，腰重疼痛，少腹急痛，小便不利。

熟苄八两　泽泻　牡丹皮　白茯苓各三两　山茱萸肉　山药各四两　附子炮，一两　桂心一两

上为末，蜜丸梧子大，每五十丸，温酒送下，或盐汤下，妇人淡醋汤下。

无比山药丸　治诸虚百损，五劳七伤，肌体消瘦，肤燥脉弱。

赤石脂　茯苓各一两　山药三两　苁蓉四两，酒浸　巴戟去心　牛膝酒浸　泽泻一两　山茱萸肉一两　五味二两　杜仲炒，去丝　菟丝子　熟苄各三两

上为末，炼蜜丸，梧子大，每服五十丸，空心温酒下。

还少丹　大补真气虚损，肌体瘦弱。

肉苁蓉　远志去心　茴香　巴戟　山药　枸杞　熟苄　石菖蒲　山茱萸肉　牛膝　杜仲炒　楮实　五味　白茯苓各等分

上为末，炼蜜同枣肉为丸，梧子大，每服三五十丸，温酒或盐汤

送下，日三服。此药平补，力衰体倦，小便浑浊，最宜服之。有热，加山栀子一两；心气不宁，加麦门冬一两；少精神，加五味一两；阳弱，加续断一两。

补益肾肝丸 治目中焰火，视物昏花，耳聋耳鸣，困倦乏力，寝汗憎风，行步不正，两足欹侧，卧而多惊，脚膝无力，腰下消瘦。

柴胡 羌活 生苄 苦参 防己炒，各半两 附子炮 肉桂各一钱 归身三钱

上为末，熟水丸如鸡头子大，服四十丸，温水下。

巴戟丸 治肾肝俱虚，收敛精气，补真阳，充肌肤，进食止汗。

五味 巴戟去心 苁蓉 人参 菟丝 熟苄 覆盆子 白术 益智炒 骨碎补去毛 茴香各一两 白龙骨二钱半 牡蛎煅，二钱

上为末，蜜丸梧子大，服五十丸，空心盐汤下。

八味定志丸 补益心神，安定魂魄，治痰，去胸中邪热，理肺肾。

人参一两半 菖蒲 远志去心 茯神去心 茯苓各一两 白术 麦门冬各半两 牛黄二钱，另研 朱砂一钱

上为末，蜜丸梧子大，米饮下三十丸，无时。

若髓竭不足，加生苄、当归；若肺气不足，加天门冬、麦门冬、五味；若心气不足，加上党人参、茯神、菖蒲；若脾气不足，加白术、白芍、益智；若肝气不足，加天麻、川芎；若肾气不足，加熟苄、远志、牡丹；若胆气不足，加细辛、酸枣仁、地榆；若神气不足，加朱砂、预知子、茯神。

海藏大五补丸 补诸虚不足。

天门冬 麦门冬 茯神 菖蒲 人参 益智 枸杞 地骨

远志　熟苄

上为末，蜜丸梧子大，空心酒下三十丸，服数服。以七宣丸泄之。

补肾丸　有效不燥。

熟苄八两　菟丝酒浸，八两　归身三两半　苁蓉酒浸，五两　黄柏酒炒，一两　知母酒浸，一两　故纸酒炒，五钱　山茱肉三钱半

上为末，酒糊丸，梧子大，服五十丸。

小菟丝子丸　治肾气虚损，目眩耳鸣，四肢倦怠，夜梦遗精。又云：心腹胀满，脚膝痿缓，小便滑数，股内湿痒，水道涩痛，小便出血，时有遗沥，并宜服。

石莲肉二两　菟丝子酒浸，五两　白茯苓一两　山药二两七钱半，打糊

上为末，山药打糊，丸如梧子大，服五十丸，空心盐汤下。脚无力，木瓜汤下。

十四味建中汤　治荣卫失调，血气不足，积劳虚损，形体羸瘦，短气嗜卧，欲成劳瘵。

当归　白芍　白术　麦门冬　甘草炙　肉苁蓉　人参　川芎　肉桂　附子炮　黄芪　半夏　熟苄　茯苓各等分

上剉，以水煎，姜三片，枣一个，空心服。

人参养荣汤　治积劳虚损，四肢倦怠，肌肉消瘦，面少颜色，汲汲短气，饮食无味。

白芍三两　当归　陈皮　黄芪　桂心　人参　白术　甘草炙。各一两　熟苄　五味　茯苓各七钱半　远志半两

上以水煎，生姜三片，枣一个。遗精加龙骨，咳嗽加阿胶。

价宝丹　治五劳七伤，四肢无力，腿脚沉困，下元虚惫，失精

阳痿。

川楝子二两　牛膝酒浸，一两　槟榔一两　蛇床一两　穿山甲一大片，炙　莲子心　苁蓉酒浸　茯神　巴戟去心　五味各一两　乳香三钱，另研　菟丝子一两　沉香　白檀各五钱　鹿茸酥炙　大茴香各一两　仙灵脾三钱　故纸炒，五钱　凤眼草三钱　胡芦巴炒，五钱　人参　泽泻　白芍　山药　熟苄　麦门冬各一两

上为末，蜜丸梧子大，空心服七十丸，白汤下。

延寿丹

天门冬去心　远志去心　山药　巴戟各二两　赤石脂　车前子　菖蒲　柏子仁　泽泻　川椒去目，炒　熟苄　生苄　枸杞　茯苓　覆盆子一两　牛膝酒浸　杜仲炒　菟丝子酒浸　苁蓉四两　当归酒洗　地骨　人参　五味各一两

上为末，蜜丸梧子大，服七十丸。

填精补髓丹

赤石脂二钱　茯苓一两　山药三两　苁蓉四两　巴戟一两，去心　杜仲三两　牛膝一两，酒浸　五味一两　泽泻一两　菟丝三两　熟苄　山茱肉各一两　晚蚕蛾二两，如无以鹿茸代　山甲七钱，酒炙　地龙一两，去土　柏子仁一两　枸杞　故纸各二两　川椒一两，去目　厚朴一两　人参二两　白术二两　仙灵脾一两半，羊脂炒

上为末，蜜丸。如腰痛，加小茴香。

滋血百补丸

苄半斤，酒蒸　菟丝半斤，酒浸　当归酒浸　杜仲酒炒，各四两　知母酒炒　黄柏酒炒，各二两　沉香一两

上为末，酒糊丸。

固精丸　治心神不安，肾虚自泄精。

知母炒　牡蛎三钱，煅　龙骨三钱　黄柏酒炒，各一两　芡实　莲蕊　茯苓　远志去心，各三钱　一方加山茱萸肉三钱

上为末，煮山药糊丸，梧子大，朱砂为衣，服五十丸。

巨胜子丸

熟苄四两　生苄　首乌　牛膝酒浸　天门去心　枸杞　苁蓉　菟丝　巨胜子　茯苓　柏子仁　天雄炮　酸枣仁　破故纸炒　巴戟去心　五味　覆盆子　山药　楮实　续断各一两　韭子　鸡头实　川椒　莲蕊　胡芦巴各五钱　木香二钱半

上为末，蜜丸服。

如意丸

生苄　熟苄各二两　天门冬去心　麦门冬去心　川椒去目，炒　胡芦巴酒炒　补骨脂炒　苁蓉酒浸　杜仲炒，去丝　白茯苓　小茴香炒　菟丝子酒浸　川楝肉　地龙酒浸，去土　石菖蒲　枸杞　远志去心，以上各一两　青盐半两，炒　山栀去皮，二钱，炒　穿山甲十四片，炙　甘菊花三钱半

上为末，用晋枣煮，去皮核，肉二两，核桃肉煮，去皮二两，各研如泥，余再炼蜜和丸，梧子大，每服七八十丸，白汤、温酒任下。

沉香百补丸

熟苄六两　菟丝子四两　杜仲炒，三两　知母炒，二两　黄柏二两，酒炒　人参二两　山药　当归　苁蓉各三两　沉香一两

上为末，酒糊丸。

滋肾百补丸

当归四两，酒浸　知母二两，酒浸　沉香五钱　黄柏酒炒褐色　山

药　菊花　楮实各二两　青盐一两，炒　菟丝四两，酒浸　杜仲二两，炒　熟苄八两

上为末，酒糊丸，或炼蜜丸服。

明目益肾丸

枸杞一两　当归酒浸　生苄酒浸，一两　五味五钱　知母七钱，酒炒　黄柏七钱，酒炒　山药半两　茯神一两　巴戟去心，五钱　菟丝子一两，酒浸　人参五钱　甘菊五钱　天门冬五钱

上为末，蜜丸梧子大，空心，盐汤下五十丸。

固真丸　治肾经虚损，真元不足。

鹿角霜一斤　白茯苓五两　鹿角胶二两

上为末，将胶水搜丸，梧子大，空心，米汤或酒服一百丸。

地芝丸　和颜色，利血气，调百节，黑发坚齿，逐风散气。

生苄八两　天门冬八两　菊花四两　枳壳麸炒，四两

上为末，酒蜜面糊丸，梧子大，空心服三十丸，酒下。

黄连茯苓丸　壮水原，降火。

黄连五两　白茯苓五两　故纸炒，五钱　菖蒲五钱

上为末，酒糊丸梧子大，服六十丸，空心，温酒下。

延生护宝丹　补元气，壮筋骨，固精健阳。

菟丝子酒浸，二两　肉苁蓉酒浸，二两，二味浸药多着要熬膏子　韭子四两，用枣二两煮熟，去枣，将韭子再用酒浸一宿，焙干用二两　蛇床子二两，用枣三两，同煮熟，去枣，用一两　木香五钱　晚蚕蛾全者，二两，酥微炒　白龙骨一两，用茅香一两同煮一日，去茅香，用绵裹悬入井中浸一宿，取出用　鹿茸一两，酥炙黄　莲实一两，炒　桑螵蛸一两，炒　干莲蕊二两　胡芦巴二两　丁香五钱　乳香五钱　麝香一钱，另研

上一十五味，除乳、麝、菟丝子末外，十二味同为末，将前菟丝子末三两，用浸药酒二升，文武火熬至一半，入荞面两匙，用酒调匀，下膏子，搅匀，次下乳香、麝香，不住手搅，轻沸，熬如稠糊，放冷。此膏子都要用尽，恐硬，再入酒少许，成剂捣千余下，丸如桐子，服五十丸，空心，温酒下。

柏子仁丸　补益元气，充实肌肤。

山茱肉四两　柏子仁半两，微炒　远志半两，去心　覆盆子一两　山药一两，取末

上为末，将山药、白面同酒煮，和丸梧子大，服三十丸，温酒下。

八物肾气丸　平补肾气，坚齿驻颜。

熟苄半斤　山药　山茱萸肉各四两　桂二两　泽泻三两　牡丹皮　白茯苓各三两　五味二两

上为末，蜜丸服。

延龄丹　脾肾不足，真气伤惫，肢节困倦，举动乏力，怠惰嗜卧，面无润泽，不思饮食，气不宣通，少腹内急，脐下冷痛，及奔豚小肠气攻冲脐腹，其功不可具述。

牛膝酒浸　苁蓉酒浸　金铃子去皮及子，麸炒　补骨脂炒　川茴香以上各七钱半　鹿茸去毛，酥炙　益智仁　檀香　晚蚕蛾炒　没药研　丁香　青盐　穿山甲各五钱。酥炙　沉香　香附炒　姜黄　山药　木香　巴戟去心　甘草炙，各一两　乳香研　白术　青皮各三钱　苍术三两，酒浸，炒，用青盐炒，去青盐不用

上为末，酒糊丸，梧子大，空心服四十丸，温酒下，茴香汤亦可。

肉苁蓉丸　壮元气，养精神。

山茱萸一两　苁蓉二两，酒浸　楮实　枸杞　地肤子　狗脊去毛

五味　覆盆子　菟丝子　山药　故纸炒　远志去心　石菖蒲　萆薢　杜仲去皮，炒　熟芐　石斛去根　白茯苓　牛膝酒浸　泽泻　柏子仁各一两。炒

上为末，酒糊丸梧子大，服六七十丸，空心，温酒下。

益寿地仙丹　补五脏，填骨髓，续绝伤，黑髭发，清头目，聪耳听。

甘菊三两　枸杞二两　巴戟三两，去心　肉苁蓉四两，酒浸

上为末，蜜丸梧子大，服三十丸，空心盐汤下，酒亦得。

秘真丸　治肾水真阴本虚，心火狂阳过甚，心有所欲，速于感动，应之于肾，疾于施泄。此药秘固真元，降心火，益肾水。

莲蕊一两　白茯苓　砂仁半两　益智一两　黄柏二两，酒炒　甘草炙，二两　半夏泡，一两　猪苓二钱半

上为末，水浸蒸饼丸，梧子大，服五十丸，空心酒下。

六郁五十二

气血冲和，万病不生，一有怫郁，诸病生焉。故人身诸病，多生于郁。苍术、抚芎，总解诸郁，随证加入诸药。凡郁皆在中焦，以苍术、抚芎开提其气以升之，假如食在气上，提其气则食自降矣。余皆仿此。

戴云：郁者，结聚而不得发越也。当升者不得升，当降者不得降，当变化者不得变化也，此为传化失常，六郁之病见矣。气郁者，胸胁痛，脉沉涩；湿郁者，周身走痛，或关节痛，遇阴寒则发，脉沉细；痰郁者，动则喘，寸口脉沉滑；热郁者，瞀闷，小便赤，脉沉数；血郁者，四肢无力，能食便红，脉沉；食郁者，嗳酸，腹饱不能食，人迎脉平和，气口脉紧盛者是也。

入方

气郁

香附童便浸　苍术米泔浸　抚芎

湿郁

白芷　苍术　川芎　茯苓

痰郁

海石　香附　南星姜制　瓜蒌一本无南星、瓜蒌,有苍术、川芎、栀子

热郁

山栀炒　青黛　香附　苍术　抚芎

血郁

桃仁去皮　红花　青黛　川芎抚芎亦可　香附

食郁

苍术　香附　山楂　神曲炒　针砂醋炒七次,研极细

春加芎,夏加苦参,秋冬加吴茱萸。

越鞠丸　解诸郁。又名芎术丸。

苍术　香附　抚芎　神曲　栀子各等分

上为末,水丸如绿豆大。

内伤五十三

东垣内外伤辨甚详,世之病此者为多。但有挟痰者,有挟外邪者,有热郁于内而发者,皆以补元气为主,看所挟而兼用药。如挟痰者,则以补中益气汤加半夏、竹沥,仍少入姜汁传送。凡内伤发斑,因胃气虚甚,是火游行于外,亦痰热所致。火则补而降之,痰热

则微汗以散之，切不可下，恐生危证。内伤病退后，燥渴不解者，有余热在肺家，可用参、苓、甘草少许，姜汁冷服，或茶匙挑姜汁与之。虚者可用人参。

【附录】内伤者，其源皆由喜怒过度，饮食失节，寒温不适，劳役所伤而然。元气者，乃生发诸阳上升之气，饮食入胃，有伤则中气不足，中气不足则六腑阳皆绝于外，是六腑之元气病也。气伤脏乃病，脏病形乃应，是五脏六腑真气皆不足也。惟阴火独旺，上乘阳分，故荣卫失守，诸病生焉。始受饮食劳倦所伤之病，必气高而喘，身热而烦，及短气上逆，鼻息不调，怠惰嗜卧，四肢困倦不收，无气以动，亦无气以言，皆为热伤元气，以甘温之剂以补元气，即是泻火之药。凡所受病，扪摸之，肌肤间必大热，必燥热闷乱，心烦不安，或渴久病必不渴，或表虚恶风寒，慎不可以寒凉药与之。经言：劳者温之，损者温之。惟以补中益气汤温药，以补元气而泻火邪。《内经》云：温能除大热。正谓此也。

【附方】

补中益气汤

黄芪劳役病甚，可用一钱半，嗽者减去一钱　人参一钱，有嗽去之　甘草炙，一钱。以上三味除燥热、肌热之圣药　当归身酒洗，焙干，半钱，以和血脉　柴胡半钱，引清气行少阳之气上升　陈皮半钱，以导滞气，又能同诸甘药益元气，独用泻脾　白术半钱　升麻三分，引胃气上腾而复其本位　葛根半钱，如渴用之，不渴不用

一方有白芍半钱，秋冬不用，红花三分，少加黄柏三分，以救肾水、泻伏火。

上作一服，水煎，午前稍热服。若病日久者，以权宜加减法。若头痛，加蔓荆子三分，痛甚，加川芎五分，顶疼脑痛者，加藁本五分，细辛三分，诸头痛并用此药四味。头痛有痰，沉重懒倦者，乃太阴、厥阴头疼，加半夏半钱或一钱，生姜三片。若耳鸣目黄，颊颔肿，颈肩臑肘臂外后廉痛，面赤，脉洪大者，加羌活一钱，防风七分，甘草三分，藁本五分，通其经血，加黄芩、黄连各三分，消其肿。嗌痛颔肿，脉洪大，面赤，加黄芩三分、桔梗七分、甘草三分。口干嗌干或渴者，加葛根五分，升胃气上行以润之。心下痞，瞀闷者，加芍药、黄连各一钱。如痞腹胀，加枳实三分、厚朴七分、木香、砂仁各三分，如天寒加干姜。腹中痛，加白芍药炒半钱，炙甘草三分。如恶寒觉冷痛，加中桂即桂心半钱。夏月腹中痛，不恶寒不恶热者，加黄芩五分、芍药一钱、甘草五分，以治时热。脐下痛者，加真熟地黄半钱。如胸中滞气，加莲花、青皮一分或二分，壅滞可用，气促少气者去之。如身体重疼，乃风湿相搏，加羌活半钱、防风半钱、升麻一钱、柴胡半钱、藁本根半钱、苍术一钱，如病去，勿再服。若大便秘涩，加当归梢一钱。若久病痰嗽者，去人参，冬月加不去节麻黄，秋凉亦加不去根节麻黄，春月天温，只加佛耳草三分、款花一分，勿加麻黄。若初病之人，虽痰嗽不去，人参必不增添。若久病肺中伏火者，去人参，以防痰嗽增益耳。长夏湿土，客邪大旺，加苍术、白术、泽泻，上下分消其湿热之气。湿热大胜，主食不消，故食减，不知谷味，则加曲以消之，加五味子、麦门冬，助人参泻火，益肺气，助秋损也，在三伏中为圣药。胁下急或痛，俱加柴胡、甘草、人参；多唾，或唾白沫，胃口上停寒也，加益智仁；若胃脘当心痛，加草豆蔻仁三分。疲甚之人，参、芪、术有用至一两二两者。

枳术丸 治痞，消食强胃。又云：食过伤损元气，以此主之。

枳实炒，一两 白术二两

上用荷叶裹烧，饭丸。白术者，本意不取其食速化，但久令人胃气强实，不复伤也。

积聚痞块五十四

痞块在中为痰饮，在右为食一云痰积，在左为血块。气不能作块成聚，块乃有形之物也，痰与食积、死血而成也，用醋煮海石、醋煮三棱、蓬术、桃仁、红花、五灵脂、香附之类为丸，石醵白术汤吞下。瓦垄子能消血块，次消痰。石碱一物，有痰积，有块可用，洗涤垢腻，又能消食积。治块，当降火消食积，食积即痰也。行死血块，块去须大补。凡积病不可用下药，徒损真气，病亦不去，当用消积药，使之融化，则根除矣。凡妇人有块，多是血块。

戴云：积聚癥瘕，有积聚成块，不能移动者是癥；或有或无，或上或下，或左或右者是瘕。

积聚癥瘕，朱先生医台州潭浦陈家，用蜀葵根煎汤，去渣，再入人参、白术、青皮、陈皮、甘草梢、牛膝，煎成汤，入细研桃仁、玄明粉各少许，热饮之，二服当见块下。如病重者，须补接之，后加减再行。

入方

消块丸 即《千金方》硝石大黄丸，止可磨块，不令人困，须量度虚实。

硝石六两 人参三两 甘草三两 大黄八两

上为末，以三年苦酒三升又云三斗，置瓷器中，以竹片作准，每入一升，作一刻，柱竖器中，先纳大黄，不住手搅，使微沸，尽一刻，乃下余药，又尽一刻，微火熬，使可丸，则取丸如鸡子中黄大，每一丸，米饮下。如不能大丸，作小丸如桐子大，每三十丸，服后当下如鸡肝、如米泔、赤黑等色。下后避风冷，啖软粥将息之。

三圣膏

未化石灰半斤，为末，瓦器中炒令淡红色，提出火，候热稍减。次下大黄末一两，就炉外炒，候热减。下桂心末半两，略炒，入米醋熬，搅成黑膏，厚纸摊贴患处。

痞块在皮里膜外，须用补气药香附开之，兼二陈汤加补气药，先须断厚味。

又方　**琥珀膏**

大黄　朴硝各一两

上为末，大蒜捣膏和贴。

又方　治茶癖。

石膏　黄芩　升麻

上为末，砂糖水调服。

又方　一人爱吃茶。

白术　软石膏　片芩　白芍　牛胆星　薄荷圆叶大者

上为末，砂糖调作膏，食后津液化下。

又方　治胁下有块。

龙荟丸二钱半　姜黄五钱　桃仁五钱

上为末，蜜丸服。又方，龙荟丸和鹁鸽粪，能大消食积，或入保和丸治块，看在何部分。

治血块丸 瓦垄子能消血块。

海粉醋煮 三棱 莪术醋煮 红花 五灵脂 香附 石碱

上为丸，白术汤吞下。

又方 治妇人血块如盘，有孕难服峻剂。

香附醋煮，四两 桃仁去皮 白术各一两 海粉醋煮，二两

上为末，神曲糊丸。

又方 治妇人食块，死血痰积成块，在两胁动作，腹鸣嘈杂，眩晕身热，时作时止，男子亦可服。

黄连一两半，一半用吴茱萸炒，去茱萸，一半用益智炒，去益智 山栀炒 川芎 三棱 莪术醋煮 神曲 桃仁去皮尖，各半两 香附童便浸，一两 萝卜子炒，一两半 山楂一两

上为末，蒸饼丸服。又方有青皮半两，白芥子一两半，炒。

保和丸 治一切食积。

山楂六两 神曲二两 半夏 茯苓各三两 陈皮 连翘 萝卜子各一两

上为末，炊饼丸梧子大，每服七八十丸，食远白汤下。

又方

山楂四两 白术四两 神曲二两

上为末，蒸饼丸如梧子大，服七十丸，白汤下。

又方

山楂三两 白术二两 陈皮 茯苓 半夏各一两 连翘 黄芩 神曲 萝卜子各半两

上为末，蒸饼丸如梧子大，每服五十丸，食后姜汤下。

阿魏丸　治肉积。诸阿魏丸，脾虚者须以补脾药佐之，切不可独用，虚虚之祸，疾如反掌。

连翘一两　山楂二两　黄连一两三钱　阿魏二两，醋煮作糊

上为末，醋煮阿魏作糊丸，服三十丸，白汤下。

小阿魏丸

山楂三两　石碱三钱　半夏一两，皂角水浸透，晒干

上为末，粥糊丸，每服三十丸，白汤下。

又方　治饱食停滞，胃壮者宜此，脾虚勿服。

山楂　萝卜子　神曲　麦芽　陈皮　青皮　香附各二两　阿魏一两，醋浸软，另研

上为末，炊饼丸。

又阿魏丸　去诸积聚。

山楂　南星皂角水浸　半夏皂角水浸　麦芽炒　神曲炒　黄连各一两　连翘　阿魏醋浸　瓜蒌　贝母各半两　风化硝　石碱　萝卜子蒸　胡黄连二钱半，如无以宣连代

上为末，姜汁浸，蒸饼丸。一方加香附、蛤粉，治嗽。

佐脾丸

山楂三两　半夏　茯苓各一两　连翘　陈皮　萝卜子各半两

上为末，粥丸服。

小温中丸

青皮一两　香附四两，便浸　苍术二两　半夏二两　白术半两　陈皮一两　苦参半两　黄连一两，姜汁炒　针砂二两，醋炒

上为末，曲糊为丸。

又方

针砂醋煮三次　香附童便浸，四两　山楂二两　神曲炒，二两　黄连姜汁炒，一两半　山栀炒　厚朴姜汁炒　苍术一两　半夏一两　台芎半两　一方加人参、炒白术一两半，有苦参用白术，用苦参不用黄连。

枳实丸

白术二两　枳实　半夏　神曲　麦芽各一两　姜黄　陈皮各半两　木香一钱半　山楂一两

上为末，荷叶蒸饭为丸，梧子大，每服一百丸，食后姜汤下。

大温中丸　又名大消痞丸。

黄连炒　黄芩六钱　姜黄　白术一两　人参　陈皮　泽泻二钱　炙甘草　砂仁　干生姜　炒曲二钱　枳实炒，半两　半夏四钱　厚朴三钱　猪苓一钱半

上为末，炊饼丸。

【附录】五脏之积曰五积，六腑之积曰六聚。积有定形，聚无定处。不问何经，并宜服十味大七气汤，吞下尊贵红丸子。凡木香、槟榔，去气积；神曲、麦芽，去酒积；虻虫、水蛭，去血积；礞石、巴豆，去食积；牵牛、甘遂，去水积；雄黄、腻粉，去涎积；硇砂、水银，去肉积，各从其类也。肝积曰肥气，肺积曰息贲，心积曰伏梁，脾积曰痞气，肾积曰奔豚。其如积聚之脉，实强者生，沉小者死。

【附方】

乌梅丸　治酒毒，消食化痰。

乌梅一斤　半夏八两　白矾八两　生姜一斤

上件石臼捣细末，新瓦两片夹定，火上焙，三日三夜为度，次入神曲、麦芽、陈皮、青皮、莪术、枳壳、丁皮、大腹子各四两，用酒糊为丸，每服四五十丸，姜汤下。

备急丸　大治心腹厥痛，食积胸膈，下咽气便速行。

大黄一钱　巴豆去油膜心　干姜半钱

上用蜜丸，白汤下。

治吐虫有积。

上以黑锡灰、槟榔末、米饮调下。

大七气汤

三棱　莪术各一两半　青皮七钱半　陈皮一两半　藿香　桔梗　肉桂各七钱半　益智一两半　香附一两半　甘草炙，七钱半

上㕮咀，水煎服。

散聚汤

半夏　槟榔　当归各七钱半　陈皮　杏仁炒　桂心各二两　茯苓　甘草炒　附子炮　川芎　枳壳炒　厚朴　吴茱萸各一两

上㕮咀，水煎，姜三片。大便不利，加大黄。

香棱丸　治五积六聚，气块。

三棱六两，醋炒　青皮　陈皮　莪术炮，或醋炒　枳壳炒　枳实炒　萝卜子炒　香附子各三两，炒　黄连　神曲炒　麦芽炒　鳖甲醋炙　干漆炒烟尽　桃仁炒　硇砂　砂仁　归梢　木香　甘草炙。各一两　槟榔六两　山楂四两

上为末，醋糊丸，每服三五十丸，白汤下。

龙荟丸　见胁痛类。

红丸子 见疟类。

脚气五十五附足跟痛

脚气，须用升提之药，提起其湿，随气血用药。有脚气冲心者，宜四物汤加炒黄柏，再宜涌泉穴用附子末津唾调敷上，以艾灸，泄引热下。

入方

防己饮

白术　木通　防己　槟榔　川芎　甘草梢　犀角　苍术盐炒　黄柏酒炒　生苄酒炒

大便实加桃仁，小便涩加杜牛膝，有热加黄芩、黄连，大热及时令热加石膏，有痰加竹沥、姜汁。如常肿者，专主乎湿热，先生别有方。

又方　治湿热食积，痰流注。

苍术　黄柏　防己　南星　川芎　白芷　犀角　槟榔　血虚，加牛膝、龟板。

上为末，酒糊丸服。肥人加痰药。

健步丸

生苄半两　归尾　芍药　陈皮　苍术各一两　吴茱萸　条芩各半两　牛膝一两　桂枝二钱　大腹子三个

上为末，蒸饼丸如梧子大，每服一百丸，空心煎，白术木通汤下。

又方　一妇人足胫肿。

红花　牛膝俱酒洗　生苄　黄柏　苍术　南星　草龙胆　川芎

有筋动于足大指上，至大腿近腰结了，乃因奉养厚，遇风寒，宜四物汤加酒芩、红花、苍术、南星、生姜煎服。

湿痰脚气，大便滑泄。

苍术二两　防风一两　槟榔六钱　香附八钱　川芎六钱　条芩四钱　滑石一两二钱　甘草三钱

上为末，或丸或散，皆可服。

脚软筋痛。

牛膝二两　白芍一两半　龟板酒炙　黄柏酒炒，一两　知母炒　甘草半两

上为末，酒糊为丸。

应痛丸　治脚气痛不可忍，此药为劫剂。

赤芍药半两，煨，去皮　草乌半两，煨，去皮尖

上为末，酒糊丸，空心服十丸，白汤下。

又方　治脚气肿痛。

芥子　白芷等分

上为末，姜汁和敷贴，或用仙术、羌活、独活、白芷、细辛为末，入帛内作袜用。

又方　煤洗脚气。

威灵仙　防风　荆芥　地骨皮　当归　升麻　朔藋

上煎汤煤洗。

【附录】脚气，有湿热，有食积流注，有风湿，有寒湿。胜湿以仙术、白术、防己、川芎为主，或六物附子汤，或当归拈痛汤。脚气，气郁甚者，舟车丸、除湿丹；有饮者，东垣开结导饮丸。脚气，解表用

麻黄、左经汤等药，随经选用。有兼痰气寒湿者，五积散加木瓜。若双解，以大黄左经汤、东垣羌活导滞汤。若理血，以八味丸，或四物加羌活、天麻，又或四物加黄柏、南星，或健步丸。若疏风养血，用独活寄生汤最效。

【附方】

六物附子汤

附子　桂　防己各四钱　甘草炙，二钱　白术　茯苓各三钱

上㕮咀，每服半两，入姜煎。

当归拈痛汤

羌活半两　人参　苦参酒制　升麻　葛根　苍术各二钱　炙甘草　黄芩酒制　茵陈酒炒，各半两　防风　归身　知母酒炒　泽泻　猪苓　白术一钱半

上㕮咀，每服一两，水煎，空心服，临睡再服。

舟车丸　见水气类。

除湿丹

槟榔　甘遂　威灵仙　赤芍　泽泻　葶苈各二两　乳香　没药各一两　牵牛半两　大戟炒，三两　陈皮四两

上为末，糊丸如梧子大，每服五十丸至七十丸，温水下。

东垣开结导饮丸

白术　陈皮　泽泻　茯苓　神曲炒　麦蘖曲　半夏各半两　枳实炒　巴豆霜各一钱半　青皮　干生姜各半两

上为末，汤浸蒸饼，丸如梧子大，每四五十丸或七十丸，温水下。

麻黄左经汤

麻黄　干葛　细辛　白术　茯苓　防己　桂　羌活　甘草　防风

上㕮咀，每半两，入姜枣煎服。

五积散

白芷一两半　陈皮三两　厚朴姜制，二两　桔梗六两　枳壳三两　川芎　甘草炙　茯苓各一两半　桂　芍药　半夏泡。各两半　当归一两半　麻黄三两，去节　干姜三两　苍术米泔浸，去皮，十二两

上㕮咀，每服四钱，水一盏，姜三片，葱白三茎，煎至七分，热服。胃寒用煨姜，挟气加茱萸，妇人调经催产入艾、醋。

大黄左经汤

细辛　茯苓　羌活　大黄煨　甘草炙　前胡　枳壳　厚朴制　黄芩　杏仁等分

上㕮咀，每服半两，入姜枣煎。

东垣羌活导滞汤

羌活　独活各半两　防己　当归各二钱　大黄酒浸，煨，一两　枳实炒，二钱

上㕮咀，每服五钱或七钱，水煎服。

八味丸　见诸虚损。

独活寄生汤　见腰痛类。

足跟痛，有痰，有血热。血热，四物汤加黄柏、知母、牛膝之类。

丹溪先生心法卷四

痿五十六

痿证断不可作风治而用风药。有湿热、湿痰、气虚、血虚、瘀血。湿热,东垣健步丸,加燥湿、降阴火,苍术、黄芩、黄柏、牛膝之类;湿痰,二陈汤加苍术、白术、黄芩、黄柏、竹沥、姜汁;气虚,四君子汤加黄芩、黄柏、苍术之类;血虚,四物汤加黄柏、苍术,煎送补阴丸;亦有食积、死血妨碍不得下降者,大率属热,用参术四物汤、黄柏之类。

【附录】谨按:五痿等证,特立篇目,所论至详。后代诸方,独于此证盖多缺略,考其由,皆因混入中风条内故也。丹溪先生痛千古之弊,悯世之罹此疾者,多误于庸医之手。有志之士,必当究其心焉。夫陈无择谓:痿因内藏不足所致,诚得之矣。然痿之所不足,乃阴血也,而方悉是补阳补气之剂,宁免实实虚虚之患乎?且无择以三因立方,可谓诸方之冠,其余此证,尤且未明,况求于他者乎?

【附方】

健步丸 东垣方。

防己酒洗,一两 羌活 柴胡 滑石炒 甘草炙 瓜蒌根酒洗,以上各半两 泽泻 防风各三钱 苦参酒洗 川乌各一钱 肉桂五分

上为末,酒糊为丸,梧桐子大,每服七十丸,葱白煎愈风汤下。见中风类。

补阴丸 见诸虚类。

清燥汤　治湿热成痿，以燥金受湿热之邪，是绝寒水生化之源，源绝则肾亏，痿厥之病大作，腰已下痿软，瘫痪不能动。

黄芪一钱五分　苍术一钱　白术　橘皮　泽泻各半钱　人参　白茯苓　升麻各三分　麦门冬　归身　生芐　曲末　猪苓各二分　酒柏　柴胡　黄连各一分　五味子九个　甘草炙，二分

上每服半两，水煎，空心服。

厥五十七附手足十指麻木

厥，逆也，手足因气血逆而冷也。因气虚为主，有因血虚。气虚脉细，血虚脉大，热厥脉数，外感脉沉实，有痰脉弦。因痰者，用白术、竹沥；气虚，四君子；血虚，四物；热厥，用承气；外感，用双解散加姜汁、酒。有阴厥阳厥，阴衰于下则热，阳衰于下则寒。手足麻者，属气虚；手足木者，有湿痰、死血；十指麻木，是胃中有湿痰、死血。

【附录】厥者，甚也，短也，逆也，手足逆冷也。其证不一，散之方书者甚多，今姑撮大概，且如寒热厥逆者，则为阴阳二厥也。阳厥者，是热深则厥，盖阳极则发厥也，不可作阴证而用热药治之，精魂绝而死矣，急宜大、小承气汤，随其轻重治之。所谓阴厥者，始得之身冷脉沉，四肢逆，足蜷卧，唇口青，或自利不渴，小便色白，此其候也，治之以四逆、理中之辈，仍速灸关元百壮。又尸厥、飞尸、卒厥，此即中恶之候，因冒犯不正之气，忽然手足逆冷，肌肤粟起，头面青黑，精神不守，或错言妄语，牙紧口噤，或昏不知人，头旋晕倒，此是卒厥客杵，飞尸鬼击，吊死问丧，入庙登冢，多有此病。以苏合丸灌之，候稍苏，以调气散和平胃散服，名调气平胃散。痰厥者，乃寒痰迷闷，四肢逆冷，宜姜附汤，以生附汤，以生附代熟附。蛔厥

者，乃胃寒所生，经曰：蛔者，长虫也。胃中冷即吐蛔虫，宜理中汤加炒川椒五粒、槟榔半钱，吞乌梅丸效，蛔见椒则头伏故也。气厥者，与中风相似，何以别之？风中身温，气中身冷，以八味顺气散，或调气散。如有痰，以四七汤、导痰汤服之。

【附方】

八味顺气散 见中风类。

调气散

白豆蔻 丁香 檀香 木香各二钱 藿香 甘草炙，各八钱 砂仁四钱

上为末，每服二钱，入盐少许，沸汤点服。

平胃散

苍术米泔浸，五斤 厚朴姜制，炒 陈皮各三斤 甘草炒，三十两

上为末，每服五钱，姜三片，枣一个，煎服，入盐一捻，沸汤点服亦得。

四七汤

厚朴二两 茯苓四两 半夏五两 紫苏二两

上每服四钱，水一盅，姜七片，枣一个，煎服。

承气汤 见痢类。

四逆汤 **理中汤** **姜附汤** 并见中寒类。

乌梅丸 见心痛类。

导痰汤 见痰类。

痓五十八

痓，切不可作风治，兼用风药。大率与痫病相似，比痫为甚为

虚，宜带补。多是气虚有火兼痰，宜用人参、竹沥之类。

【附录】古方风痉曰痓也。经云：诸痉项强，皆属于湿。土是太阳伤湿也。又云：诸暴强直，皆属于风。是阳明内郁，而阴行于外。又曰：阳痓曰刚，无汗；阴痓曰柔，有汗。亢则害，承乃制，故湿过极反兼风化制之。然兼化者虚象，实非风也。

【附方】

葛根汤　治痓病无汗而小便少，反恶寒者，名刚痓。

葛根四钱　麻黄三钱　桂枝二钱　芍药二钱　甘草三钱，炙

上㕮咀，水二盅，生姜三片，枣一枚，煎服，覆取微汗。

桂枝加葛根汤　治痓病有汗，不恶寒者服之，此名柔痓。

葛根四钱　生姜三钱　桂枝　芍药　甘草各二钱

上作一服，水二盅，枣一个，煎服。二痓皆可用小续命汤加减服。若胸满，口噤咬齿，脚挛，卧不着床者，以大承气汤下之，无疑矣。

小续命汤　见中风类。

大承气汤　见痢类。

痫五十九

惊与痰宜吐，大率行痰为主，用黄连、南星、瓜蒌、半夏，寻火寻痰，分多分少，治之无不愈者。分痰与热，有热者，以凉药清其心；有痰者，必用吐药，吐后用东垣安神丸。大法宜吐，吐后用平肝之剂，青黛、柴胡、川芎之类，龙荟丸正宜服之。且如痫，因惊而得，惊则神不守舍，舍空而痰聚也。

戴云：痫者，俗曰猪癫风者是也。

【附录】痫症有五：马、牛、鸡、猪、羊。且如马痫，张口摇头，马

鸣；牛痫，目正直视，腹胀；鸡痫，摇头反折，喜惊；羊痫，喜扬眉吐舌；猪痫，喜吐沫。以其病状偶类之耳，非无痰涎壅塞，迷闷孔窍，发则头旋颠倒，手足搐搦，口眼相引，胸背强直，叫吼吐沫，食顷乃苏，宜星香散加全蝎三个。

【附方】

续命汤 主痫发顿闷无知，口吐沫出，四体角弓反张，目反上，口噤不得言。

竹沥一升二合 生苄汁一升 龙齿末 生姜 防风 麻黄去节，各四两 防己 附子炮，各二两 石膏 桂二两

上十味，水一斗，煮取三升，分三服，有气加紫苏、陈皮各半两。

但小儿痫，《千金》有风、食、惊三种，《本事方》又有阴阳痫、慢脾风三证。慢脾即食痫，宜醒脾丸、人参散。

古方三痫丸 治小儿百二十种惊痫。

荆芥穗二两 白矾一两，半生半枯

上为末，面糊为丸，黍米大，朱砂为衣，姜汤下二十丸。如慢惊用来复丹，急惊三痫丸，食痫醒脾丸可也。

《本事》人参散 治慢脾风，神昏痰盛。

人参半两 圆白大南星一两，切片，以生姜汁并浆水各半，荫满煮，带性晒

上为末，每服一钱，水一盏，姜三片，冬瓜仁擂细少许，同煎，取半盏，作两三次灌下。

宁神丹 清热养气血，不时潮作者可服。

天麻 人参 陈皮 白术 归身 茯神 荆芥 僵蚕炒 独活 远志去心 犀角 麦门冬去心 酸枣仁炒 辰砂各半两，另研

半夏　南星　石膏各一两　甘草炙　白附子　川芎　郁金　牛黄各三钱　珍珠三钱　生苄　黄连各半两　金箔三十片

上为末，酒糊丸，空心服五十丸，白汤下。

东垣安神丸

黄连一钱五分，酒洗　朱砂一钱，水飞　酒生苄　酒归身　炙甘草各五分

上除朱砂水飞外，四味捣为末，和匀，汤浸蒸饼丸如黍米大，每服十五丸，食后津咽下。

星香散　见中风类。

癫狂六十

癫属阴，狂属阳，癫多喜而狂多怒，脉虚者可治，实则死。大率多因痰结于心胸间，治当镇心神、开痰结。亦有中邪而成此疾者，则以治邪法治之，《原病式》所论尤精。盖为世所谓重阴者癫，重阳者狂是也，大概是热。癫者，神不守舍，狂言如有所见，经年不愈，心经有损，是为真病。如心经蓄热，当清心除热；如痰迷心窍，当下痰宁志；若癫哭呻吟，为邪所凭，非狂也。烧蚕纸，酒水下方寸匕。卒狂言鬼语，针大拇指甲下，即止。风癫引胁痛，发则耳鸣，用天门冬去心，日干作末，酒服方寸匕。癫证，春治之，入夏自安，宜助心气之药。阳虚阴实则癫，阴虚阳实则狂。狂病宜大吐下则除之。

入方

治癫风。

麻仁四升

上以水六升，猛火煮至二升，去滓，煎取七合，旦，空心服。或

发或不发，或多言语，勿怪之，但人摩手足须定，凡进三剂，愈。

又方　治狂邪发无时，披头大叫，欲杀人，不避水火。

苦参不拘多少

上为末，蜜丸如梧子大，每服十五丸，煎薄荷汤下。

惊悸怔忡六十一

惊悸者血虚，惊悸有时，以朱砂安神丸。痰迷心膈者，痰药皆可，定志丸加琥珀、郁金。怔忡者血虚，怔忡无时，血少者多。有思虑便动，属虚。时作时止者，痰因火动，瘦人多因是血少，肥人属痰，寻常者多是痰。真觉心跳者是血少，四物、朱砂安神之类。假如病因惊而得，惊则神出其舍，舍空则痰生也。

戴云：怔忡者，心中不安，惕惕然如人将捕者是也。

【附录】惊悸，人之所主者心，心之所养者血，心血一虚，神气不守，此惊悸之所肇端也。曰惊曰悸，其可无辨乎？惊者，恐怖之谓；悸者，怔忡之谓。心虚而郁痰，则耳闻大声，目击异物，遇险临危，触事丧志，心为之忤，使人有惕惕之状，是则为惊；心虚而停水，则胸中渗漉，虚气流动，水既上乘，心火恶之，心不自安，使人有怏怏之状，是则为悸。惊者，与之豁痰定惊之剂；悸者，与之逐水消饮之剂。所谓扶虚，不过调养心血，和平心气而已。

入方

治劳役心跳大虚证。

朱砂　归身　白芍　侧柏叶炒，五钱　川芎　陈皮　甘草各二钱　黄连炒，一钱半

上为末，猪心血丸服。

【附方】

养心汤　治心虚血少，惊悸不宁。

黄芪炙　白茯苓　茯神　半夏曲　当归　川芎各半两　远志去心，姜汁炒　辣桂　柏子仁　酸枣仁炒　五味　人参各二钱半　甘草炙，四钱

上每服三钱，水煎，姜三片，枣一个，食前服。治停水怔忡，加槟榔、赤茯苓。

宁志丸　治心虚血虚多惊，若有痰惊，宜吐之。

人参　白茯苓　茯神　柏子仁　琥珀　当归　酸枣仁温酒浸半日，去壳，隔纸炒　远志各半两，炒　乳香　朱砂　石菖蒲二钱半

上为末，炼蜜丸如梧子大，服三十丸，食后煎枣汤吞下。

朱雀丸　治心病怔忡不止。

白茯神二两　沉香五钱

上为末，炼蜜丸，小豆大，服三十丸，人参汤下。

加味四七汤　治心气郁滞，豁痰散惊。

半夏二两半　白茯苓　厚朴各一两半　茯神　紫苏各一两　远志炒　甘草炙，半两

上每服四钱，生姜五片，石菖蒲一寸，枣一个，水煎服。

朱砂安神丸

朱砂五钱，水飞过，另研　黄连酒洗，六钱　甘草炙，二钱半　生苄一钱半　当归二钱半

上四味为末，蒸饼丸如黍米大，朱砂为衣，服二十丸或五十丸，津下。

定志丸　见健忘类。

健忘六十二

健忘,精神短少者多,亦有痰者。

戴云:健忘者,为事有始无终,言谈不知首尾,此以为病之名,非比生成之愚顽不知人事者。

【附录】健忘者,此证皆由忧思过度,损其心胞,以致神舍不清,遇事多忘,乃思虑过度,病在心脾。又云:思伤脾,亦令朝暮遗忘,治之以归脾汤,须兼理心脾,神宁意定,其证自除也。

【附方】

归脾汤 治思虑过度,劳伤心脾,健忘怔忡。

白术 茯神 黄芪 圆眼肉 酸枣仁炒,各一两 人参 木香各半两 甘草炙,二钱半

上每服四钱,姜三片,枣一枚,水煎服。

定志丸 治心气不定,恍惚多忘。

远志二两 人参一两 菖蒲一两 白茯苓三两

上为末,炼蜜丸如梧子大,朱砂为衣,服二十丸,米汤下。

痛风六十三附肢节痛

四肢百节走痛是也,他方谓之白虎历节风证。大率有痰、风热、风湿、血虚。因于风者,小续命汤;因于湿者,苍术、白术之类,佐以竹沥;因于痰者,二陈汤加酒炒黄芩、羌活、苍术;因于血虚者,用芎归之类,佐以红花、桃仁。大法之方,苍术、川芎、白芷、南星、当归、酒黄芩。在上者,加羌活、威灵仙、桂枝;在下者,加牛膝、防己、木通、黄柏。血虚,《格致余论》详言,多用川芎、当归,佐以桃

仁、红花、薄桂、威灵仙。治痛风，取薄桂味淡者，独此能横行手臂，领南星、苍术等药至痛处。

又方　治上中下疼痛。

南星姜制　苍术泔浸　黄柏酒炒，各二两　川芎一两　白芷半两　神曲炒，半两　桃仁半两　威灵仙酒拌，三钱　羌活三钱，走骨节　防己半两，下行　桂枝三钱，行臂　红花酒洗，一钱半　草龙胆半钱，下行

上为末，曲糊丸，梧子大，每服一百丸，空心白汤下。

张子元血气虚有痰，白浊，阴火痛风。

人参一两　白术　熟苄　黄柏炒黑，各二两　山药　海石　南星各一两　锁阳半两　干姜烧灰，半两，取其不走　败龟板酒炙，二两

上为末，粥丸。一云酒糊丸。

臂痛方

苍术一钱半　半夏　南星　白术　酒芩炒　香附各一钱　陈皮　茯苓各半钱　威灵仙三钱　甘草少许，别本加羌活一钱

上㕮咀，作一服，入生姜二三片。

二妙散　治筋骨疼痛因湿热者。有气加气药，血虚者加补药，痛甚者加生姜汁，热辣服之。

黄柏炒　苍术米泔浸，炒

上二味为末，沸汤，入姜汁调服。二物皆有雄壮之气，表实气实者，加酒少许佐之。若痰带热者，先以舟车丸，或导水丸、神芎丸下伐，后以趁痛散服之。

趁痛散

乳香　没药　桃仁　红花　当归　地龙酒炒　牛膝酒浸　羌活　甘草　五灵脂酒淘　香附童便浸　或加酒芩、炒酒柏

上为末，酒调二钱服。

八珍丸 治痛风走注脚疾。

乳香 没药 代赭石 穿山甲生用，各三钱 羌活 草乌生用，各五钱 全蝎二十一个，炒 川乌生用，一两，不去皮尖

上为末，醋糊丸如梧子大，每二十一丸，温酒送下。

四妙散 痛风走注。

威灵仙酒浸，五钱 羊角灰三钱 白芥子一钱 苍耳一钱半，一云苍术

上为末，每服一钱，生姜一大片，擂汁，入汤调服。又二妙散同调服。

又方 治酒湿痰痛风。

黄柏酒炒 威灵仙酒炒，各五钱 苍术 羌活 甘草三钱 陈皮一钱 芍药一钱

上为末，每服一钱或二钱，沸汤入姜汁调下。

治气实表实，骨节痛方。

滑石六钱 甘草一钱 香附 片芩各三钱

上为末，姜汁糊丸如梧子大，每服五七十丸，白汤吞下。

又方

糯米一盏 黄踯躅根一握 黑豆半合

上用酒水各一碗煎，徐徐服之。大吐大泻，一服便能行动。

治食积肩腿痛。

龟板酒浸，一两 酒柏叶 香附半两 辣芥子 凌霄花

上为末，酒糊丸如梧子大，煎四物汤加陈皮、甘草汤下。

【附方】

控涎丹　治一身及两胁走痛，痰挟死血者。

甘遂面裹煨　大戟制　真白芥菜子炒，各等分

上为末，加桃仁泥糊丸，如梧子大，每服五七丸，渐加至十丸，临卧姜汤下。

龙虎丹　治走注疼痛，或麻木不遂，或半身痛。

草乌　苍术　白芷各一两，碾粗末，拌发酵盦过，入后药　乳香　没药各二钱，另研　当归　牛膝各五钱

上为末，酒糊丸如弹大，每服一丸，温酒化下。

【附录】遍身骨节疼痛，昼静夜剧，如虎啮之状，名曰白虎历节风，并宜加减地仙丹，或青龙丸、乳香丸等服之。又有痛风而痛有常处，其痛处赤肿灼热，或浑身壮热，此欲成风毒，宜败毒散。凡治臂痛，以二陈汤加酒炒黄芩、苍术、羌活。如肢节痛，须用羌活，去风湿亦宜用之。如肥人肢节痛，多是风湿与痰饮流注经络而痛，宜南星、半夏；如瘦人肢节痛，是血虚，宜四物加防风、羌活。如瘦人性急躁而肢节痛发热，是血热，宜四物汤加黄芩、酒炒黄柏。如肢节肿痛，脉滑者，当用燥湿，宜苍术、南星，兼行气药木香、枳壳、槟榔。在下者，加汉防己。若肢节肿痛，脉涩数者，此是瘀血，宜桃仁、红花、当归、川芎及大黄微利之。如倦怠无力而肢节痛，此是气虚，兼有痰饮流注，宜参、术、星、半。丹溪无肢节痛条。此文又纯似丹溪语，姑书以俟知者。

小续命汤　**地仙丹**　并见中风类。

舟车丸　见中湿类。

导水丸　见痢类。

神芎丸　见发热类。

败毒散 见瘟疫类。

乳香丸

白附子炮　南星　白芷　没药　赤小豆　荆芥　藿香去土　骨碎补去毛　乳香另研，各一两　五灵脂　川乌炮，去皮脐尖　糯米炒，各二两　草乌头去皮尖，炮　京墨煅，各五两　松脂半两，研

上为末，酒糊丸梧子大，每服十丸至十五丸，冷酒吞下，茶亦得，不拘时，忌热物。

疠风六十四附身上虚痒

大风病是受得天地间杀物之风，古人谓之疠风者，以其酷烈暴悍可畏耳。人得之者，须分在上在下。夫在上者，以醉仙散取臭涎恶血于齿缝中出；在下者，以通天再造散取恶物陈虫于谷道中出。所出虽有上下道路之殊，然皆不外乎阳明一经，治此病者，须知此意。看其疙瘩与疮，若上先见者，上体多者，在上也；若下先见者，下体多者，在下也；上下同得者，在上复在下也。阳明经，胃与大肠也。无物不受，此风之入人也，气受之则在上多，血受之则在下多，气血俱受者甚重，自非医者神手，病者铁心，罕有免此。夫或从上或从下，以渐而来者，皆是可治之病。人见病势之缓多忽之，虽按此法施治，病已全然脱体。若不能绝味绝色，皆不免再发，再发则终不救矣。某曾治五人矣，中间惟一妇人得免，以其贫甚且寡，无物可吃也。余四人三两年后皆再发。孙真人云：吾尝治四五百人，终无一人免于死。非孙真人不能治也，盖无一人能守禁忌耳。此妇人本病外，又是百余帖加减四物汤，半年之上，方得月经行，十分安愈。

醉仙散

胡麻仁　牛蒡子　蔓荆子　枸杞子各半两，同炒黑色　防风　瓜蒌根　白蒺藜　苦参各半两

上为末，每一两半，入轻粉二钱，拌匀，大人每用一钱，空心，日午临卧各一服，茶汤调下。吃后五七日间，先于牙缝内出臭涎水，浑身觉疼，昏闷如醉，利下臭屎为度。量大小虚实加减与之。证候重而急者，须先以再造散下之，候补养得还，复与此药吃，须断盐、酱、醋、诸般肉、鱼腥、椒料、水果、煨烧、炙煿及茄子等物，只宜淡粥、煮熟时菜，并乌梢菜花蛇用淡酒煮熟食之，以助药力也。

再造散

锦纹大黄一两　皂角刺一两半，独生经年黑大黄　郁金半两，生　白牵牛头末，六钱，半生半炒，一本无此二味

上为细末，每服二钱一云五钱，临卧冷酒调服一云：日未出面东服，以净桶伺候，泄出虫，如虫黑色，乃是多年，赤色是为方近。三四日又进一服，直候无虫则绝根矣。后用通圣散调理，可用三棱针刺委中出血。终身不得食牛、马、驴、骡等肉，大忌房事，犯者必不救。

黄精丸

苍耳叶　紫背浮萍　大力子各等分　乌蛇肉中半酒浸，去皮骨　黄精倍前三味，生捣汁，和四味研细，焙干

上为末，神曲糊丸，如梧子大，每服五七十丸，温酒下。一方加炒柏、生苄、甘草节。

又方

苍耳叶　浮萍　鼠粘子　乌蛇肉等分

上用豆淋酒炒，等分为末，每服一二钱，豆淋酒调下。

治麻风脉大而虚者。

苦参七钱半　苍耳　牛蒡子　酒蒸柏一作酒柏，各二两　黄精　浮萍各一两

上为末，用乌蛇肉酒煮，如无蛇，以乌鲤鱼亦可，糊丸服之。候脉实，再用通天再造散取虫。

治麻风，四物汤加羌活、防风、陈皮、甘草。

又方

大黄　黄芩　雄黄三两

上为末，用樟树叶浓煎汤，入药蒸洗。

【附录】此疾非止肺脏有之，以其病发于鼻，从俗呼为肺风也。鼻准肿赤胀大而为疮，乃血随气化也。气既不施，则血为之聚，血既聚，则使肉烂而生虫也。生虫者，厥阴主之，以药缓疏之，煎《局方》升麻汤下泻青丸。余病各随经治之。

【附方】

凌霄花散　治疠风。

蝉壳　地龙炒　僵蚕炒　全蝎各七个　凌霄花半两

上为末，每服二钱，酒调下。于浴室内，常在汤中住一时许，服药效。

东坡四神丹　治大风。

羌活　玄参　当归　熟苄

上等分，炼蜜丸，梧子大，每服七十丸。

浮萍散　治癞及风癣。

浮萍一两　荆芥　川芎　甘草　麻黄去根节，以上各半两　或加当归、芍药。

上为末，每服一两，水二盏煎，入葱白、豆豉亦可，汗出则愈。

通圣散　见斑疹类。

《局方》升麻汤

熟半夏　茯苓　白芷　当归各三钱　苍术　干葛　桔梗　升麻各一两　熟枳壳　干姜各半钱　大黄蒸，半两　芍药七钱半　陈皮　甘草各一两半

上吹咀，每服四钱，生姜、灯心同煎，食前服。

泻青丸　见中风类。

身上虚痒，血不荣于腠理，所以痒也。

上用四物汤加黄芩煎，调浮萍末服之。

又方　凌霄花末一钱，酒调下。

缠喉风　喉痹六十五附咽痛咽疮

喉痹，大概多是痰热，重者用桐油探吐。一方，射干，逆流水吐之。又方，李实根皮一片，噙口内，更用李实根研水敷项上一周遭。用新采园中者。缠喉风，属痰热。戴云：谓其咽喉里外皆肿者是也。用桐油，以鹅翎探吐。又法，用灯油脚探吐。又用远志去心为末，水调敷项上一遭，立效，亦可吐。咽喉生疮痛，是虚热血虚多，属虚火游行无制，客于咽喉也，用人参、荆芥、蜜炙黄柏。虚火用人参、竹沥；血虚，四物加竹沥；实热者，黄连、荆芥、薄荷、硝、蜜、姜汁调噙化。治咽喉，用倒滴刺根净洗，入些少好酒同研，滴入喉中，痛立止。喉痹风热痰，先以千缗汤，后以四物加黄芩、知母，养阴则火降。又方，猪牙皂角为末，和霜梅噙。又方，木鳖子用淡盐水浸，噙一丸。又方，茜草一两一服，降血中之火。又方，焰硝半钱，枯矾半

钱,硇砂一钱,为末,杜仲、牛膝捣汁调。喉闭,或有中垂一丝,结成小血珠,垂在咽喉中,用杜牛膝根,即鼓槌草直而独条者,捣碎,用好米醋些小,和研,取汁三五滴,滴在鼻中,即破。咽痛,必用荆芥。阴虚火炎上,必用玄参。又喉痹,陈年白梅,入蚰蜒令化,噙梅于口中。

入方

雄黄解毒丸 治缠喉急喉风,双蛾肿痛,汤药不下。

雄黄一两 巴豆去油,十四个 郁金一钱

上为末,醋糊丸如绿豆大,热茶清下七丸,吐出顽涎即苏,大效。如口噤,以物斡开灌之,下咽无有不活者。

润喉散 治气郁夜热,咽干硬塞。

桔梗二钱半 粉草一钱 紫河车四钱 香附三钱 百药煎一钱半

上为末,敷口内。

又方 喉痛。

硼砂 胆矾 白僵蚕 陈霜梅

上为末,和噙。

头风六十六

属痰者多,有热,有风,有血虚。在左属风,荆芥、薄荷,属血虚,川芎、当归;在右属痰,苍术、半夏,属热,酒芩为主,又属湿痰,川芎、南星、苍术。偏头风在左而属风者,用荆芥、薄荷。此二味,即是治之主药,有君、臣、佐、使之分,凡主病者为君而多,臣次之,佐又次之,须要察其兼见何症而佐使之。如有痰,即以二陈汤治痰而佐之,他症皆仿此。又须察识病情,全在活法出入加减,不可执方。

又方

酒片芩一两　苍术　羌活　防风各五钱　细辛二钱　苍耳三钱

上为末,每服三钱,生姜一大片,同擂匀,茶汤荡起服之。

又方

酒片芩五钱　苍术二钱半　羌活　苍耳　川芎　生甘草　酒黄连各一钱半　半夏曲炒,三钱半

上为末,服法同前。

又方

酒片芩一两　苍术　羌活　川芎各五钱　苍耳　细辛各三钱

上为末,服法同前。

又方　湿痰头风。

片芩酒炒,三钱　苍术酒炒,一两　川芎　细辛各二钱　甘草一钱

上为末,服法同前。

瘦人搐药。

软石膏　朴硝各五钱　脑子　荆芥　檀香皮　薄荷各一钱　白芷　细辛各二钱

上为末,搐鼻内。

头痒风屑发黄。

用大黄酒浸,炒,为末,茶调服。

一粒金搐鼻方　治偏头风。

荜拨不拘多少,研细,用獖猪胆汁拌匀,再入胆内,悬阴干　藁本　玄胡索　白芷　川芎各一两　青黛二两

上为末,入制荜拨末一两半,用无根水丸,每用一粒,长流水化开,搐鼻,以铜钱二三文口咬定,出涎。

治头风。

乌头尖七个 荆芥 防风 甘草 蔓荆子 台芎 桔梗 麻黄

上为末,茶调。

一人头风鼻塞。

南星 苍术 酒芩 辛夷 川芎

上为末,茶调。

【附录】头风用热药多,间有挟热而不胜热剂者,宜消风散、茶调散服之。头风发动,顶后、两项筋紧吊起痛者,看其人挟寒挟虚,宜三五七散。头风,九月取菊花作枕最良,《素问》论:头风者,本于风寒入于脑髓耶。《本事方》论:妇人患头风者,十居其半,或者妇人无巾以御风寒焉耳。男子间有患者。若经年不愈者,宜灸囟会、百会、前顶、上星等穴,瘥。

【附方】

消风散

荆芥穗 甘草炙 川芎 羌活 人参 茯苓 防风 白僵蚕炒 藿香 蝉蜕去土,炒,各二两 厚朴姜制,半两 陈皮去白,半两

上为末,每服二钱,荆芥汤或茶清调下。

茶调散

薄荷去梗,不见火,八两 川芎四两 羌活 甘草 白芷各二两 细辛去叶,一两 防风二两半 荆芥去梗,四两

上为细末,每服二钱,食后,茶清调下,常服清头目。

三五七散

细辛一斤半 干姜炮,二斤 防风四斤 山茱萸去核 茯苓各三

斤　附子三十五个，炮，去皮脐

上为细末，每服二钱，温酒食前调下。

头眩六十七

头眩，痰挟气虚并火。治痰为主，挟补气药及降火药。无痰则不作眩，痰因火动，又有湿痰者，有火痰者。湿痰者，多宜二陈汤，火者加酒芩。挟气虚者，相火也，治痰为先，挟气药降火，如东垣半夏白术天麻汤之类。眩晕不可当者，以大黄酒炒为末，茶汤调下，火动其痰，用二陈加黄芩、苍术、羌活散风行湿。左手脉数热多，脉涩有死血；右手脉实有痰积，脉大是久病。久，一作虚。久病之人，气血俱虚而脉大，痰浊不降也。昔有一老妇，患赤白带一年半，头眩，坐立不得，睡之则安，专治赤白带，带愈其眩亦安。

【附录】眩者，言其黑晕转旋，其状目闭眼暗，身转耳聋，如立舟船之上，起则欲倒。盖虚极乘寒得之，亦不可一途而取轨也。又风则有汗，寒则掣痛，暑则热闷，湿则重滞，此四气乘虚而眩晕也。又或七情郁而生痰动火，随气上厥，此七情致虚而眩晕也。淫欲过度，肾家不能纳气归元，使诸气逆奔而上，此气虚眩晕也；吐衄漏崩，肝家不能收摄荣气，使诸血失道妄行，此血虚眩晕也。要寻致病之因，随机应敌。其间以升降镇坠行汗为最，不可妄施汗下。识者将有采薪之忧。有早起眩晕，须臾自定，日以为常者，正元饮下黑锡丹。伤湿头运，肾着汤加川芎，名除湿汤。疏风，川芎茶调散；有痰，青州白丸子。

【附方】

头运方　利痰，清热，降火，或滚痰丸亦可。

南星五分，制　半夏一钱　桔梗七分　枳壳一钱　陈皮一钱　甘草五分　茯苓一钱　黄芩七分

上作一服，生姜七片，水煎，食后服。

香橘饮　治气虚眩晕。

木香　白术　半夏曲　橘皮　茯苓　砂仁各半两　丁香　甘草炙，二钱半

上剉散，水二盏，生姜五片，煎服。加当归、川芎、官桂，治血虚眩晕。

白附子丸　治风痰上厥，眩晕头疼。

全蝎半两，炒　白附子炮　南星炮　半夏　旋覆花　甘菊　天麻　川芎　橘红　僵蚕炒　干姜生。各二两

上为末，生姜半斤，取汁打糊丸，梧子大，煎荆芥汤，下五十丸。

人参前胡汤　治风痰头晕目眩。

半夏曲　木香　枳壳炒　紫苏　赤茯苓　南星炮　甘草炙，各五钱　人参三钱　前胡五钱　橘红五钱

上剉散，每服五钱，生姜五片，水煎服。

芎术除眩散　治感湿感寒，头重眩晕。

附子生　白术　川芎各半两　官桂　甘草炙，各二钱半

上剉，每服三钱，姜七片，水煎服。

茯苓桂枝白术甘草汤　治气上冲胸，战摇眩晕。

茯苓一两　桂枝七钱半　白术　甘草炙。各半两

上剉，每服四钱，水煎服。风症，加川芎、细辛；湿症，加川芎、苍术；寒症，加干姜、良姜。

半夏白术天麻汤　见头痛类。

正元散

红豆炒,三钱　人参二两　肉桂半两　附子炮,去皮尖　川芎　山药姜汁炒　乌药　干葛各一两　川乌炮,去皮脐,半两　干姜炮,三钱　白术　甘草炙　茯苓各二两　陈皮二钱　黄芪炙,一两半

上㕮咀,每服三钱,水一盏,姜三片,枣一个,入盐少许,煎服。

黑锡丹

肉桂半两　沉香　附子炮,去皮脐　故纸　胡芦巴酒浸,炒　茴香炒　肉豆蔻面裹煨　阳起石研细,水飞　金铃子蒸,去皮核　木香各一两　硫黄　黑锡去滓,各二两

上用黑盏或新铁铫内,如常法,结黑锡、硫黄砂子,地上出火毒,研令极细,余药并杵罗为末,一处和匀,自朝至暮,以研至黑光色为度,酒糊丸如桐子大,阴干,入布装内擦令光莹,每服四十粒,空心,盐姜汤或枣汤下,女人艾枣汤下。

肾著汤　见腰痛类。

川芎茶调散　见头痛类。

头痛六十八

头痛多主于痰,痛甚者火多,有可吐者,可下者。清空膏治诸头痛,除血虚头痛不可治。出《东垣试效方》。血虚头痛,自鱼尾上攻头痛,用芎归汤。古方有追涎药。

【附录】头痛须用川芎,如不愈,各加引经药。太阳川芎,阳明白芷,少阳柴胡,太阴苍术,少阴细辛,厥阴吴茱萸。如肥人头痛是湿痰,宜半夏、苍术;如瘦人是热,宜酒制黄芩、防风;如感冒头痛,宜防风、羌活、藁本、白芷;如气虚头痛,宜黄芪、酒洗生地黄、南星、

秘藏安神汤；如风热在上头痛，宜天麻、蔓荆子、台芎、酒制黄芩；如苦头痛，用细辛；如形瘦苍黑之人头痛，乃是血虚，宜当归、川芎、酒黄芩；如顶颠痛，宜藁本、防风、柴胡。东垣云：顶颠痛须用藁本，去川芎。且如太阳头痛，恶风，脉浮紧，川芎、羌活、独活、麻黄之类为主；少阳头痛，脉弦细，往来寒热，柴胡为主；阳明头痛，自汗，发热恶寒，脉浮缓长实，升麻、葛根、石膏、白芷为主；太阴头痛，必有痰，体重或腹痛，脉沉缓，以苍术、半夏、南星为主；少阴头痛，足寒气逆，为寒厥，其脉沉细，麻黄、附子、细辛为主；厥阴头痛，或吐痰沫，厥冷，其脉浮缓，以吴茱萸汤主之；血虚头痛，当归、川芎为主；气虚头痛，人参、黄芪为主；气血俱虚头痛，调中益气汤内加川芎三分、蔓荆子三分、细辛二分，其效如神。又有痰厥头痛，所感不一，是知方者验也，法者用也，徒知体而不知用者弊，体用不失，可谓上工矣。

【附方】

清空膏 治偏正头痛，年深不愈者，又治风湿热头上壅及脑痛，除血虚头痛不治。

川芎五钱 柴胡七钱 黄连酒炒 防风 羌活各一两 炙甘草一两五钱 细锭子 黄芩三两，去皮，一半酒制，一半炒

上为末，每服二钱，热盏内入茶少许，汤调如膏，抹在口内，临卧少用白汤送下。如苦头痛，每服加细辛二分；痰厥头痛，脉缓，减羌活、防风、川芎、甘草，加半夏一两五钱；如偏正头痛，服之不愈，减羌活、防风、川芎一半，加柴胡一倍；如发热，恶热而渴，此阳明头痛，只与白虎汤加粉葛、白芷。

安神汤 治头痛，头旋眼黑。

生甘草 炙甘草各二钱 防风二钱五分 柴胡 升麻 酒生苄

酒知母各五钱　酒柏　羌活各一两　黄芪二两

上剉，每服五钱，水煎，加蔓荆子五分、川芎三分再煎，临卧热服。

彻清膏

蔓荆子　细辛各一分　薄荷叶　川芎各三分　生甘草　炙甘草各五分　藁本一钱

上为末，茶清调下二钱。

顺气和中汤　治气虚头痛，此药升阳补气，头痛自愈。

黄芪一钱半　人参一钱　甘草炙，七分　白术　陈皮　当归　芍药各五分　升麻　柴胡各三分　细辛　蔓荆子　川芎各二分

上作一服，水煎，食后服。

不卧散　治头痛。

猪牙皂角一钱　玄胡　青黛些少

上为末，吹鼻中取涎。

半夏白术天麻汤　治脾胃证，已经服疏风丸，下二三次，原证不瘳，增以吐逆，痰唾稠粘，眼黑头旋，目不敢开，头苦痛如裂，四肢厥冷，不得安卧。

黄柏二分，酒洗　干姜三分　泽泻　白茯苓　天麻　黄芪　人参　苍术各五分　炒神曲　白术各一钱　麦芽　半夏汤洗　陈皮各一钱半

上每服五钱，水煎热服。

芎归汤　见肠风类。

调中益气汤　见脾胃类。

治头痛，片芩酒浸透，晒干为末，茶清调。治诸般头痛，亦治血

虚头痛。

治头痛连眼痛,此风痰上攻,须用白芷开之。

雨前茶　川芎　白芷　防风　藁本　细辛　当归

治头痛如破。

酒炒大黄半两,一半茶煎。

眉眶痛六十九

眉眶痛,属风热与痰,作风痰治,类痛风。

入方

黄芩酒浸,炒　白芷一本作白术

上为末,茶清调二钱。

又方

川乌　草乌二味为君,童便浸,炒,去毒　细辛　羌活　黄芩　甘草等分,为佐

上为细末,茶清调服。一本加南星。

【附录】痛有二证,眼属肝,有肝虚而痛。才见光明,则眶骨痛甚,宜生熟地黄丸。又有眉棱骨痛,眼不可开,昼静夜剧,宜导痰汤,或芎辛汤入牙茶,或二陈汤,吞青州白丸子,良。

【附方】

《选奇方》治眉骨痛不可忍,大有效。

羌活　防风各二两　甘草二钱,夏月生,冬炒　酒黄芩一钱,冬月不用,有热者用

上每服三钱,水煎,食后温服。

生熟地黄丸

生苄　熟苄各一两　玄参　金钗石斛各一两

上为末，蜜丸。

导痰汤　见痰类。

芎辛汤

附子生，去皮脐　乌头生　天南星　干姜　甘草炙　川芎　细辛等分

上剉，每服四钱，姜五片，芽茶少许，煎服。

青州白丸子　见《和剂》及《瑞竹堂方》。

四神散　治妇人血风，眩晕头痛。

菊花　当归　旋覆花　荆芥穗

上等分，为细末，每服二钱，葱白三寸，茶末二钱，水一盏半，煎至八分，去滓，食后温服。

心脾痛七十

心痛，即胃脘痛，虽日数多，不吃食，不死。若痛方止便吃物，还痛，必须三五服药后，方吃物。痛甚者，脉必伏，用温药附子之类，不可用参、术。诸痛不可补气。大凡心膈之痛，须分新久。若明知身受寒气，口吃寒物而得病者，于初得之时，当与温散或温利之药。若曰病得之稍久则成郁，久郁则蒸热，热久必生火，《原病式》中备言之矣。若欲行温散温利，宁无助火添病耶！古方中多以山栀子为热药之向导，则邪易伏，病易退，正易复，而病安然。病安之后，若纵恣口味，不改前非，病复作时，反咎医之失，良可叹哉！一方用山栀子炒，去皮，每服十五枚，浓煎汤一呷，入生姜汁令辣，再煎小沸，又入川芎一钱，尤妙。山栀子大者，或七枚，或九枚，须

炒黑。大概胃口有热而作痛者，非山栀子不可，须佐以姜汁，多用台芎开之。病发者，或用二陈汤加川芎、苍术、倍加炒栀子。痛甚者，加炒干姜从之，反治之法也。轻者，川芎一两，苍术一两，山栀子炒去皮二两，姜汁蒸饼糊丸，梧桐子大，服七八十丸，热辣姜汤下。重者，桂枝、麻黄、石碱各等分，姜汁和，蒸饼丸桐子大，服五十丸，热辣姜汤下。一本轻者散之，麻黄、桂枝之类，重者加石碱、川芎、苍术、炒山栀子去皮，作丸服。凡治此证，必要先问平日起居何如。假如心痛，有因平日喜食热物，以致死血留于胃口作痛，用桃仁承气汤下之，切记！轻者用韭汁、桔梗，能开提其气，血药中兼用之。以物柱按痛处则止者，挟虚，以二陈汤加炒干姜和之。有虫痛者，面上白斑，唇红能食，属虫，治以苦楝根、锡灰之类。痛定便能食，时作时止者，是虫。上半月虫头向上，易治；下半月虫头向下，难治。先以肉汁及糖蜜食下，则引虫头向上，然后用药打出。楝树根皮、槟榔、鹤虱，夏取汁饮，冬浓煎汤，下万应丸最好。脉坚实不大便者，下之。心痛，用山栀并劫药止之。若又复发，前药必不效，可用玄明粉一服，立止。左手脉数热多，脉涩有死血；右手脉紧实痰积，弦大必是久病。胃脘有湿而痛者，宜小胃丹下之。

入方

黄连炒　山栀炒　吴茱萸汤洗。各五钱　荔枝核烧存性，三钱　滑石五钱

上为末，姜汁和丸服。

又方

山栀子仁炒黄色

上为末，姜汤调，粥丸，亦得。冷痛者，加草豆蔻仁炒末，姜汁

炊饼丸服。

又方

白术五钱　白芍　砂仁　半夏　当归各三钱　桃仁　黄连　神曲炒　陈皮各二钱　吴茱萸一钱半　僵蚕　人参　甘草各一钱

上为末，蒸饼丸服。

又方

白术三钱半　白芍炒　陈皮　归尾各二钱半　人参　黄连炒，一钱半　吴茱萸半钱

上为末，蒸饼丸。

又方　治气实心痛者。

山栀子炒焦，六钱　香附一钱　吴茱萸一钱

上为末，蒸饼丸如花椒大，以生地黄酒洗净，同生姜汤煎，送下二十丸。

又方

胡椒　荜拨各半两

上为末，以醋调，捏作团子吞之。

又方　治心痛，亦治哮喘。又见痰类。

半夏切碎，香油炒

上为末，姜汁炊饼丸，姜汤下二三十丸。

又方

黄荆子炒焦为末，米汤调下，亦治白带。

一人脉涩，心脾常痛。

白术一两　半夏一两　苍术　枳实　神曲　香附　茯苓　台芎各半两

上为末,神曲糊丸。

治死血留胃脘作痛者。

玄胡一两半　桂　滑石　红花　红曲各五钱　桃仁三十个

上为末,汤浸蒸饼和丸。

治痰饮积,胃脘痛。

螺蛳壳墙上年久者,烧　滑石炒　苍术　山栀　香附　南星各二两　枳壳　青皮　木香　半夏　砂仁各半两

上为末,生姜汁浸,蒸饼为丸,绿豆大,每服三四十丸,姜汤下。春加芎,夏加黄连,冬加吴茱萸半两。有痰者用明矾,溶开就丸,如鸡头大,热姜汤吞下一丸。青黛亦治心痛。蓝叶槌碎取汁,姜汁和服,亦可。如无叶处,用水一小瓶,用蓝安在刀头,火中烧红,淬水服。

治脾痛,用海粉,佐以香附末,用川芎、山栀、生姜汁煎辣汤,调服为佳。又方,治脾痛气实者,可用牡蛎煅为粉,用酒调一二钱服。有脾痛,大小便不通者,此是痰隔中焦,气聚下焦。

【附录】夫心痛,其种有九:一曰虫痛,二曰疰痛,三曰风痛,四曰悸痛,五曰食痛,六曰饮痛,七曰寒痛,八曰热痛,九曰来去痛。其痛甚,手足青过节者,是名真心痛,旦发夕死,夕发旦死,非药物所能疗。若蛔虫攻啮心痛,令人恶心而吐,用川椒十粒煎汤,下乌梅丸良。有肾气上攻以致心痛,用生韭研汁和五苓散为丸,空心,茴香汤下。时作时止,或饮汤水咽下而作哕者,是有死血在其中,以桃仁承气汤下之。草豆蔻丸,多治气馁弱人心痛,妙。

【附方】

草豆蔻丸　治客寒犯胃痛者,宜此丸,热亦可服,止可一二服。

草豆蔻一钱四分，面裹煨，去皮　益智　橘皮　僵蚕　人参　黄芪各八分　吴茱萸汤洗去苦，八分　生甘草三分　炙甘草三分　归身　青皮各六分　神曲炒　姜黄各四分　泽泻一钱，小便数者减半　桃仁七个，去皮尖，另研　麦芽炒，一钱五分　柴胡四分，详胁下加减用　半夏洗，一钱

上除桃仁另研，余为末浸，蒸饼丸如桐子大，服三十丸，白汤下，食远，旋斟酌多少用之。

丁香止痛散　治心气痛不可忍。

良姜五两　茴香炒　甘草各一两半　丁香半两

上为末，每服二钱，沸汤点服。

失笑散　治心气痛不可忍，小肠气痛。

蒲黄炒　五灵脂酒研，淘去砂土。各等分

上先以醋调二钱，煎成膏，入水一盏煎，食前热服。

二姜丸　治心脾疼，温养脾胃，冷食所伤。

干姜炮　良姜

扶阳助胃汤　治寒气客于肠胃，胃脘当心而痛，得热则已。

干姜炮，一钱半　拣参　草豆蔻　甘草炙　官桂　白芍各一钱　陈皮　白术　吴茱萸各五分　附子炮，二钱　益智五分

上剉，作一服，水煎，生姜三片，枣二枚。有积聚，备急丹良。

乌梅丸　治胃冷，蛔虫攻心痛，呕吐，四肢冷。

乌梅三百个　黄柏炙　细辛　肉桂　附子炮，各六两　黄连十六两　人参六两　蜀椒炒，去闭口者及目　当归各四两　干姜炮，一两

上为末，取乌梅肉和蜜丸，桐子大，每服五十丸，空心盐汤下。

桃仁承气汤　见吐血类。

小胃丹 见痰类。

五苓散 见中暑类。

胁痛七十一

胁痛，肝火盛，木气实，有死血，有痰流注，肝急。木气实，用苍术、川芎、青皮、当归之类。痛甚者，肝火盛，以当归龙荟丸，姜汁下，是泻火之要药。死血，用桃仁、红花、川芎。痰流注，以二陈汤加南星、苍术、川芎。肝苦急，急食辛以散之，用抚芎、川芎、苍术。血病，入血药中行血。治咳嗽胁痛，以二陈汤加南星、香附、青皮、青黛，入姜汁。胁痛有瘀血，行气药中加桃仁不去尖，并香附之类。有火盛者，当伐肝木。左金丸治肝火。有气郁而胸胁痛者，看其脉沉涩，当作郁治。痛而不得伸者，舒蜜丸、龙荟丸最快。胁下有食积一条扛起，用吴茱萸、炒黄连。控涎丹，一身气痛及胁痛，痰挟死血，加桃仁泥，丸服。右胁痛，用推气散，出严氏方；左胁痛，用前药为君，加柴胡或小柴胡，亦可治。

入方

小龙荟丸

当归 草龙胆酒洗 山栀炒 黄连炒 川芎各半两 大黄煨，半两 芦荟三钱 木香一钱

一方有黄芩、柴胡各半两，无大黄、木香。一方有甘草、柴胡、青皮，无当归、栀子。

上为末，入麝香少许，粥糊丸如绿豆大，每服五十丸，姜汤下，仍以琥珀膏贴痛处。龙荟丸亦治有积，因饮食大饱，劳力行房，胁痛。

当归龙荟丸　治内有湿热，两胁痛。先以琥珀膏贴痛处，却以生姜汁吞此丸。痛甚者，须炒令热服。

草龙胆　当归　大栀子　黄连　黄芩各一两　大黄　芦荟半两　木香一钱半　黄柏一两　麝香半钱

一方加柴胡、川芎各半两。又方加青黛半两，蜜丸，治胁痛；曲丸，降肝火。

上十味为末，面糊丸。

抑青丸　泻肝火。

黄连半斤

上为末，蒸饼糊丸服。

【附录】胁下痛，发寒热，小柴胡汤。肥白人因气虚而发寒热，胁下痛者，补虚用参、芪，退热用柴胡、黄芩，调气止痛用青木香、青皮。瘦人胁下痛，发寒热，多怒者，必有瘀血，宜桃仁、当归、红花、柴胡、青皮、大黄、栀子、草龙胆。

【附方】

推气散　治右胁疼痛，胀满不食。

枳壳　桂心　片子姜黄各半两，一本作僵蚕　甘草炙，一钱半

上为末，每服二钱，姜枣汤调下，酒亦可。

枳芎散　治左胁痛刺不可忍者。

枳实炒　川芎各半两　粉草炙，一钱半

上为末，每服二钱，姜枣汤下，酒亦可。

十枣汤　治胁痛，甚效。病人气实可用，虚人不可用。

甘遂　芫花慢火熬紫色　大戟各等分

上为末，水一大盏，枣十枚，切开，煮取汁半盏，调半钱，人实更

加一钱,量虚实加减。

控涎丹 见痛风类。

小柴胡汤 见疟类。

琥珀汤 见积聚类。

腹痛七十二附腹中窄狭 绞肠痧

腹痛有寒、积热、死血、食积、湿痰。脉弦,食;脉滑,痰。一作涩。清痰多作腹痛,台芎、苍术、香附、白芷为末,以姜汁入汤调服,大法之方若此。腹痛者,气用气药,如木香、槟榔、香附、枳壳之类;血用血药,如当归、川芎、桃仁、红花之类。初得时,元气未虚,必推荡之,此通因通用之法,久必难。壮实与初病,宜下;虚弱衰与久病,宜升之消之。腹中水鸣,乃火击动其水也,用二陈汤加黄芩、黄连、栀子。亦有脏寒而鸣者。凡心腹痛者,必用温散,此是郁结不行,阻气不运,故痛。在上者多属食,食能作痛,宜温散之,如干姜、炒苍术、川芎、白芷、香附、姜汁之类,不可用竣利药攻下之。盖食得寒则凝,热则化,更兼行气快气药助之,无不可者。一老人腹痛,年高不禁下者,用川芎、苍术、香附、白芷、干姜、茯苓、滑石之类。

戴云:寒痛者,绵绵痛而无增减者是。时痛时止者,是热也。死血痛者,每痛有处,不行移者是也。食积者,甚欲大便,利后痛减者是。湿痰者,凡痛必小便不利。

入方

治酒积腹痛者,宽气紧要。

槟榔 三棱 莪术 香附 官桂 苍术 厚朴 陈皮 甘草 茯苓 木香

上为末，神曲糊丸，每服五十丸，白汤下。

【附录】或曰：痰岂能痛？曰：痰因气滞而聚，既聚则碍其路道不得运，故作痛也。诸痛，不可用参、芪、白术，盖补其气，气旺不通而痛愈甚。白芍药，只治血虚腹痛，诸痛证不可用，以酸收敛。脐下忽大痛，人中黑色者，多死。

绞肠痧作痛，以樟木煎汤大吐，或白矾调汤吐之，盐汤亦可探吐。宜刺委中出血。腹痛，须用芍药。恶寒而痛，加桂；恶热而腹痛者，亦加黄柏。凡腹痛，以手重按者，属虚，宜参、术、姜、桂之属；凡腹痛，以手不可按者，属实，宜大黄、芒硝下之。凡肥人腹痛者，属气虚兼湿痰，宜参、二术、半夏。如感寒而腹痛，宜姜、桂，呕者，丁香；如伤暑而腹痛，宜玉龙丸；如饮食过伤而痛者，宜木香槟榔丸下之；如禀受弱，饮食过伤而腹痛者，当补脾胃而消导，宜参、术、山楂、曲、糵、枳实、木香；如攧扑损伤而腹痛者，乃是瘀血，宜桃仁承气汤，加当归、苏木、红花，入酒、童子便煎服下之。有全不思食，其人本体素弱而腹冷痛者，以养胃汤仍加桂、茱萸各半钱，木香三分，又或理中汤、建中汤皆可用，内加吴茱萸良。

【附方】

玉龙丸　又名黄龙丸，见中暑。

木香槟榔丸　见痢类。

桃仁承气汤　见吐血类。

养胃汤　见疟类。

理中汤　见中寒类。

小建中汤

芍药三两　甘草一两　生姜一两半　大枣六个　桂枝去皮，一两

半　胶饴半斤，旧有微溏，或呕者去胶

上剉，每服五钱，水盏半，姜三片，大枣一个，煎八分，去滓，下饴胶两匙许，再煎化，温服。

腹中窄狭，须用苍术。若肥人自觉腹中窄狭，乃是湿痰流灌脏腑，不升降，燥饮用苍术，行气用香附。如瘦人自觉腹中窄狭，乃是热气熏蒸脏腑，宜黄连、苍术。

腰痛七十三附肾著

腰痛主湿热、肾虚、瘀血、挫闪、有痰积。脉大者肾虚，杜仲、龟板、黄柏、知母、枸杞、五味之类为末，猪脊髓丸服；脉涩者瘀血，用补阴丸加桃仁、红花；脉缓者湿热，苍术、杜仲、黄柏、川芎之类；痰积作痛者，二陈加南星、半夏。腰曲不能伸者，针人中。凡诸痛皆属火，寒凉药不可峻用，必用温散之药。诸痛不可用参，补气则疼愈甚。人有痛，面上忽见红点者，多死。

戴云：湿热腰疼者，遇天阴或久坐而发者是也；肾虚者，疼之不已者是也；瘀血者，日轻夜重者是也。

入方

治湿痰腰痛，大便泄。

龟板一两，炙　苍术　椿皮　滑石半两　白芍酒炒　香附各四钱

上为末，糊丸。如内伤，白术山楂汤下。

又方　治腰腿湿痛。

龟板酒炙　黄柏酒炙　苍术　苍耳　威灵仙酒浸，各一两　扁柏半两

上为末，酒糊丸，每用黑豆汁煎四物汤，加陈皮、甘草、生姜煎

汤下。久腰痛，必用官桂以开之方止，腹胁痛亦可。

又方

龟板酒炙，一两半　炒柏　白芍一两　陈皮　威灵仙　知母　苍术　苍耳

上为末，调服。

又方

龟板酒炙，半两　酒炒柏四钱　青皮三钱　生甘草一钱半

上为末，姜一大片，同前药末一钱研匀，以苍耳汁荡起，煎令沸服之。

摩腰膏　治老人虚人腰痛，并妇人白带。

附子尖　乌头尖　南星各二钱半　雄黄一钱　樟脑　丁香　干姜　吴茱萸各一钱半　朱砂一钱　麝香五粒，大者

上为末，蜜丸如龙眼大，每服一丸，姜汁化开，如粥厚，火上顿热，置掌中，摩腰上。候药尽粘腰上，烘绵衣包缚定，随即觉热如火，日易一次。

【附录】腰者，肾之外候，一身所恃，以转移阖辟者也。盖诸经皆贯于肾而络于腰脊。肾气一虚，凡冲寒受湿，伤冷蓄热，血涩气滞，水积堕伤，与失志作劳，种种腰疼叠见而层出矣。脉若弦而沉者为虚，沉者为滞，涩者瘀血，缓者为湿，滑与伏者是痰。

气痛，一身腔子尽痛，皆用少许木香于药内行气。若寒湿腰痛，见热则减，见寒则增，宜五积散加吴茱萸半钱，杜仲一钱。若湿腰痛，如坐水中，或为风湿雨露所着，湿流入肾经，以致腰痛，宜渗湿汤，不效，宜肾着汤。肾虚腰痛，转侧不能，以大建中汤加川椒十粒，仍以大茴香盐炒为末，破开猪腰子，作薄片，勿令断，层层散药

末，水纸裹，煨熟，细嚼，酒吃下。闪挫腰痛，宜复元通气散，酒调服，或五积散加牵牛头末一钱，或桃仁七枚。

【附方】

青娥丸 治肾虚腰痛，益精助阳。

破故纸四两，炒 杜仲四两，炒，去丝 生姜二两半，炒干

上为末，用胡桃肉三十个，研膏，入蜜，丸桐子大，每服五十丸，盐酒下。

独活寄生汤 治肾气虚弱，为风湿所乘，流注腰膝，或挛拳掣痛，不得屈伸，或缓弱冷痹，行步无力。

独活一两 桑寄生如无，以续断代之 细辛 牛膝 秦艽 茯苓 白芍 桂心 川芎 防风 人参 熟苄 当归 杜仲炒 甘草炙，各二两

上㕮，每服三钱，水煎，空心服。下利者，去地黄。血滞于下，委中穴刺出血妙，仍灸肾俞、昆仑尤佳。

治腰疼

黑丑四两，半生半炒

上研细，取头末，水丸桐子大，硫黄为衣，每服三十丸，空心盐酒送下，四服即止。

补阴丸 见诸虚类。

五积散 见脚气类。

大建中汤 见斑疹类。

复元通气散 见气类。

肾著为病，其体重，腰冷如冰，饮食如故，腹重如物在腰，治宜流湿，兼用温暖之药以散之。

肾著汤　治肾虚伤湿，身重腰冷，如坐水中，不渴，小便自利。

干姜炮　茯苓各四两　甘草炙　白术各二两

上㕮咀，每服五钱，水煎，空心服。

渗湿汤　治寒湿所伤，身体重着，如坐水中。

苍术　白术　甘草炙，各一两　茯苓　干姜炮，各一两　橘红　丁香各二钱半

上每服五钱，水一盅，生姜三片，枣一枚，煎服。

疝痛七十四附木肾　肾囊湿疮

疝痛，湿热，痰积流下作病，大概因寒郁而作，即是痰饮食积并死血。专主肝经，与肾经绝无相干，大不宜下。痛甚者不宜参、术。癞，湿多。疝气宜灸大敦穴，在足大指爪甲后一韭叶，聚毛间是穴。食积与死血成痛者，栀子、桃仁、山楂、枳子一作枳实、吴茱萸，并炒，以生姜汁，顺流水煎汤调服。一方加茴香、附子。却有水气而肿痛者。又有挟虚者，当用参、术为君，佐以疏导之药，其脉沉紧豁大者是。按之不定者属虚，必用桂枝、山栀炒、乌头细切炒，上为末，姜汁糊丸，每服三四十丸，姜汤下，大能劫痛。

戴云：疝，本属厥阴肝之一经，余常见。俗说小肠、膀胱下部气者，皆妄言也。

入方

治诸疝，定痛速效。

枳实十五片，一作橘核　山栀炒　山楂炒　吴茱萸炒，各等分　湿胜加荔枝核炮

上为末，酒糊丸服。或为末，生姜水煎服，或长流水调下一二

钱，空心。

守效丸 治癞之要药不痛者。

苍术 南星 白芷散水 山楂各一两 川芎 枳核又云枳实，炒 半夏

秋冬加吴茱萸，衣钵，有山栀。

上为末，神曲糊丸服。又云：有热加山栀一两，坚硬加朴硝半两，又或加青皮、荔枝核。

又方 治诸疝，发时服。

海石 香附

上为末，生姜汁调下，亦治心痛。

又方 治阳明受湿热传入太阳，恶寒发热，小腹连毛际间闷痛不可忍。

山栀炒 桃仁炒 枳子炒 山楂

上各等分，研入姜汁，用顺流水荡起，同煎沸，热服。一方加茱萸。

橘核散

橘核 桃仁 栀子 川乌细切，炒 吴茱萸

上研，煎服。橘核散单止痛，此盖湿热因寒郁而发，用栀子仁以除湿热，用乌头以散寒郁，况二药皆下焦之药，而乌头又为栀子所引，其性急速，不容胃中留也。

又方 治疝劫药。

用乌头细切，炒 栀子仁炒，等分为末 或加或减，白汤丸。

又方 治疝。

枇杷叶 野紫苏叶 椒叶 水晶葡萄叶

上以水煎，熏洗。

肾气方

茴香　破故纸　吴茱萸盐炒，各五钱　胡芦巴七钱半　木香二钱半

上为末，萝卜捣汁丸，盐汤下。

积疝方

山楂炒，一两　茴香炒　柴胡炒，三钱　牡丹皮一钱

上为末，酒糊丸如桐子大，服五六十丸，盐汤下。

疝病、黄病久者，皆好倒仓。

又方　治疝痛。

山楂炒，四两　枳实炒　茴香炒　山栀炒，各二两　柴胡　牡丹皮　桃仁炒　八角茴香炒，一两　吴茱萸炒，半两

上为末，酒糊丸桐子大，服五十丸，空心盐汤下。

又方　治疝作痛。

苍术盐炒　香附盐炒　黄柏酒炒，为君　青皮　玄胡索　益智　桃仁为臣　茴香佐　附子盐炒　甘草为使

上为末，作汤服后，一痛过，更不再作矣。

又方　治癞疝。

南星　山楂　苍术二两　白芷　半夏　枳核　神曲一两　海藻　昆布半两　玄明粉　茱萸二钱

上为末，酒糊丸。

一人疝痛作，腹内块痛止；疝痛止，块痛作。

三棱　莪术醋煮　炒曲　姜黄　南星各一两　山楂二两　木香　沉香　香附各三钱　黄连用茱萸炒，去茱萸，用五钱，净　萝卜子　桃

仁　山栀　枳核炒，各半两

上为末，姜汁浸，蒸饼为丸。

予尝治一人，病后饮水，患左丸痛甚，灸大敦穴，适有摩腰膏，内用乌、附、丁香、麝香，将与摩其囊上横骨端，火温帛覆之，痛即止，一宿，肿亦消。

予旧有柑橘积，后因山行饥甚，遇橘、芋食之，橘动旧积，芋复滞气，即时右丸肿大，寒热，先服调胃剂一二帖，次早注神思，气至下焦呕逆，觉积动吐复，吐后和胃气，疏通经络而愈。

【附录】木肾者，心火下降，则肾水不患其不温；真阳下行，则肾气不患其不和温。温且和，安有所谓木强者哉？夫惟嗜欲内戕，肾家虚惫，故阴阳不相交，水火不相济，而沉寒痼冷凝滞其间，胀大作痛，顽痹结硬，势所必至矣。不可纯用燥热，当温散温利以逐其邪，邪气内消，荣卫流转，盎如寒谷回春，盖有不疾而速，不行而至者矣。

入方

治木肾。

楮树叶又云杨树雄者，晒干为末，酒糊丸桐子大，空心，盐汤下五十丸。

又方　治木肾不痛。

枸杞子　南星　半夏　黄柏酒炒　苍术盐炒　山楂　白芷　神曲炒　滑石炒　昆布　吴茱萸

上为末，酒糊丸桐子大，空心，盐汤下七十丸。

治小肠气及木肾偏坠。

黑牵牛一斤，用猪尿胞装满，以线缚定口子，好酒、米醋各一碗，于砂锅内煮干为度，取出黑牵牛，用青红娘子各十九个，于铁锅内炒燥，去青红娘子，将牵牛碾取头末四两，另入猪苓、泽泻细末各二两，醋糊丸如梧桐子大，每服三十丸，空心盐酒送下，不可多服，多服令人头眩。如头眩，可服黑锡丹。

肾囊湿疮。

密陀僧　干姜　滑石

上为末，擦上。

又方　先用吴茱萸煎汤洗。

吴茱萸半两　寒水石三钱　黄柏二钱　樟脑半两　蛇床子半两　轻粉十盏　白矾三钱　硫黄二钱　槟榔三钱　白芷三钱

上为末，麻油调搽。

又方　治肾上风湿疮及两腿。

全蝎一钱　槟榔一钱　蛇床子一钱　硫黄一钱

上四味，研如细末，用麻油调入手心搽热，吸三口，用手抱囊一顷，次搽药两腿上。

耳聋七十五

耳聋皆属于热，少阳、厥阴热多，当用开痰散风热，通圣散、滚痰丸之类。大病后耳聋，须用四物汤降火。阴虚火动耳聋者，亦用四物汤。因郁而聋者，以通圣散内大黄酒煨，再用酒炒二次，后入诸药，通用酒炒。耳鸣因酒遏者，大剂通圣散加枳壳、柴胡、大黄、甘草、南星、桔梗、青皮、荆芥，不愈，用四物汤妙。耳鸣必用龙荟丸，食后服。气实，入槟榔丸或神芎丸下之。聋病必用龙荟丸、四物汤养阴。湿痰者，神芎丸、槟榔丸。耳湿肿痛，凉膈散加酒炒大黄、黄芩、酒浸防风、荆芥、羌活服，脑多麝少。湿加枯矾吹。耳内閧閧然,亦是阴虚。

戴云:亦有气闭者,盖亦是热。气闭者,耳不鸣也。

入方

蓖麻子四十九粒　枣肉十个

上入人乳汁,捣成膏,石上略晒干,便丸如指大,绵裹,塞于耳中。

又方

鼠胆汁,滴入耳中,尤妙。

又方

将龟放漆桌上,尿出用绵渍之,捏入青葱管中,滴入耳中。

【附录】耳属足少阴之经,肾家之寄窍于耳也。肾通乎耳,所主者精,精气调和,肾气充足,则耳闻而聪。若劳伤气血,风邪袭虚,使精脱肾惫,则耳转而聋。又有气厥而聋者,有挟风而聋者,有劳损而聋者。盖十二经脉上络于耳,其阴阳诸经适有交并,则脏气逆而为厥,厥气搏入于耳,是谓厥聋,必有眩晕之证。耳者,宗脉之所附。脉虚而风邪乘之,风入于耳之脉,使经气痞而不宣,是谓风聋,必有头痛之证。劳役伤于血气,淫欲耗其精元,瘦悴力疲,昏昏聩聩,是为劳聋,有能将息得所,血气和平,则其聋暂轻。又有耳触风邪,与气相搏,其声嘈嘈,眼见光,为之虚聋。热气乘虚,随脉入耳,聚热不散,脓汁出,为之脓耳。人耳间有津液,轻则不能为害,若风热搏之,津液结鞕成核塞耳,亦令暴聋,为之耵耳。前是数者,肾脉可推。风则浮而盛,热则洪而实,虚则涩而濡。风为之疏散,热为之清利,虚为之调养,邪气屏退,然后以通耳调气安肾之剂主之,于此得耳中三昧。

【附方】

《和剂》流气饮　治厥聋。

方见气类，内加菖蒲、生姜、葱，同煎服。治聋皆当调气。

桂星散　治风虚耳聋。

辣桂　川芎　当归　细辛　石菖蒲　木通　白蒺藜炒　木香　麻黄去节　甘草炙，各二钱半　南星煨　白芷梢各四钱　紫苏一钱

上剉，每服二钱，水煎，葱二茎，食后服。

地黄丸　治劳损耳聋。

熟苄　当归　川芎　辣桂　菟丝子　川椒炒　故纸炒　白蒺藜炒　胡芦巴炒　杜仲炒　白芷　石菖蒲各一钱半　磁石火烧，醋淬七次，研，水飞，一钱二分半

上为末，炼蜜丸，如桐子大，服五十丸，葱白温酒下。

益智散　治肾虚耳聋。

磁石制如前　巴戟去心　川椒各一两，炒　沉香　石菖蒲各半两

上为末，每服二钱，用猪肾一枚，细切，和以葱白、少盐并药，湿纸十重裹，煨令熟，空心嚼，以酒送下。

芎芷散　治风入耳虚鸣。

白芷　石菖蒲炒　苍术　陈皮　细辛　厚朴　半夏　桂　木通　紫苏茎叶　甘草炙，各二钱半　川芎五钱

上剉散，每服三钱，姜三片，葱二枝，水煎，食后临卧服。

耳鸣方

草乌烧　石菖蒲

上等分为末，用绵裹塞耳，一日三度。

耳鸣暴聋方

川椒　石菖蒲　松脂各二钱半　山豆肉半钱

上为末，溶蜡丸如枣核大，塞入耳。

蔓荆子散 治内热,耳出脓汁。

甘草炙 川升麻 木通 赤芍 桑白皮炒 麦门冬去心 生苄 前胡 甘菊 赤茯苓 蔓荆子

上等分,每服三钱,姜三片,枣一枚,煎,食后温服。

又方 治耳内出脓。

真龙骨 枯白矾 赤小豆 黄丹 乌贼骨 胭脂一钱一分

上为末,掺耳。

又方 治耳内脓出,或黄汁。

石膏新瓦上煅 明矾枯 黄丹炒 真蚌粉 龙骨各等分 麝香少许

上为末,绵缠竹签拭耳,换绵蘸药入耳。

耵耳方 治风热搏之,津液结鞕成核塞耳。

生猪脂 地龙 釜下墨等分

上件细研,以葱汁和捏如枣核,薄绵裹入耳,令润即挑出。

耳烂

贝母为末,干糁。

桃花散 治耳中出脓。

枯矾 干胭脂各一钱 麝香一字

上为末,绵杖子蘸药捻之。

通圣散 见斑疹类。

滚痰丸

大黄半斤 黄芩半斤 青礞石一两 沉香五钱

上为末,水丸桐子大。

龙荟丸 见胁痛类。

槟榔丸　见痢类。

神芎丸　见痛风类。

凉膈散　见自汗类。

鼻病七十六

酒渣鼻是血热入肺。治法：用四物汤加陈皮又云柏皮、红花、酒炒黄芩，煎，入好酒数滴，就调炒五灵脂末同服，《格致论》中于上药有茯苓、生姜。气弱者加黄芪。

入方

用桐油入黄连末，以天吊藤烧灰，热敷之。一云用桐油，入天吊藤烧油熟，调黄连末，拌敷之。

又方

用山栀为末，蜜蜡丸弹子大，空心嚼一丸，白汤送下。

治鼻中瘜肉，胃中有食积，热痰流注，治本当消食积。

蝴蝶矾二钱　细辛一钱　白芷五钱

上为末，内鼻中。

治鼻渊。

南星　半夏　苍术　白芷　神曲　酒芩　辛夷　荆芥

上水煎，食后服。

【附录】酒渣者，此皆壅热所致。夫肺气通于鼻，清气出入之道路，或因饮酒，气血壅滞，上焦生热，邪热之气留伏不散，则为之鼻疮矣。又有肺风，不能饮而自生者，非尽因酒渣耳。宜一味淅米泔，食后用冷饮，外用硫黄入大菜头内煨，碾涂之。若鼻尖微赤及鼻中生疮者，辛夷碾末，入脑、麝少许，绵裹纳之。或以枇杷叶拭去毛，剉，煎汤候冷，调消风散，食后服。一方，以白盐常擦妙。又以牛、马耳垢敷，妙。

【附方】

白龙丸末逐日洗面，如澡豆法，更罨少时，方以汤洗去，食后常服龙虎丹一帖。方见《和剂》风门。

白龙丸

川芎　藁本　细辛　白芷　甘草各等分

上为细末，每四两入煅石膏末一斤，水丸。

又方　黄柏、苦参、槟榔等为末，敷以猪脂调，尤妙。

又方　以青黛、槐花、杏仁研，敷之。

又方　以杏仁研乳汁，敷之。

铅红散　治风热上攻，面鼻紫赤，刺瘾疹，俗呼肺风。

舶上硫黄　白矾枯，各半两

上为末，黄丹少许，染与病人面色同，每上半钱，津液涂之，临卧再涂，兼服升麻汤下泻青丸，服之除其根本也。二方见疠风类。

轻黄散　治鼻中瘜肉。

轻粉一钱　雌黄半两　杏仁一钱，汤浸，去皮尖，双仁　麝香少许

上于乳钵内，先研杏仁如泥，余药同研细匀，磁合盖定。每有患者，不问深浅，夜卧用箸点粳米许，絍鼻中，隔夜一次，半月效。

消风散　见中寒类。

眼目七十七

眼黑睛有翳，皆用黄柏、知母。眼睛痛，知母、黄柏泻肾火，当归养阴水。眼中风泪出，食后吞龙荟丸数，日三次。冬月眼暴发

痛，亦当解散，不宜用凉药。

入方

神效七宝膏　治暴发眼，热壅有翳膜者。

蕤仁去油、心、膜　白硼砂　朱砂　片脑

蜜调成膏，点眼。

烂眶眼。

薄荷　荆芥　细辛

上为粗末，如烧香状烧之，以青碗涂蜜少许于内，覆香烟上，取烟尽之后，以小青罐收烟藏之。凡眼有风热多泪者，皆可点。此是阳明经有风热所致。

生熟地黄丸　治血虚眼。方见眉眶痛类。

龙荟丸　见胁痛类。

一人病眼，至春夏便当作郁治。

黄芩酒浸　南星姜制　香附童便浸　苍术童便浸，各二两　川芎便浸，两半　山栀炒，一两　草龙胆酒浸　陈皮　连翘　萝卜子蒸　青黛各半两　柴胡三钱

上为末，神曲糊丸。

【附方】

泻热黄连汤　治眼暴发赤肿疼痛。

黄连酒炒　黄芩酒炒　草龙胆　生苄各一两　升麻半两　柴胡一两

上㕮咀，每服四钱，水煎，日午前、饭后热服。

上清散　治上热鼻壅塞，头目不清利。

川芎　薄荷　荆芥穗各半两　盆硝　石膏　桔梗各一两

上为末，每服一字，口噙水，鼻内搐之，神效。加龙脑三分尤妙。

东垣熟干地黄丸

人参二钱　炙甘草　天门冬去心　地骨皮　五味子　枳壳炒　黄连各三钱　归身酒洗，焙　黄芩各半两　生芐洗酒，七钱半　柴胡八钱　熟干地黄一两

上为末，炼蜜丸桐子大，每服百丸，茶清下，食后，日二服。

口齿七十八

口疮服凉药不愈者，因中焦土虚，且不能食，相火冲上无制，用理中汤。人参、白术、甘草补土之虚，干姜散火之标，甚则加附子，或噙官桂，亦妙。一方，生白矾为末，贴之，极效，或噙良久，以水漱之，再噙。一方，治口疮甚者，用西瓜浆水徐徐饮之。冬月无此，用西瓜皮烧灰敷之。又方，黄连好酒煮之，呷下立愈。又方，远志醋研，鹅毛扫患处，出涎。

入方

细辛　黄柏炒，一云黄连。等分

上为末，贴之，或掺舌上，吐涎水再敷，须旋合之。

治满口白烂。

荜拨一两，为末　厚柏一两

上用柏，火炙为末，米醋煎数沸后调上药，漱涎，再用白汤漱口即愈，重者三次。

舌上生疮，用白荷花瓣贴之。

【附录】口舌生疮，皆上焦热壅所致，宜如圣汤或柑桔汤加黄芩

一钱，仍用柳花散掺之。

【附方】

黑参丸　治口舌生疮，久不愈。

黑参　天门冬　麦门冬去心，各炒，一两

上为末，炼蜜丸如弹子大，每用一丸，绵裹噙化，咽津。

柳花散　治口舌生疮。

玄胡索一两　黄柏　黄连各半两　密陀僧二钱　青黛二钱

上为末，敷贴口内，有津即吐。

增损如圣汤

桔梗二两　甘草炙，一两半　防风半两　枳壳汤浸，去穰，二钱半

上为末，每服三钱，水煎，食后服。

甘桔汤

桔梗二两　甘草一两

上水煎，食后温服。

理中汤　见中寒类。

牙痛，梧桐泪为末，少加麝香擦之。牙大痛，必用胡椒、荜拨，能散其中浮热。间以升麻、寒水石，佐以辛凉，荆芥、薄荷、细辛之类。又方，用清凉药便使痛不开，必须从治，荜拨、川芎、薄荷、荆芥、细辛、樟脑、青盐。

治牙痛甚者。

防风　羌活　青盐入肉　细辛　荜拨　川椒

上为末，擦噙。

又方

南星为末，霜梅五个，取其引涎，以荆芥、薄荷散风热，青盐入

肾入骨,擦噙。

又方

蒲公英烧灰　香附末　白芷　青盐

上为末,擦噙。

治阴虚牙出鲜血,气郁。

用四物汤加牛膝、香附、生甘草、侧柏。

蛀牙

芦荟、白胶香塞蛀孔中。

阳明热而牙痛。

大黄、香附,各烧灰存性为末,入青盐少许,不时擦牙上。

固齿

用羊胫骨烧灰存性二钱,当归、白芷、猪牙皂角、青盐各一钱,为末,擦牙上。

刷牙药

烧白羊骨灰一两,升麻一两,黄连半钱,擦用。

破滞气七十九附气刺痛　诸气

破滞气,须用枳壳,高者用之。夫枳壳者,损胸中至高之气,二三服而已。又云:滞气用青皮勿多,多则泻真气。如实热在内,相火上冲,有如气滞,宜知母、黄柏、黄连、黄芩。如阴虚气滞者,宜四物加玄参、黄柏以补血。气刺痛,用枳壳,看何部分,以引经药导,使之行则可。若禀受素壮而气则刺痛,宜枳壳、乌药;若肥白气虚之人,气刺痛者,宜参、术加木香;若因事气郁不舒畅而气刺痛,当用木香。

【附录】充按：丹溪无治气条，后人增入，姑存以便阅者。

人以气为主，一息不运则机缄穷，一毫不续则穹壤判。阴阳之所以升降者，气也；血脉之所以流行者，亦气也；荣卫之所以运转者，此气也；五脏六腑之所以相养相生者，亦此气也。盛则盈，衰则虚，顺则平，逆则病。气也者，独非人身之根本乎！人有七情，病生七气，七气者，寒、热、怒、恚、喜、忧、愁，或以为喜、怒、忧、思、悲、惊、恐，皆通也。然则均调是气，将何先焉？曰：气结则生痰，痰盛则气愈结，故调气必先豁痰，如七气汤以半夏为主，而官桂佐之，盖良法也。况夫冷则生气，调气须用豁痰，亦不可无温中之剂，其间用桂，又所以温其中也。不然，七情相干，痰涎凝结，如絮如膜，甚如梅核窒碍于咽喉之间，咯不去，咽不下，或中艰食，或上气喘急，曰气隔，曰气滞，曰气秘，曰气中，以至五积六聚，疝癖癥瘕，心腹块痛，发则欲绝殆，无往而不至矣。怒则气上，喜则气缓，惊则气乱，恐则气下，劳则气耗，悲则气消，思则气结，此七者皆能致疾。寒气郁于中作痛者，以七气汤、盐煎散、东垣升阳顺气汤。逆者抑之，以木香流气饮、降气汤。有热者须加凉剂抑之，所谓从阴引阳也。

【附方】

《和剂》七气汤　七气所伤，痰涎结聚，心腹刺痛，不能饮食。

半夏五两　人参　桂各一两　甘草炙，半两

上每服三钱，水煎，姜五片，枣一枚。

《三因》七气汤　治如前。

半夏五两　茯苓四两　厚朴三两　紫苏二两

上剉，以水煎，姜七片，枣二个。

《指迷》七气汤　治七情相干，阴阳不得升降，气道壅滞，攻冲作疼。

青皮　陈皮　桔梗　莪术　桂　藿香　益智各一两　香附一两半　甘草炙，七钱半　半夏七钱半

上剉，每服三钱，水煎，姜三片，枣一个。

加减七气汤

莪术炮　三棱炮　青皮　陈皮　香附　藿香　益智　甘草炙　桔梗　官桂　木香　槟榔　枳壳炒　白果　萝卜子炒　紫苏

上以水煎，姜三片。

流气饮子　治男妇五脏不和，三焦气壅，心胸闷痞，咽塞不通，腹胁膨胀，脚气肿痛，肩背走注疼痛，呕吐不食，气喘咳嗽，痰盛，面目浮肿及四肢，大便秘涩，小便不通。

木香二钱半　槟榔　青皮　半夏　茯苓　枳壳　桔梗　当归　芍药　防风　川芎　紫苏　枳实　黄芪　乌药　腹皮　甘草炙　陈皮七钱半

上剉，每服五钱，水煎，姜三片，枣一枚。

《和剂》流气饮　调荣卫，利三焦，行痞滞，消肿胀。

陈皮　青皮　紫苏　厚朴姜制　香附炒　甘草炙，各四两　木通二两　腹皮　丁皮　槟榔　桂　木香　草果　莪术炮　藿香各一两半　麦门冬去心　人参　白术　木瓜　赤茯苓　石菖蒲　白芷　半夏　枳壳炒，各一两

上每服三钱，水煎，姜四片，枣二枚。一方有大黄，无藿香。

大七气汤　治积聚随气上下，发作有时，心腹疞痛，大小便不利。

三棱炮　莪术炮　青皮炒　陈皮　藿香　桔梗　肉桂　益智

各一两半　甘草炙，七钱半　香附炒，一两半

上剉，以水煎，姜五片。

分心气饮　治男妇一切气不和，心胸痞闷，胁肋胀满，噎塞不通，噫气吞酸，呕哕恶心，头目昏眩，四肢倦怠，面色痿黄，口苦舌干，饮食减少，日渐羸瘦，大肠虚秘，并皆服之。

紫苏茎叶俱用，四两　羌活　半夏　肉桂　青皮　陈皮　腹皮　桑白皮炒　木通　芍药　甘草炙　赤茯苓各一两

上剉，每服三钱，水煎，生姜三片，枣一枚，灯心十茎。若气秘，加枳壳、萝卜子、皂角子各半钱；咳嗽不利，加人参一钱，五味子七粒，桔梗一钱；气滞腰疼，加木瓜二片，枳壳一钱；水气面目浮肿，加车前、麦门冬、葶苈子、泽泻、猪苓。

分心气饮　治一切气留滞于胸膈之间，不能流畅，以致痞闷，噎塞不通，大便虚秘。

木香　丁皮各二钱　人参　麦门冬去心　腹皮　槟榔　桑白皮　草果　桔梗　厚朴　白术各半两　香附　藿香　陈皮　紫苏各一两半　甘草炙，一两

上剉，每服姜三片，枣一枚，水煎服。

分心气饮真方　治忧思郁怒，诸气痞满停滞，通利大小便。

紫苏茎叶，三两　半夏　枳壳各一两半　青皮　橘红　腹皮　桑白皮炒　木通　赤茯苓　木香　槟榔　莪术煨　麦门冬去心　桔梗　桂　香附　藿香各一两　甘草炙，一两三钱

上剉，每服三钱，水煎，入姜三片，枣二枚，灯心十茎。

苏子降气汤　治虚阳上攻，气不升降，上盛下虚，痰涎壅盛，头目腰痛，大便风秘，冷热气泻，肢体浮肿。

紫苏子　半夏五钱　当归　甘草炙　前胡　厚朴各二两　官桂　陈皮三两

上剉，姜三片，枣一枚，水煎服。

三和散　和畅三焦，治痞胀浮肿，肠胃涩秘。

腹皮炒　紫苏茎叶　沉香　木瓜　羌活各二两　白术　川芎　木香　甘草炒　陈皮　槟榔湿纸煨，各七钱半

上每服三钱，水煎服，加茯苓利水。

蟠葱散　治男妇脾胃虚冷，气滞不行，攻刺心腹，痛连胸胁，膀胱小肠肾气，及妇人血气刺痛。

玄胡索　肉桂　干姜炮，各一两　苍术　甘草炙，各八两　砂仁　丁皮　槟榔各四两　蓬术　三棱　茯苓　青皮各六两

上每服二钱，水煎，入连茎葱白一茎，空心温服。

治气六合汤

当归　芍药　川芎　地黄　木香　槟榔

上以水煎服。

分气紫苏饮　治脾胃不和，胸膈噎塞，腹胁疼痛，气促喘急，心下胀闷。

枳壳　茯苓　腹皮　陈皮　甘草　苏子　草果　白术　当归　紫苏　半夏　桑皮　五味子

上剉，姜三片，水煎。

木香化滞散

木香　白术　陈皮　桔梗　腹皮　茯苓　人参　砂仁　青皮　藿香　姜黄　檀香　白果

聚香饮子　治七情所伤，遂成七疝，心胁引痛，不可俯仰。

檀香　木香　丁香　乳香　沉香　藿香各一两　玄胡索　川乌炮　桔梗炒　桂心　甘草炙　片子姜黄各半两

上姜三片，枣一枚，煎服。

沉香降气汤　治三焦痞满，滞气不宣，心腹痛满，呕吐痰沫，五噎五膈。

沉香　木香　丁香　藿香　人参　甘草　白术各一两　肉豆蔻　桂花　槟榔　陈皮　砂仁　川姜炮　枳实炒　白檀各二两　白茯苓　青皮　白豆蔻

上每服三钱，水煎，入盐少许。

乌药平气散　治脚气上攻，头目昏眩，脚膝酸疼，行步艰苦，诸气不和，喘满迫促。

人参　白术　茯苓　甘草　天台乌药　当归　白芷　川芎　麻黄　木瓜　五味子

上姜三片，水煎服。

复元通气散　治气不宣流，或成疮疖，并闪挫腰痛，诸气滞闭，耳聋耳疼，止痛活血。

茴香　穿山甲蛤粉炒，各二两　白牵牛炒　玄胡索　甘草炒　陈皮各一两　木香一两半

上为末，每服一钱，热酒调服。

手拈散　治心脾气痛。

草果　没药　玄胡　五灵脂

上为末，酒调二钱。

枳壳煮散　治悲哀伤肝，气痛引两胁。

防风　川芎　枳壳　细辛　桔梗　甘草　葛根

上用水煎服。

盐煎散 治男子妇人，一切冷气攻冲胸胁，刺痛不已，及脾胃虚冷，呕吐泄泻，膀胱小肠气，妇人血气痛。

羌活 砂仁 甘草炙 茯苓 草果 肉豆蔻煨 川芎 茴香 荜澄茄 麦芽炒 槟榔 良姜油炒 枳壳炒 厚朴 陈皮 苍术等分

上用水煎，加盐少许。

东垣升阳顺气汤

升麻 柴胡 陈皮各一钱 半夏 人参各三钱 黄芪四钱 甘草 柏皮各五分 当归一钱 草豆蔻一钱 神曲炒，一钱半

上㕮咀，每半两入姜煎。

分气紫苏饮 治脾胃不和，气逆喘促，心下胀满，呕逆不食。

五味子 桑白皮 茯苓 甘草炙 草果 腹皮 陈皮 桔梗各一斤 紫苏十五两

上剉，每服四钱，水煎，姜三片，入盐少许。

鸡舌香散 治脏腑虚弱，阴阳不和，中脘气滞，停积痰饮，胸膈胀闷，心脾引痛。

台乌 香附 良姜 芍药 甘草 肉桂

上以水煎服。

大玄胡汤

莪术 三棱 当归 芍药 官桂 槟榔 厚朴 木香 玄胡 大黄 桔梗 川楝子 川芎 甘草炙 黄芩

上以水煎服。

化气散 治诸食积，并宿食不消，此剂至为稳当。

三棱　莪术　青皮　陈皮　厚朴　神曲　麦芽　甘草　台乌　香附

上以水煎服。

东垣木香顺气散　治浊气在上，则生䐜胀。

木香三分　厚朴四分　青皮　陈皮　益智　茯苓　泽泻　生姜　吴茱萸　半夏各二分　当归五分　升麻　柴胡一分　草豆蔻三分，煨　苍术三分

上作一服，水煎温服。

匀气散　治气滞不匀，胸膈虚痞，宿食不消，心腹刺痛，胀满噎塞，呕吐恶心，调脾胃，进饮食。

生姜　沉香　丁香　檀香　木香各一两　藿香四两　甘草炙，四两　砂仁二两　白果仁二两

上为末，每服二钱，沸汤调下，或水煎服。

顺气木香散　治气不升降，胸膈痞闷，时或引痛，及酒食过伤，噫气吞酸，心脾刺痛，女人一切血气刺痛。

砂仁　官桂　甘草炙　陈皮　厚朴　丁皮　茴香　桔梗　苍术　木香　干姜　良姜

上以水煎服。

快气散　治一切气，心腹胀痛，胸膈噎塞，噫气吞酸，胃中痰逆呕吐，及宿酒不解。

砂仁　甘草炙　香附　生姜

上为末，盐汤调下。

异香散　治肾气不和，腹胁胀满，饮食难化，噫气吞酸，一切冷气结聚，腹中刺痛。

石莲肉一两　莪术炮　益智　甘草炙　三棱各六两　青皮　陈皮各三两　厚朴二两

上剉，每服三钱，水煎，姜三片，枣一枚，入盐一捻，同煎服。

化气汤　治一切气逆，胸膈噎塞，心脾卒痛，呕吐酸水，丈夫小肠气，妇人血气。

沉香　胡椒各一两　砂仁　桂心　木香各二两　陈皮炒　干姜炮　莪术炮　青皮去穰，炒　茴香炒　甘草　丁皮各四两

上为末，每服二钱，姜苏盐汤调下，妇人淡醋汤下。

降气汤　治中脘不快，心腹胀满，气不升降，噎塞喘促，干哕咳嗽，嗜卧减食，停积不消，专治脚气上冲，肢体浮肿，有妨饮食。

紫苏　厚朴　官桂　半夏　当归　前胡　柴胡　甘草　姜

上以水煎服。

木香化滞汤　治因忧气，食湿盐面结于中脘，腹皮底微痛，心下痞满不食。

草豆蔻　甘草五钱，炙　半夏一两　当归梢　枳实炒，各二钱　红花半两

上每用五钱，水煎，姜三片，枣一个，热服。

脾胃八十附胃风

【附方】

调中益气汤

升麻二分　黄芪一钱　甘草五分　苍术五分　木香二分　人参五分　柴胡五分　陈皮二分　加黄柏二分

水煎服。

四君子汤　治脾胃不调，不进饮食。

人参　白术　茯苓　甘草炙

上以水煎服。

六君子汤　治脾胃不和，不进饮食，上燥下寒，服热药不得者。

人参　白术　茯苓　甘草　砂仁　陈皮　又方加半夏

上以水煎，姜三片，枣一枚。

胃苓汤

甘草　茯苓　苍术　陈皮　白术　官桂　泽泻　猪苓　厚朴

上剉，每服五钱，水煎，姜五片，枣二枚。

参苓白术散　治脾胃虚弱，饮食不进，或致呕吐泄泻，及大病后调理脾胃。

白扁豆一斤，炒　白茯苓　山药　人参　白术各二斤　莲子　砂仁一斤　甘草炙，二斤　薏苡　桔梗各一斤，炒黄色

上为末，每服二钱，煎枣汤调下。

治中汤　治脾胃不和，呕逆霍乱，中满虚痞，或泄泻。

人参　甘草炙　干姜炮　白术　青皮　陈皮等分

上每服五钱，水煎。如呕，加半夏等分。加丁香，减半夏，名丁香温中汤。

丁沉透膈汤　治脾胃不和，痰逆恶心，或时呕吐，饮食不进，十膈五噎。

白术二两　香附炒　砂仁　人参各一两　丁香　麦芽　木香　肉豆蔻　白豆蔻　青皮各半两　沉香　厚朴　藿香　陈皮各七钱半　甘草炙，一两　半夏　神曲炒　草果各二钱半

上剉，每服四钱，水煎，姜三片，枣一个，不拘时候温服。忌生

冷瓜果。

五膈宽中散 治七情四气,胸膈痞满,停痰气逆,遂成五膈。

青皮 陈皮 丁皮 厚朴 甘草炙 白果 香附 砂仁 木香

上以水煎,生姜三片,入盐少许。

枳缩二陈汤 理脾胃,顺气宽膈,消痰饮。

砂仁 枳实 茯苓 半夏 陈皮 甘草炙

水煎,生姜五片。

八珍汤 和血气,理脾胃。

当归 赤芍 川芎 熟苄 人参 白茯苓 甘草 砂仁等分

上以水煎,姜三斤,枣二枚。

凝神散 收敛胃气,清凉肌表。

人参 白术 茯苓 山药各一两 粳米 扁豆炒 知母 生苄 甘草炙,半两 淡竹叶 地骨 麦门冬各二钱半

上水煎,姜三片,枣一枚。

胃风,此因初饮食讫,乘风凉而致。其证胀满,食饮不下,形瘦腹大,恶风,头多汗,隔塞不通,胃风汤正治,然此亦看挟证加减。脉右关弦而缓带浮。

胃风汤 见痢证类。

瘿气八十一附结核

瘿气先须断厚味。

入方

海藻一两 黄连二两,一云黄柏,又云黄药

上为末，以少许置掌中，时时舔之，津咽下。如消三分之二，止后服。

结核或在项、在颈、在臂、在身，如肿毒者，多是湿痰流注，作核不散。

入方

治耳后、项间各一块。

僵蚕炒　酒大黄　青黛　胆南星

上为末，蜜丸，噙化。

又方　治项颈下生痰核。

二陈汤加大黄酒炒　连翘　桔梗　柴胡

上以水煎，食后服。

又方　治臂核作痛。

二陈汤加连翘　防风　川芎　皂角刺　酒黄芩　苍术

上以水煎服。

跌扑损伤八十二

跌扑损伤，须用苏木和血，黄连降火，白术和中，童便煎炒。在下者，可先须补接，后下瘀血；在上者，宜饮韭汁，或和粥吃。切不可饮冷水，血见寒则凝，但一丝血入心，即死。

入方

治撷扑伤损，跌伤出血者，姜汁、香油各四两，酒调服之。

治撷伤骨折及血出者。

用滑石、甘草为末，人参汤调服。次用生姜自然汁一盏，米醋一盏，独核肥皂四个敲破，按于姜汁米醋中，纱片滤过去柤，入牛皮胶，煎成膏药贴之，遍身者皆可。

接骨散

没药　乳香各半两　自然铜一两，煅淬　滑石二两　龙骨三钱　赤石脂三钱　麝香一字，另研

上为末，好醋浸没，煮多为上，干就炒燥为度，临睡服时入麝香，抄以茶匙留舌上，温酒下，分上下食前后服。若骨已接尚痛，去龙骨、赤石脂，而服多尽好，极效。

世以自然铜为接骨药，然此等方尽多，大抵在补气、补血、补土。俗工惟在速效，以罔利迎合病人之意，而铜非煅不可服，若新出火者，其火毒、金毒相扇，挟香挟药毒，虽有接伤之功，而燥散之祸甚于刀剑，戒之！

又方

冬瓜皮　阿胶等分

上炒干为末，以酒调饮，醉为度。

破伤风八十三

破伤风多死。防风、全蝎之类，非全蝎不开，十个为末，酒调，日三次。破伤风，血凝心，鸦翅烧灰存性，研细，酒调一钱。

入方

破伤风发热。

瓜蒌子九钱　滑石一钱半　南星　苍术　赤芍　陈皮一钱　黄连　炒柏　黄芩　白芷五分　甘草些少

上姜一片，煎服。

【附方】

天麻丸　破伤风神效。

天麻　川乌生,去皮,各三钱　草乌生　雄黄各一钱

上为末,酒糊丸梧子大,每服十丸,温酒下,无时。

《元戎》治破伤风欲死者。

川乌　南星　半夏并生　天麻去芦,等分

上为细末,每服一钱,豆淋酒调下,稍温服,次以酒三盏投之。

诸疮痛八十四附天疱疮　冻疮

诸疮痛不可忍者,用苦寒药加黄连、黄芩,详上下根梢用,及引经药则可。又云:诸疮以当归、黄连为君,连翘、甘草、黄芩为佐。诸痛痒疮疡属火,若禀受壮盛,宜四物加大承气汤下之。若性急面黑瘦,血热之人,因疮而痛,宜四物加黄连、黄芩、大力子、甘草。在下焦者,加黄柏。若肥胖之人生疮而痛,乃是湿热,宜防风、羌活、荆芥、白芷、苍术、连翘,取其气能胜湿。诸疮药:脓窠,治热燥湿为主,用无名异。干疥,开郁为主,用茱萸。虫疮如癣状,退热杀虫为主,芜荑、黑狗脊、白矾、雄黄、硫黄、水银。杀虫,樟脑、松香。头上多,加黄连、方解石。蛇床定痒杀虫,松皮炭主脓。肿多者,加白芷开郁;痛多,加白芷、方解石;虫多,加藜芦、斑蝥;痒多,加枯矾;阴囊疮,加茱萸;湿多,香油调;干痒出血多,加大黄、黄连,猪脂调;红色,加黄丹;青色,加青黛;虫多,加锡灰、芜荑、槟榔。在上多服通圣散,在下多须用下。脚肿出血,分湿热用药。

入方　疮有三种。

脓疱疮,治热为主。

黄芩　黄连　大黄各三钱　蛇床　寒水石三两　黄丹半钱　白

矾一钱　轻粉　白芷　无名异少许，炒　木香少许，痛者用

上为末，油调敷。

沙疮。

芜荑二钱　剪草二钱　蛇床三钱　白矾枯　吴茱萸　黄柏各一钱　苍术　厚朴　雄黄各五分　寒水石二钱　轻粉十帖

上为末，油调敷。

疥疮药，春天发疮疥，开郁为主，不宜抓破敷。

白矾二钱　吴茱萸二钱　樟脑半钱　轻粉十盏　寒水石二钱半　蛇床三钱　黄柏　大黄　硫黄各一钱　槟榔一个

又方

芜荑　白矾枯　软石膏　大黄　樟脑各半两，另入　贯仲　蛇床子各一两　硫黄　雄黄各二钱半

上为末，香油调，须先洗疮去痂，敷之。

一上散

雄黄三钱半　寒水石一两　蛇床　白胶香　黑狗脊各一两　黄连五钱　硫黄三钱半　吴茱萸三钱　白矾枯，五钱　斑蝥十四个，去翅足

上硫黄、雄黄、寒水石另研如粉，次入斑蝥和匀，蛇床、狗脊等为极细末，同研匀。洗疮，令汤透，去痂，用腊猪油调，手心中擦热，鼻中嗅三二次，却擦上，一上即愈。如痛甚，肿满高起，加寒水石一倍；如不苦痒，只加狗脊；如微痒，只加蛇床子；如疮中有虫，加雄黄；如喜火炙汤洗，加硫黄，口臭不止，亦可愈也。

【附方】

四物汤　见妇人类。

大承气汤　见痢类。

郭氏升麻牛蒡子散　治时毒疮疹，脉浮，红在表者，疮发于头面胸膈之际。

升麻　牛蒡子　甘草　桔梗　葛根　玄参　麻黄各一钱　连翘一钱

上㕮咀，姜三片，水二盏，作一服。

升麻和气饮　治疮肿，疖疥痒痛。

甘草　陈皮各一两半　芍药七钱半　大黄半两，煨　干葛　苍术　桔梗　升麻各一两　当归　半夏　茯苓　白芷各二钱　干姜　枳壳各半钱

《三因》有厚朴半两

上㕮咀，每服一两，水煎。

当归饮子　治疮疥、风癣、湿毒、燥痒疮。

当归　白芍　川芎　生苄　白蒺藜　防风　荆芥各一两　何首乌　黄芪　甘草各半两

上㕮咀，每服一两，水煎，或为末，每服一二钱，亦可。天疱疮，用防风通圣散末，及蚯蚓泥略炒，蜜调敷，极妙。从肚皮上起者，是里热发于外也，还服通圣散。见斑疹类。冻疮，用煎熟桐油调密陀僧末敷。脚上烂疮久不愈，先以豆腐浆水洗三两次，悬钩柤叶、地暴柤叶，捣细，入盐些少，盦之。

丹溪先生心法卷五

痈疽八十五

痈疽只是热胜血。六阳经、六阴经,有多气少血者,有少气多血者,有多气多血者,不可一概论也。若夫要害处近虚怯薄处,前哲已曾论及,惟分经之言未闻。诸经惟少阳厥阴经生痈疽,理宜预防,以其多气少血,肌肉难长,疮久未合,必成死症。遽用驱毒利药,以伐其阴分之血,祸不旋踵。阳滞于阴,脉浮洪弦数;阴滞于阳,脉沉细弱涩。阳滞以寒治之,阴滞以热治之。

人中年以后,不可生痈,才有痈肿,参之脉证,但见虚弱,便与滋补气血,可保终吉。若用寻常驱热拔毒纾气之药,虚虚之祸,如指诸掌。

内托之法,河间治肿焮于外,根盘不深,形证在表,其脉多浮,病在皮肉,非气盛则必侵于内,急须内托以救其里,宜复煎散,除湿散郁,使胃气和平。如或未已,再煎半料饮之。如大便秘及烦热,少服黄连汤。如微利及烦热已退却,与复煎散半两。如此使荣卫俱行,邪气不能内伤也。然世俗多用排脓内补十宣散,若用之于此小疮,与冬月时令即可,若溃疡于夏月用之,其桂朴之温散,佐以防风、白芷,吾恐虽有参、芪,难为倚杖。

一妇年七十,形实性急而好酒,脑生疽,才五日,脉紧急且涩,急用大黄酒煨细切,酒拌炒为末,又酒拌人参炒,入姜煎。调一钱重，又两时再与，得睡而上半身汗，睡觉病已失，此内托之意。

又一男子，年五十，形实色黑，背生红肿，及胛骨下痛，其脉浮数而洪紧，食亦呕。正冬月与麻黄桂枝汤，加酒黄柏、生附、瓜蒌子、甘草节、羌活、青皮、人参、黄芩、半夏、生姜，六帖而消。此正内托之法，非《精要》内托散乳香、绿豆等药，想此方专为服丹石而发疽者设，不因丹石而发，恐非必用之剂。

疮先发为肿，气血郁积，蒸肉为脓，故其痛多在疮之始作时也。脓溃之后，肿退肌宽，痛必渐减，而反痛者，此为虚，宜补。亦有秽气所触，宜和解；风寒逼者，宜温散。

肠痈

大肠有痰积死血流注，桃仁承气汤加连翘、秦艽。近肛门破入风者，难治，防风之类。

乳痈

乳房阳明所经，乳头厥阴所属。乳子之母，不知调养，怒忿所逆，郁闷所遏，厚味所酿，以致厥阴之气不行，故窍不得通，而汁不得出，阳明之血沸腾，故热甚而化脓。亦有所乳之子，膈有滞痰，口气焮热，合乳而睡，热气所吹，遂生结核。于初起时，便须忍痛，揉令稍软，吮令汁透，自可消散。失此不治，必成痈疖。治法，疏厥阴之滞，以青皮清阳明之热，细研石膏，行汙浊之血，以生甘草之节，消肿导毒，以瓜蒌子或加没药、青橘叶、皂角刺、金银花、当归，或汤或散，或加减，随意消息，然须以少酒佐之。若加以艾火两三壮于肿处，其效尤捷。不可辄用针刀，必至危困。若不得于夫，不得于舅姑,忧怒郁闷,昕夕积累,脾气消阻,肝气横逆,遂成隐核,如大棋子,不痛不痒,数十年后,方为疮陷,名曰奶岩。以其疮形嵌凹似岩穴也,不可治矣。若于始生之际,便能消释病根,使心清神安,然后施之治法,亦有可安之理。

乳痈方

青皮　瓜蒌　橘叶　连翘　桃仁　皂角刺　甘草节

破多,加参、芪。

上以水煎,入酒服。

乳痈奶劳焮肿

石膏煅　桦皮烧　瓜蒌子　甘草节　青皮

上以水煎服。

治乳有核。

南星　贝母　甘草节　瓜蒌各一两　连翘半两

上以水煎,入酒服。

又方

人参　黄芪　川芎　当归　青皮　连翘　瓜蒌　白芍　甘草节　乳岩小破,加柴胡、川芎

上以水煎,入酒服。

乳硬痛。

没药一钱　甘草三钱　当归三钱

上作一服,水煎,入酒少许,热饮。

吹奶。

金银花　大荞麦　紫葛藤等分

上以醋煎洗患处立消。如无下二物,只金银花亦可。

乳粟破，少有破，必大补。

人参　黄芪　白术　当归　川芎　连翘　白芍　甘草节

上以水煎服。

附骨痈

热在血分之极细初觉，先以青皮、甘草节，后破，当养血。初腿肿，以人参、黄连、茯苓各二钱，瓜蒌子四十八粒，作二帖，入竹沥，热饮之。

治环跳穴痛不已，防生附骨疽。以苍术佐黄柏之辛，行以青皮。冬月加桂枝，夏月加条子芩，体虚者加牛膝，以生甘草为使，大料煎，入姜汁带辣，食前饮之。病深者恐术、柏、桂枝十数帖发不动，加少麻黄。二三帖不动，恐痈将成矣，急掘地坑，以火煅红，沃以小便，赤体坐其上，以被席围抱下截，使热气重蒸，腠理开，气血畅而愈。

铁围散　治痈疽肿毒。

乳香　没药半两　大黄　黄柏　黄连　南星　半夏　防风　皂角刺　木鳖子　瓜蒌　甘草节　草乌　阿胶

上为末，醋调成膏，砂石器内火熬黑色，鹅翎敷之。

围药　诸般痈疽，敷上消散。

乳香　没药　大黄　连翘　黄芩　黄连　黄柏　南星　半夏　防风　羌活　瓜蒌　阿胶　皂角刺

上研为细末，好醋煎黑色成膏。寒者热用，热者寒用。

围药铁井栏

贝母　南星各七钱　连翘　五倍子　经霜芙蓉叶各一两

上碾为细末，用水调敷四向肿处，止留中间一窍出毒气。

隔皮取脓法

驴蹄细切，一两　荞麦面一两　白盐半两　草乌四钱，去皮

上为末，水调作饼子，慢火炙微黄色，出火毒，研末，醋调成膏，用白纸摊贴患处，水自毛孔而出，其肿自退。

骑马痈

用大粉草带节四两，长流水一碗，以甘草淬焙水尽为末，入皂角炭少许，作四服，汤调顿服效。

又方

甘草节、白芷、黄连。破者，龙骨、枯矾、赤石脂并用。

敷疽疖方

草乌　黄连　紫荆皮　白芷　大黄　芙蓉皮　朴硝　糯米各等分

上为末，蜜水调敷。如疮盛，以蜜调雄黄末，围定疮穴大小，前后敷前药末。

一人肛门生疖，久不收口，有针窍三孔，劳力则有脓。

黄芪　条芩　连翘　秦艽

上为末，神曲糊为丸。

取朽骨，久疽及痔漏者用之。

取乌骨鸡胫骨，以上等雌黄实之，盐泥固济，火煅通红，取出地上，出火毒，去泥，用骨研细，饭丸如粟大，以纸捻送入孔中窍内，更用膏药贴之。

便毒

山栀子　大黄　乳香　没药　当归五分　瓜蒌仁三钱　代赭

石一钱

上作一服煎。

又方

木鳖子　大黄　瓜蒌　桃仁　草龙胆

上㕮咀，浓煎，露星月一宿，清早温服，立愈。

又方

白僵蚕、槐花为末，调酒服。一方加酒大黄。

【附方】

消毒饮　治便毒初发三四日，可消。

皂角刺　金银花　防风　当归　大黄　甘草节　瓜蒌仁等分

上㕮咀，水酒各半煎，食前温服，仍频提掣顶中发，立效。

机要内托复煎散　痈疽托里健胃。

地骨皮　黄芩　茯苓　白芍　人参　黄芪　白术　桂　甘草　防己　当归各一两　防风三两

上㕮咀，先以苍术一斤，水五升，煎至三升，去术，入前十二味，再煎至三四盏，取清汁，分三四次，终日饮之。又煎苍术柤为汤，去柤，依前又煎前十二味柤，分饮之。

内疏黄连汤　治疮皮色肿硬，发热而呕，大便闭，脉洪实者。

黄连　芍药　当归　槟榔　木香　黄芩　栀子　薄荷　桔梗　甘草各一两　连翘二两　大黄二两半

上㕮咀，每服一两，入姜煎。

疔疬八十六

疔疬，用针刀镞破头上，以蟾酥敷之，后用绿豆、野菊莎末，酒调饮醉睡觉，即定痛热除，不必去疔自愈也。治一切疔疮，用紫梗、菊花根茎叶皆可，研碎取汁，滴口中饮之。

瘰疬，血气痰热，以牡蛎煅过为末，玄参捣膏为丸。桑椹黑熟者，捣汁熬膏，汤调服。红者，晒干为末，汤调服。师云：大田螺连肉，烧灰存性为末，入麝香少许，湿则干敷，干则油调敷。夏枯草，大能散结气，而有补养血脉之功，能退寒热。虚者尽可倚仗，若实者，以行散之药佐之，外施艾灸，亦渐取效。

入方　治瘰疬。

海藻洗去砂土，晒干　昆布揉去土，同上，二味先研为末　何首乌木臼捣为末　皂角刺炒令黄色　公蛇退树上或墙上是雄，用一条，平地上是雌

上五味，为细末，和匀一处，猪项下刀口肉烧熟，蘸前药末吃，食后倒患处眠一伏时，每核灸七壮，口中觉烟起为度，脓尽即安。初生起时灸曲池，男左女右。

【附方】

宝鉴保生锭子　治疔疮，背疽，瘰疬，一切恶疮。

金脚信　雄黄　硇砂各二钱　麝香一钱　轻粉半大匣半大盏　巴豆四十九粒，文武火炒，研

上为极细末，用黄蜡五钱溶开，将药和成锭子，冷水浸少时，取出旋丸，捏作饼子，如钱眼大，将疮头拨开，安一饼子，次用神圣膏，贴后服托里散。若疮气入腹危者，服破棺丹。

神圣膏　治一切恶疮。

当归　藁本各半两　没药二钱　黄丹　黄蜡各二两　乳香二钱　琥珀二钱半　胆矾　粉霜各一钱　白胶香二两　清油二斤　木鳖

子五十个，去皮　巴豆十五个，去壳　槐枝　柳枝各一百二十条

上作一处，先将槐枝、柳枝下油内熬焦，取出不用，后下余药，熬至焦黑，亦漉出不用，将油澄清，下黄丹，再熬成膏，用绯帛摊之，立效。

千金托里散　治疔疮发背，一切恶肿。

官桂　人参　甘草　川芎　白芷　芍药各一两　木香　没药各三钱　乳香二钱　当归半两　连翘一两二钱　黄芪一两半　防风　桔梗　厚朴各二两

上十五味为细末，每服三钱，酒一大盏，煎三二沸，和渣温服，无时。

破棺丹　治疮肿，一切风热。

大黄二两，半生半熟　芒硝　甘草各一两

上为末，炼蜜丸如弹子大，每服半丸，食后茶清温酒任化下。童便半盏研化服亦得。忌冷水。

太乙膏　治疬子疮神效。

脑子一钱，研　轻粉　乳香各二钱，研　麝香三钱，研　没药四钱，研　黄丹五两

上用清油一斤，先下黄丹熬，用柳枝搅，又用憨儿葱七枝，先下一枝熬焦，再下一枝，葱尽为度，下火不住手搅，觑冷热得所，入脑子等药搅匀，瓷器盛之，用时旋摊。

克效散　治疬子疮。

官桂　硇砂各半钱　赤小豆　粳米各四十九粒　斑蝥四十九个，不去翅足

上五味研为末，初服一字，次服二字，次服三字，次服四字，煎

商陆根汤送下，空心服，小便淋沥为效。如恶心呕吐黄水无妨，瘰疬日日自消矣。

玉烛散 治瘰疬，和血通经，服之自消，日进一服，七八日取效。方见妇人类。

东垣升阳调经汤 治瘰疬绕颈，或至颊车，此皆出足阳明胃经中来。若疮深远，隐曲肉底，是足少阴肾经中来，乃戊脾传于癸肾，是夫传与妻，俱作块子，坚硬大小不等，并皆治之，或作丸亦可。

草龙胆酒制 酒芩 莪术酒洗，炒 三棱酒炒 升麻八钱 葛根 甘草炙 黄连酒洗 连翘 桔梗以上各五钱 生黄芩四钱 归梢 芍药各三两 黄柏酒炒，二钱 知母酒洗炒，一两

上另秤一半作末，炼蜜为丸绿豆大，每服百余丸。一半作㕮咀，每服五钱。若能食，大便硬，可旋加至七八钱，水二盏，先浸半日，煎至一盏，去租，临卧热服。足高，去枕仰卧，噙一口，作十次咽下，留一口在后，送下丸药。服毕，其卧如常。

金汤疳癣诸疮八十七

金疮

五倍子、紫苏等分。

又方 白胶香三钱，龙骨一钱。

金疮狗咬

五月五日午时，用陈石灰一斤，捣为末，韭一斤，捣汁，和成饼，阴干为细末，敷之。

治阳证肿毒并金疮

大粉草剉细，用竹筒一段，割去青，两头留节，节上开一窍，入粉草在内，满后用油灰塞孔窍，从立冬日，放粪缸内，待立春先一日取起，竖立在有风无日阴处二十一日，多最好，却破竹取草为细末，用敷金疮。干者水调。

火烧

桐油二钱　水二钱

上二件，以桃柳枝不住手搅，成膏，再入少水溶，外用猫儿肚底毛细剪掺上。

汤浇

以淋了茅三次灰柤敷患处。

汤火疮，腊月，猪胆涂黄柏，炙干为末，敷上。

臁疮

乳香　没药　水银　当归各半两　川芎　贝母　黄丹二钱半　真麻油五两

上㕮咀，除黄丹、水银外，先将余药用香油熬黑色，去柤，下黄丹、水银，又煎黑色，用柳桃枝搅成膏，油纸摊贴。

又方

龙骨生用　血竭　赤石脂共一两　头发如指大　黄蜡一两　白胶香　香油不拘多少

上件，先以香油煎头发三五沸，去发，入黄蜡、白胶香，却入龙骨、血竭、赤石脂，搅匀，安在水盘内，候冷取起，以瓷器盛之。每遇一疮，捻作薄片贴疮口，以竹箬贴在外，三日后，翻过再贴，仍服活血药。

又方

用砂糖水煎冬青叶三五沸，捞起，石压平。将叶贴疮上，日换二次。

又方

以头垢烧灰，和枣肉捣作膏，先以葱椒叶煎汤洗净，用轻粉掺上，却以前膏，雨伞纸摊贴之。

又方

地骨皮一两　白蜡半两　甘草节半两

上以香油，入地骨皮、甘草节，文武火熬熟去渣，入黄丹一两半，紧火熬黑提起，白纸摊贴之，次用冬青叶醋煎过，以药贴之。

杖疮疼

黄柏、生地、黄紫荆皮皆要药。热血作痛，凉血去瘀血为先，须下鸡鸣散之类。生地黄、黄柏为末，童便调敷，或加韭汁。不破者，以韭菜、葱头舂碎，炒热贴，冷则易。膏药，紫荆皮、乳香、没药、生地黄、黄柏、大黄之类。

又方

用大黄、黄柏为末，生地黄汁调敷，干即再敷。

又方

野生苎麻根，嫩者，不拘多少，洗净，同盐擂敷疮上，神效。伤重多用盗。

癣疮

防风通圣散去硝黄，加浮萍、皂角刺。又紫苏、樟树、苍耳、浮萍煎汤洗。

又方

浮萍一两　苍术二两　苦参一两半　黄芩半两　香附二钱半

上为末，酒糊丸。

又方

芦荟　大黄　轻粉　雄黄　蛇床子　槿树皮　槟榔

上为末，先刮癣，用米醋调药末涂之。

又方

芦荟研，三钱　江子去壳，十四粒　蓖麻子去壳，十四粒　斑蝥七个，去翅足　白蜡

上以香油二两，熬江子、蓖麻、斑蝥三药，以黑为度，去药入蜡，并芦荟末在内，瓷罐盛贮，微微刮癣令破，以油涂上，过夜略肿即愈。

下疳疮

蛤粉　蜡茶　苦参　密陀僧

上为末，河水洗净，腊猪油调敷。兼治臁疮。

又方

米泔水洗疮净，用头发，以盐水洗净，去油，再用清汤洗，晒干烧灰，敷疮上，即时生靥。

【附方】

冰霜散　治火烧燎损伤，油热浇伤，皮烂肉大痛。

寒水石生　牡砺煅　明朴硝　青黛各一两　轻粉一钱

上为末，新水调，或油调，湿则干贴痛处，立止如神。

圣粉散　治下注疳疮，蚀臭腐烂，疼痛不可忍者。

黄柏蜜炙　密陀僧　黄丹　高末茶　乳香各三钱　轻粉一钱半　麝少许

上为末，用葱汤洗疮后，次贴此药，兼治小儿疳疮。

下疳疮洗药

黄连　黄柏　当归　白芷　独活　防风　朴硝　荆芥

上等分，水煎，入钱五十文，乌梅五个，盐一匙，同煎。温洗，日五七次，用下药敷：

木香　槟榔　黄连　铜青　轻粉　枯矾　螵蛸　麝各等分两

上为极细末，洗后，至夜敷上。

妇人八十八

妇人经水过期，血少也，四物加参术，带痰加南星、半夏、陈皮之类。经水不及期而来者，血热也，四物加黄连。过期紫黑有块，亦血热也，必作痛，四物加香附、黄连。过期淡色来者，痰多也，二陈加川芎、当归。过期而来，乃是血虚，宜补血，用四物加黄芪、陈皮、升麻。未及期先来，乃是气血俱热，宜凉气血，柴胡、黄芩、当归、白芍、生苄、香附之属。经不调而血水淡色，宜补气血，参、芪、芎、归、香附、白芍。腹痛加胶珠、艾叶、玄胡索。经候过而作痛者，乃虚中有热，所以作痛。经水将来作痛者，血实也一云气滞，四物加桃仁、黄连、香附。临行时腰疼腹痛，乃是郁滞，有瘀血，宜四物加红花、桃仁、莪术、玄胡索、香附、木香，发热加黄芩、柴胡。紫色成块者，热也，四物加黄连、柴胡之类。痰多，占住血海地位，因而下多者，目必渐昏，肥人如此，用南星、苍术、川芎、香附，作丸子服之。肥人不及日数而多者，痰多血虚有热，亦用前丸，药中更加黄连、白术丸服。血枯经闭者，四物加桃仁、红花。躯脂满经闭者，以导痰汤加黄连、川芎，不可服地黄，泥膈故也，如用，以姜汁炒。肥胖饮食过度之人，而经水不调者，乃是湿痰，宜苍术、半夏、滑石、茯苓、白术、香附、川芎、当归。临经来时，肚痛者，四物汤加陈皮、玄胡索、牡丹、甘草。痛甚者，豆淋酒，痛缓者，童便煮莎，入炒条芩末为丸。经水去多不能住者，以三补丸加莎根、龟板、金毛狗脊。阴虚经脉久不通，小便涩，身体疼痛，以四物加苍术、牛膝、陈皮、生甘草。又用苍莎丸加苍耳、酒芍药为丸，就煎前药吞下。

又方　治经水过多。

黄芩炒　白芍炒　龟板炙，各一两　黄柏炒，三钱　椿树根皮七钱半　香附子二钱半

上为末，酒糊丸，空心，温酒或白汤下五十丸。

又方　治积痰伤经不行，夜则妄语。

瓜蒌子一两　黄连半两　吴茱萸十粒　桃仁五十个　红曲二钱　砂仁三两

上为末，生姜汁化炊饼为丸桐子大，服百丸，空心。

又方　治一切瘀血为痛。

香附四两，醋煮　瓦垄子煅，二两，醋煮一昼夜　桃仁二两　牡丹皮　大黄熟蒸　当归各一两　川芎　红花各半两

上为末，蒸饼丸如桐子大，空心，温酒下三五十丸。

【附方】

四物汤　治冲任虚损，月水不调，腹疠痛。

当归　川芎　芍药　熟苄等分

上以水煎服，加减于后。若经候微少，渐渐不通，手足烦疼，渐

瘦，生潮热，脉微数，本方去地黄、芎，加泽兰叶三倍，甘草半分。经候过多，本方去熟地黄，加生苄，或只加黄芩、白术。经行身热，脉数头昏，本方加柴胡、芩。经行微少，或胀或疼，四肢疼痛，加延胡、没药、白芷与本方等，淡醋汤调下末子。经候不调，心腹疠痛，只用芎归二味，名君臣散。气冲经脉，故月事频并，脐下多痛，加芍药。经欲行，脐腹绞痛，加玄胡、槟榔、苦楝，炒木香减半。经水涩少，加葵花、红花。经水适来适断，或有往来寒热，先宜服小柴胡汤，后以四物和之。经候过而作痛，血气俱虚也，宜本方对四君子汤服之。

治经事过期不行。

玄胡索一钱　香附　枳壳各半钱

上为末，杜牛膝捣汁半盅，空心调服。

交加地黄丸　治经水不调，血块气瘩，肚腹疼痛。

生苄一斤　老生姜一斤　玄胡索　当归　川芎　白芍二两　没药　木香各一两　桃仁去皮尖　人参各一两半　香附子半斤

上先将地黄、生姜各捣汁，以姜汁浸地黄柤，地黄汁浸生姜渣，皆以汁尽为度，次将余药为末，共作一处，日干同为末，醋糊丸如桐子大，空心服五十丸，姜汤下。

当归散　治经脉不通。

当归　穿山甲灰炒　蒲黄各半两，炒　辰砂一钱　麝香少许

上为末，酒调服二钱。

琥珀散　治月水不通，心膈迷闷，腹脏撮痛。

台乌二两　当归　莪术各一两

上为末，空心，温酒调二钱，以食压之。产后诸疾，炒姜酒调下。

通经丸　治妇人室女，经候不通，脐腹疼痛，或成血瘕。

川椒炒　莪术　干漆炒烟尽　当归　青皮　干姜　大黄煨　桃仁去皮尖，炒　川乌炮　桂心各等分

上为末，将一半用米醋熬成膏子，和余药成剂，臼中杵之，丸如桐子，阴干，每服三五十丸，醋汤下。《严氏方》无川乌，有红花。

红花当归散　治妇人血脏虚竭，或积瘀血，经候不行，时作痛，腰胯重疼，小腹坚硬，及室女经水不行。

红花　当归尾　紫葳即凌霄花　牛膝　甘草炙　苏木各三两　白芷　桂心一两半　赤芍九两　刘寄奴五两

上为末，空心，热酒调三钱服。一名凌霄花散。

导痰汤　见痰类。

三补丸　见诸虚类。

苍莎丸　见咳嗽类。

越鞠丸　见六郁类。

崩漏八十九

血崩，东垣有治法，但不言热，其主在寒，学者宜寻思之。急则治其标，用白芷汤调百草霜末。甚者用棕榈灰，后用四物汤加炒干姜调理。因劳者，用参、芪带升补药。因寒者用干姜。因热者黄芩。崩过多者，先用五灵脂末一服，当分寒热，盖五灵脂能行能止。紫色成块者，热，以四物汤加黄连之类。妇人血崩，用香附、白芷丸服。气虚血虚者，皆以四物汤加参、芪。漏下乃热而虚，四物加黄连。崩中白带，用椒目末，又用白芷、石灰炒，去灰为末、茜草少许，粥丸服。一方，用生狗头骨烧灰存性，或酒调服，或入药服。一方，五灵脂半生半炒，为末，酒调服。经血逆行，或血腥，或吐血，或唾血，

用韭菜汁服，效。

夫妇人崩中者，由脏腑伤损，冲任二脉血气俱虚故也。二脉为经脉之海，血气之行，外循经络，内荣脏腑，若气血调适，经下依时，若劳动过极，脏腑俱伤，冲任之气虚，不能约制其经血，故忽然而下，谓之崩中暴下。治宜当大补气血之药，举养脾胃，微加镇坠心火之药，治其心，补阴泻阳，经自止矣。

【附方】

小蓟汤　治崩中不止。

小蓟茎叶研取汁，一盏　生苄汁一盏　白术半两

上三件，入水一盏煎，温服。

荆芥散　治妇人崩中，连日不止。

用荆芥穗，于灯盏多着灯心，好麻油点灯，就上烧荆芥焦色。

上为末，每服三钱，童便调下。

又方

艾叶如鸡子大　阿胶半两　干姜一钱

上为粗末，用水五盏，先煮艾姜，后入胶烊消，分作二服，空心。

如圣散　治妇人血山崩。

棕榈灰　乌梅各一两　干姜一两五分，并烧灰存性

上为末，每服二钱，乌梅酒调下，空心。

凉血地黄汤　治妇人血崩，是肾水阴虚，不能镇守包络相火，故血走而崩也。

黄芩　荆芥　蔓荆子各一分　黄柏　知母　藁本　细辛　川芎各两分　黄连　羌活　柴胡　升麻　防风各三分　生苄　当归各五分　甘草一钱　红花炒，少许

七作一服，水煎，空心，稍热服。

带下九十

带下，赤属血，白属气，主治燥湿为先。漏与带，俱是胃中痰积流下，渗入膀胱，无人知此，只宜升提，甚者上必用吐以提其气，下用二陈汤加苍术、白术，仍用丸子。一本作瓦垄子。又云：赤白带下，皆属血出于大肠、小肠之分。肥人多是湿痰，海石、半夏、南星、炒柏、苍术、川芎、椿皮。一方无椿皮，有青黛。瘦人白带少，如有者多热，以炒黄柏、滑石、椿皮、川芎、海石。如无海石，以蛤粉亦可。一方有青黛，作丸子服。赤白带下，炒黄荆子为末，酒调下二钱，或米汤亦可。又治心痛，罗先生法，或十枣汤，或神佑丸，或玉烛散，皆可服。实者可行，虚者不可峻攻。血虚者，加减四物汤。气虚者，参、术、陈皮间与之。湿胜者，用固肠丸。相火动者，于诸药中，少加黄柏。滑者，加龙骨、赤石脂。滞者，加葵花。葵花白者治白带，赤者治赤带。性燥者，加黄连。痰气带下者，苍术、香附、滑石、蛤粉、半夏、茯苓丸服。寒月少加干姜，临机应变。必须断厚味。

入方

良姜　芍药　黄柏二钱，各炒成灰　椿树根皮一两半

上为末，粥丸，每服四五十丸，空心。

又方　一妇人白带兼风痛。

半夏　茯苓　川芎　陈皮　甘草　苍术　黄柏酒炒　南星　牛膝酒洗

治妇人上有头风鼻涕，下有白带。

南星　苍术　柏皮炒　滑石　半夏　川芎　辛夷　牡蛎粉炒

酒芩

上㕮咀，水煎，去柤，食前服。

又方　治白带。

龟板炙　松子各二两　黄柏炒，一两　白芍药七钱半　香附半两　干姜炒，二钱半　山茱萸　苦参　椿树皮各半两　贝母

上为末，酒糊丸桐子大，空心，米汤下五十丸。

又方　治赤白带下，或时腹痛。

龟板酒炙，二两　黄柏炒，一两　干姜炒，一钱　枳子二钱半

上为末，酒糊丸如桐子大，每服七十丸，日服二次。

又方　治妇人有孕白带。

苍术三钱　白芷二钱　黄连炒，二钱　黄芩炒，三钱　黄柏炒，一钱半　白芍二钱半　椿树皮炒，一钱半　山茱萸二钱半

上为末，糊丸，空心，温酒下五十丸。

治结痰白带，先以小胃丹，半饥半饱，津液下数丸，候郁积开，却宜服补药。

白术二两　黄芩半两　红白葵花二钱半　白芍七钱半

上为末，蒸饼丸，空心煎，四物汤下三五十丸

固肠丸　治湿气下利，大便血，白带。去脾胃陈积之疾，用此以燥其湿，亦不可单用，须看病作汤使。

椿根白皮性凉而燥须炒用

上为末，酒糊丸服。

又方

椿根皮四两　滑石二两

上为末，粥丸桐子大，空心，白汤下一百丸。

又方　治白带，因七情所伤，而脉数者。

黄连炒　扁柏酒蒸　黄柏炒，各半两　香附醋炒　白芍　白术各一两　椿根皮炒，三两　白芷烧存性，三两

上为末，粥丸桐子大，每服七十丸，食前米饮下。

又方　治赤白带，因湿胜而下者。

苍术盐炒　白芍　滑石炒，各一两　枳壳炒　甘草各三钱　椿根皮炒，二两　干姜炮，二钱　地榆半两

上为末，粥丸，空心米饮下一百丸。

【附录】赤白带者，皆因七情内伤，或下元虚惫，感非一端。叔和云：崩中日久为白带，漏下多时骨本枯。崩中者，始病血崩，久则血少，亡其阳，故白滑之物下流不止，是本经血海将枯，津液复亡，枯干不能滋养筋骨。执剂之法，须以本部行经药为引用为使，大辛甘油腻之药，润其枯燥而滋益津液，以大辛热之气味药，补其阳道，生其血脉，以寒苦之药，泄其肺而救上热伤气，以人参补之，以微苦温之药为佐，而益元气，此治之大法也。

【附方】

戴人玉烛散　治经候不通，腹胀或痛。

当归　芍药　川芎　熟苄　芒硝　大黄　甘草

上㕮咀，生姜三片，煎服。

十枣汤　见胁痛类。

神佑丸　见中湿类。

产前九十一

产前当清热养血。产妇因火动胎逆，上作喘急者，急用条芩、

香附之类，为末调下。条芩，水中取沉者为佳。堕胎，乃气虚、血虚、血热。黄芩安胎，乃上中二焦药，能降火下行。益母草即茺蔚子，治产前产后诸病，能行血养血，难产可煎作膏。地黄膏、牛膝膏皆可用。怀妊爱酸物，乃一脏之虚，假如肝脏之虚，肝气止能生胎，无余用也。又云血不能荣其肝，肝虚故爱酸物。产前安胎，白术、黄芩为妙药也。条芩，安胎圣药也。俗人不知，以为害而不敢用，反谓温热之药可养胎，殊不知产前宜清热，令血循经而不妄行，故能养胎。胎热将临月，以三补丸加炒香附、炒白芍，蒸饼丸服。抑热，以三补丸用地黄膏丸。倘有孕八九个月，必用顺气，须用枳壳、紫苏梗。凡妊妇，脉细匀易产；大浮缓，火气散，难产。生产如抱舡过坝一般。

入方　固胎。

地黄半钱　归身　人参　白芍各一钱　白术一钱半　川芎五分　陈皮一钱　黄芩半钱　甘草三分　黄连少许　黄柏少许　桑上羊儿藤七叶，圆者。一本无芩

上㕮咀，每二钱，入糯米二十四粒煎服。血虚不安者用阿胶。痛者用砂仁止痛，安胎行气故也。

束胎丸　第八个月可服。

炒黄芩夏一两，春秋七钱半，冬半两　白术二两，不见火　茯苓七钱半，不见火　陈皮三两，忌火

上为末，粥丸服。

达生散　又名束胎散。

大腹皮三钱　人参　陈皮各半钱　白术　芍药各一钱　紫苏茎叶半钱　甘草炙，二钱　归身尾一钱

上作一服，入青葱五叶，黄杨脑七个，此即黄杨树叶梢儿也，或加枳壳、砂仁，以水煎，食后服。于八九个月，服十数帖，甚得力。夏月加黄芩，冬不必加，春加川芎。或有别证，以意消息于后。气虚加参、术，气实倍香附、陈皮，血虚倍当归加地黄，形实倍紫苏，性急加黄连，有热加黄芩，湿痰加滑石、半夏，食积加山楂，食后易饥倍黄杨脑，有痰加半夏，腹痛加木香、桂。

又方　第九个月服。

黄芩一两，酒炒。不宜凉药、怯弱者减半　白术一两　炽壳炒，七钱半　滑石七钱半。临月十日前，小便多者，减此一味

上为末，粥丸桐子大，每服三十丸，空心热汤下，多则恐损元气，气实人宜服。

又方　安胎。

白术　黄芩　炒曲

上为末，粥丸服。一本云：用条芩一二两，为末，每一钱或半钱，浓煎白术汤调下。每次用白术五七钱煎汤。

恶阻从痰治，多用二陈汤。

戴云：恶阻者，谓妇人有孕，恶心，阻其饮食者是也。肥者有痰，瘦者有热，须用二陈汤。

入方

白术不拘多少

上为末，水丸，随所好，或汤或水下。

子肿，湿多。

戴云：子肿者，谓妇人手足或头面通身浮肿者是也。

入方

山栀子炒用,一合

上为末,米饮吞下,或丸服。

三因鲤鱼汤 治妊娠腹大,间有水气。

白术五两 茯苓四两 当归 芍药各三两

上细剉,以鲤鱼一头,修事如食法,煮取汁,去鱼不用,每服四钱,入鱼汁一盏半,姜七片,陈皮少许,煎至七分,去柤,空心服。

胎漏,气虚、血虚、血热,可服固孕之药。

戴云:胎漏者,谓妇人有胎而血漏下者。

参术饮 治妊娠转胞。

四物汤加人参 白术 半夏制 陈皮 甘草

上㕮咀,入生姜煎,空心服。

【附方】

治胎动不安,已有所见。

艾叶 阿胶 当归 川芎各三两 甘草一两

上每服五钱,水煎熟,下胶令烊,温服。

胶艾汤 损动胎去血腹痛。

艾叶 阿胶

上二味,水煎服。

难产,气血虚故也。此盖九月十日之际,不谨守者有之,亦有气血凝滞而不能转运者,临月时服野天麻,熬膏,白汤调下。油、蜜、小便和极匀,治难产。

入方

砂仁 香附醋煮 枳壳 甘草

上为末,汤调,又以香油、蜜、小便和匀各半盏,调益母草末。

催生。

白芷灰　百草霜　滑石

上为末,用芎、归煎汤调下,或姜汁服。

天麻丸　易产。

天麻即益母草,六月间连根采,阴干

上为末,不拘多少,炼蜜丸如圆眼大,临产时,温酒或白汤化一丸,能除产后百病。

【附方】

催生如圣散

黄葵花不拘多少,焙干

上为末,热汤调下二钱,神妙。或有漏血,胎脏干涩,难产痛剧者,并进三服,食久,腹中气宽胎滑,即时产下。如无花,只以蜀葵子,烂研小半合,以酒调尤妙。亦治打扑伤损,如死胎不下,煎红花,温酒调下。《经验方》用子四十九粒或三十粒。歌曰:黄金内子三十粒,细研酒调能备急,命若悬丝在须臾,即令眷属不悲泣。

又方

蛇蜕一条,全者　蚕脱纸一张,一方无

上入新瓮中,盐泥固济,烧存性为末,煎榆白皮,调下一钱,三服,觉痛便产。

又方　治产难,兼治胞衣不下并死胎。

蓖麻子七粒,去壳,研细成膏,涂脚心,胞衣即下,速洗去,不洗肠出,却用此膏涂顶上,肠自缩入,如神之妙。

又方

腊月兔头一枚,烧灰

上为末，葱白汤调二钱，立生。

又方　治难产三日不下。

伏龙肝细研，每服一钱，酒调服之。又或吞鸡子黄三个，并少苦酒服之，立生。又或用赤小豆二升，水九升，煮取一升汁，入炙了明黄胶一两，同煎少时，一服五合。又用槐子十四枚即下。又方，当归为末，酒调方寸，匕服。

胞衣不下，取灶屋黑尘，研为细末，酒调方寸匕。

产后九十二

产后无得令虚，当大补气血为先，虽有杂证，以末治之。一切病多是血虚，皆不可发表。产后不可用芍药，以其酸寒伐生发之气故也。产后血晕，因虚火载血上行，渐渐晕来，方用鹿角烧灰，出火毒，研极细末，好酒同童便灌下，一呷即醒，行血极快。又方，以韭菜细切，盛于有嘴瓶中，以热醋沃之，急封其口，以嘴塞产妇鼻中，可愈眩冒。产后中风，切不可作风治，必大补气血为主，然后治痰。当以左右手之脉，分其气血多少而治。产后中风，口眼㖞斜，切不可服小续命汤。产后水肿，必用大补气血为主，少佐苍术、茯苓，使水自利。产后大发热，必用干姜。轻者用茯苓淡渗其热，一应寒苦并发表之药，皆不可用。产后发热恶寒，皆属血虚。左手脉不足，补血药多于补气药。恶寒发热腹痛者，当去恶血，腹满者不是。产后发热，乳汁不通及膨者，无子当消。用麦蘖二两炒，研细末，清汤调下，作四服。有子者用木通、通草、猪蹄煎服。凡产后有病，先固正气。前条云，产后大热，必用干姜，或曰：用姜者何也？曰：此热非有余之热，乃阴虚生内热耳，故以补阴药大剂服之，且干姜能入肺，和肺气，入肝分,引血药生血,然不可独用,必与补阴药同用,此造化自然之妙,非天下之至神,孰能与于此乎？产后脉洪数,产前脉细小涩弱,多死。怀孕者,脉主洪数,已产而洪数不改者,多主死。

入方　产后补虚。

人参　白术一钱　茯苓　归身尾　陈皮　川芎各半钱　甘草炙,三分

有热加黄芩一钱　姜三片

上以水煎服。

产后消血块方

滑石三钱　没药二钱　血竭二钱。如无,以牡丹皮代之

上为末,醋糊丸。如恶露不下,以五灵脂为末,神曲丸,白术陈皮汤下。瓦垄子能消血块。

又方

血竭　五灵脂

上为末,消产后血块极好。

又方　治产后泄泻。

黄芩　白术　川芎　茯苓　干姜　滑石　陈皮　炒芍药　甘草炙

上㕮咀,水煎服。

又方　治产后恶露不尽,小腹作痛。

五灵脂　香附一方加蛤粉

上为末,醋糊丸,甚者入桃仁,不去尖用。

独行丸　治妇人产后血冲心动,及治男子血气心腹痛。有孕者忌服。

五灵脂去土,半炒半生

上为末,水丸弹子大,每一丸,或酒或姜汤化下。

参术膏 治产后胞损成淋沥证。

人参二钱半 白术二钱 桃仁 陈皮各一钱 黄芪一钱半 茯苓一钱 甘草炙,半钱

上㕮咀,水煎猪羊胞后入药,作一服。

【附录】产后血晕者,皆由败血流入肝经,眼见黑花,头目旋晕,不能起坐,甚至昏闷不省人事,谓之血晕。用酒调黑神散最佳,切不可作中风治之。凡血晕,皆血乘虚逆上凑心,故昏迷不省,气闭欲绝是也。古法有云:产妇才分娩了,预烧秤锤或江中黄石子,硬炭烧令通赤,置器中,急于床前,以醋沃之,得醋气可除血晕。或以好醋久涂口鼻,乃置醋于傍,使闻其气,兼细细少饮之,此为上法也。又法,以干漆烧烟,熏产母面即醒,无干漆以破漆器亦可。

【附方】

清魂散 治血迷血晕。

泽兰叶 人参各二钱半 荆芥一两 川芎半两 甘草二钱

上为末,用温酒热汤各半盏,调一钱,急灌之,下咽即开眼。

黑神散

黑豆炒,半升 熟苄 当归 肉桂 干姜 甘草 白芍 蒲黄各四两 生苄别本无

上为末,每服二钱,童便、酒各半调服。一名乌金散。

子嗣九十三附断子法

若是肥盛妇人,禀受甚厚,恣于酒食之人,经水不调,不能成胎,

谓之躯脂满溢，闭塞子宫，宜行湿燥痰，用星、夏、苍术、台芎、防风、羌活、滑石，或导痰汤之类。若是怯瘦性急之人，经水不调，不能成胎，谓之子宫干涩无血，不能摄受精气，宜凉血降火，或四物加香附、黄芩、柴胡，养血养阴等药可宜。东垣有六味地黄丸，以补妇人之阴血不足，无子，服之者能使胎孕。出《试效方》。断子法用白面曲一升，无灰酒五升，作糊，煮至二升半，滤去柤，分作三服，候经至前一日晚，次早五更，及天明，各吃一服，经即不一无不字。行，终身无子矣。

小儿九十四

乳下小儿，常多湿热食积，痰热伤乳为病，大概肝与脾病多。小儿易怒，肝病最多，大人亦然。肝只是有余，肾只是不足。

小儿初生，未经食乳，急取甘草一寸，火上炙熟，细切，置地上出火毒一时许，用水一小盏，熬至三分之一，去滓，用新绵蘸滴儿口中，令咽尽，须臾吐痰及瘀血，方与乳食，年长知肤无病。

小儿急慢惊风，发热口噤，手心伏热，痰热咳嗽痰喘，此类证并用涌法吐之，重剂瓜蒂散，轻剂用苦参、赤小豆末，须虾韭汁调服之，后用通圣散为末，蜜丸服，间以桑树上牛儿，阴干，焙末调服，以平其气。惊有二证，一者热痰，主急惊，当吐泻之；一者脾虚，乃为慢惊，所以多死，当养脾。急惊只用降火、下痰、养血。慢惊者，先实脾土，后散风邪，只用朱砂安神丸，更于血药中求之。

小儿蓦然无故大叫作发者，必死，是火大发则虚其气故也。

入方

黑龙丸　治小儿急慢惊风。

牛胆南星　青礞石焰硝分煅，各一两　天竺黄　青黛各半两　芦

荟二钱半　辰砂三钱　僵蚕半钱　蜈蚣一钱半，烧存性

上为末，甘草煎膏丸，如鸡头大，每服一二丸，急惊煎姜蜜薄荷汤下，慢惊煎桔梗白术汤下。

治惊而有热者

人参　茯苓　白芍酒炒　白术

上㕮咀，姜煎，夏月加黄连、生甘草、竹叶。

【附方】

神圣牛黄夺命散

槟榔半两　木香三钱　大黄二两，面裹煨熟为末　白牵牛一两，一半炒一半生用　黑牵牛粗末，一半生用一半炒

上为一处，研作细末，入轻粉少许，每服三钱，用蜜浆水调下，不拘时候，微利为度。

通圣散　见斑疹类。

朱砂安神丸　见惊悸类。

瓜蒂散　见疸类。

疳病，或肚大筋青。

胡黄连丸　治疳病腹大。

胡黄连五分，去果子积　阿魏一钱半，醋浸，去肉积　神曲二钱，去食积　麝香四粒　炒黄连二钱，去热积

上为末，猪胆汁丸如黍米大，每服二三十丸，白术汤送下。又云，胡黄连丸十二粒，白术汤下。

五积丸　治小儿诸般疳积。

丑头末一两　黄连半两　陈皮一两　青皮半两　山楂半两

上炒焦黑色，为末，每用巴豆霜半钱，前药末半钱，宿蒸饼丸，

麻子大，小儿二岁十丸，五更姜汤下，至天明大便泄为度，温粥补之。未利，再服三五丸。

乌犀丸

丑头末三两　青皮三两　使君子肉七钱半　白芜荑一钱半　鹤虱五钱　芦荟一钱，另研，烧红醋淬　苦楝根皮半两

上炒令焦黑色，为末，曲丸麻子大，每服三五十丸，米饮送下，食前，量小儿大小加减。

黄龙丸

三棱三两　黑角莪术三两　青皮一两半　山楂肉七钱半　干姜七钱半

上用曲丸麻子大，日晒干，食后，姜汤下，量儿大小加减。乌犀、黄龙间服，食前服乌犀，食后服黄龙。

肥儿丸　治小儿疳积。

芦荟另研　胡黄连三钱　炒曲四钱　黄连　白术　山楂炒，半两　芜荑炒，三钱

上为末，芦荟末和匀，猪胆汁丸粟米大，每六十丸，食前米饮下。

疳黄食积

白术　黄连　苦参　山楂等分

上为末，曲糊丸麻子大，食后，白汤下十五丸。

食伤胃热熏蒸。

白术一两　半夏　黄连半两　平胃散二两

上用粥丸，食后，白汤下二十丸。

【附录】小儿疳病者，小儿脏腑娇嫩，饱则易伤。乳哺饮食，一

或失常,不为疳者鲜矣。疳皆因乳食不调,甘肥无节而作也。或婴幼缺乳,粥饭太早,耗伤形气,则疳之根生。延及岁月,五疳病成。甚者胸陷喘哕,乳食直泻,肿满下利,腹胁胀疼,皮发紫疮,肌肉先紫。与夫疳劳渴泻,面槁色夭,骨露齿张,肚硬不食者,皆危笃矣。凡此等类,卢扁复生,难施其巧。

【附方】

集圣丸 治小儿疳通用。

芦荟 五灵脂 好夜明砂焙 砂仁 陈皮 青皮 莪术煨 木香 使君子煨,各二钱 黄连 虾蟆日干炙焦,各二分

上为末,用雄猪胆二枚,取汁和药入糕糊丸,麻子大,每服十五丸,米饮送下。

大芦荟丸 治诸疳。

芦荟 芜荑 木香 青黛 槟榔 黄连炒,二钱半 蝉壳二十四枚 黄连半两 麝香少许

上为末,猪胆汁二枚,取汁浸糕为丸,麻子大,每服二十丸,米饮下。

褐丸子 治疳肿胀。

莱菔子一两,炒 陈皮 青皮 槟榔 黑丑半熟半生 五灵脂 赤茯苓 莪术煨,各半两 木香二钱半

上为末,面糊丸,绿豆大,每服十五丸,煎紫苏桑皮汤下。

子热

炒芍药 香附 滑石一两 甘草三钱 黄连二钱

上作四服,水一盏半,生姜三片煎,乳母服。

风痰

南星一两,切,用白矾末半两,水泡一指厚浸,晒干,研细入 白附子

二两

上为末,飞白面糊丸,如芡实大,每服一二丸,姜蜜薄荷汤化下。

白附丸

牛胆星一两,须用黄牯牛胆。腊月粉南星,亲手修合,风干,隔一年用。牛胆须入三四次者佳 大陈半夏半两 粉白南星一两,切作片用,腊雪水浸七日,去水晒干 枯白矾二钱半

上为末,宿蒸饼,丸如梧子大,用姜汁蜜汤送下。有热加薄荷叶。

紫金泥 治小儿哮喘不止,端午日修合。

黑椒四十九粒,浸透去皮,研如泥次入 人言一钱 鹅管石一钱

上为末,丸如黍米大,朱砂为衣,每一丸或二丸,量儿大小,空心,冷茶清下。当日忌生冷、荤、腥、热物。服药病止后,更服白附丸三五帖。

小儿腹痛,多是饮食所伤。宜:

白术 陈皮 青皮 山楂 神曲 麦蘖 砂仁 甘草

受寒痛者加藿香、吴茱萸,有热加黄芩。

小儿腹胀

萝卜子蒸 紫苏梗 干葛 陈皮等分 甘草减半

食减者,加术煎服。

小儿好吃粽,成腹胀疼。用白酒曲末,同黄连末为丸,服之愈。

又方

茯苓皮 陈皮 赤小豆 萝卜子炒 木通各半钱 木香二分 甘草些少

上㕮咀,姜一片煎服。

【附录】小儿腹痛,多因邪正交争,与脏气相击而作也。挟热作

痛者,以面赤,或壮热,四肢烦,手足心热见之。挟冷作痛者,以面色或白或青见之。冷甚而证变,则面色黯黑,唇爪甲皆青矣。热证,宜四顺清凉饮加青皮、枳壳。冷证,指迷七气汤。冷热不调,以桔梗枳壳汤加青皮、陈皮、木香、当归。

小儿吐泻黄疸

三棱 莪术 青皮 陈皮 神曲炒 茯苓 麦蘖 黄连 甘草 白术

上为末,调服。伤乳食吐泻加山楂,时气吐泻加滑石,发热加薄荷。

夏月小儿肚泻,用益元散,钱氏五补、五泻之药俱可用。吐泻、腹疼、吐乳,调脾以平胃散,入熟蜜,加苏合香丸,名万安膏,用米汤化下。夏月热病,六一散最妙。

小儿痢疾。

黄连 黄芩 陈皮 甘草

上以水煎服。赤痢加红花、桃仁,白痢加滑石末。

又方 治小儿食积痢。

炒神曲 苍术 滑石 白芍 黄芩 白术 甘草炙 陈皮

上㕮咀,水煎,下保和丸。一方加茯苓。

小儿赤痢壮热,用蓝青捣汁,每服半盏,与之妙。

【附录】凡小儿痢疾,亦作食积论。初得之时,宜用木香槟榔丸下之,后用白术、白芍药、黄芩、甘草、滑石。如里急后重,加木香、槟榔、枳壳;久不止者,用肉豆蔻、粟壳炒黄。小儿赤斑、红斑、疮痒、瘾疹,并宜用防风通圣散,为末调服。

小儿口糜。

戴云：满口生疮者便是。

江茶　粉草

上为末敷之。一方用黄丹。

又方

苦参　黄丹　五倍子　青黛

上等分为末，敷之。

又方

青黛　芒硝

上为末，敷口中。

又方

黄柏　细辛　青盐

上等分，为末噙之，吐出涎，不过三日愈。亦治大人。治毒口疮，五倍子、黄丹、甘草、江茶、芒硝等分为末，敷之。

龟胸。

苍术　酒柏　酒芍药　陈皮　防风　威灵仙　山楂　当归

痢后加生芋。

小儿夜啼，此是邪热乘心。

黄连姜汁炒，钱半　甘草一钱

上用竹叶一十片煎服。又方加人参二钱半，作二服。入姜一片，水煎。

又法　夜啼不止，潜取捕鸡窠草一握，置小儿身下。

【附录】夜啼，小儿脏冷也。阴盛于夜则冷动，冷动则为阴极发燥，寒盛作疼，所以夜啼而不歇。

【附方】

钩藤散 治小儿夜啼。

钩藤 茯苓 茯神 川芎 当归 木香各一钱 甘草炙，五分

上为末，每服一钱，姜枣略煎服。又灯草烧灰，涂敷乳上与之。

小儿脱肛。

戴云：脱肛者，大肠脱下之说。

脱囊，即外肾肿大。

戴云：脱囊者，阴囊肿大，坠下不收上之说。或云：溃烂阴丸脱出。

入方

木通 甘草 黄连炒 当归 黄芩炒

上以水煎服。

又方 治脱肛，用东北方陈壁土泡汤，先熏后洗。

又方 治脱囊。紫苏茎叶末，干敷。如烂，用香油调，鹅翎刷。又用青荷叶包上。

小儿木舌。

戴云：木舌者，舌肿硬不和软也。又言，重舌者亦是此类。二者皆是热病。

入方

百草霜 芒硝 滑石

上为末，酒调敷之。

重舌，用好胆矾研细敷之。

咯血。

戴云：咯红者，即唾内有血，非吐血与咳血。

入方

黑豆 甘草 陈皮

上煎服。

小儿尿血。

甘草汤调益元散，加升麻煎服，尤妙。

小儿吃泥，胃气热故也。

入方

软石膏　黄芩　陈皮　茯苓　白术　甘草

上用水煎服。

又方

腻粉一钱，砂糖和丸如麻子大，米饮下一丸，泻出土立瘥。

小儿解颅，乃是母气虚与热多耳。

戴云：即初生小儿，头上骨未合而开者。

入方

四君子与四物，子母皆可服。有热加酒炒黄芩、连、生甘草煎服。外用帛束紧，用白敛末敷之。

小儿吐蛔虫。

以苦楝根为君，佐以二陈汤煎服。

小儿冬月吐蛔，多是胃寒、胃虚所致，钱氏白术散加丁香二粒。

【附方】

钱氏白术散

藿香　白术　木香　白茯苓　甘草　人参各一钱　干葛三钱

上为末，每一钱至二钱，水煎服。

小儿口噤。

治法　用搐鼻方。

郁金　藜芦　瓜蒂

上为末，水调搐之。

小儿秃头。

用白灰烧红，淬长流水令热洗之，内又服酒制通圣散，除大黄另用酒炒入，研为末，再用酒拌干，每服一钱，水煎频服。外又用胡荽子、伏龙尾即梁上灰尘、黄连、白矾为末，油调敷。

又方

松树厚皮烧灰　黄丹水飞，一两　寒水石一两，细研　白矾枯　黄连　大黄各半两　白胶香熬飞倾石上，三两　轻粉四盏。或云一分

上为末，熬熟油调敷疮上，须先洗了疮痂敷之佳。

又方　治小儿癞头，并身癞等证。

松皮烧灰　白胶香　枯矾　大黄　黄柏

上为末，用熟油调敷。

小儿头疮。

腊猪油半生半熟　雄黄　水银等分

上研和匀，洗净敷疮上。

又方

川芎　酒芩　酒白芍　陈皮半两　酒　白术　酒归一两半　酒天麻　苍术　苍耳七钱半　酒柏　酒粉草四钱　防风三钱

上为末，水荡起煎服，日四五次，服后睡片时。

又方　单治头疮。

松树皮厚者，烧炭，二两　白胶香熬沸倾石上，二两　黄丹一两，火飞　白矾火飞，半两　黄芩　黄连　大黄各三钱　寒水石三钱　白芷　无名异炒，少许　木香少许，痛者用　轻粉

上为极细末，熬熟油调，敷疮上，须洗净疮去痂，敷之佳。

又小儿疮。

猪牙皂角去皮　胡椒些少　枯矾　轻粉

上为末，樟脑烛油搽七日。如樱桃脓窠，去椒。

小儿脐肿汗出。

用枯白矾为末敷，或黄柏为末敷之。又小儿脐不干，伏龙肝涂。

小儿天火丹脐腹起者，赤溜不妨。

蚯蚓泥炒调敷。

小儿赤溜，主伤血热。

用生芐、木通、荆芥、苦药带表之类，外以芭蕉油涂患处，芒硝浓煎汁洗之。又方，鸡子清调伏龙肝，敷之。

小儿耳后月蚀疮。

黄连　枯白矾

上为末，敷之。

小儿鼻赤。

雄黄　黄丹

上同为末，无根水调敷之。又苍耳叶酒蒸焙干为末，调服，最解食毒。又鼻下一道赤者，名曰䘌，以黄连末敷之。

辛夷膏　专治小儿鼻流清涕不止。

辛夷叶一两，洗净焙干　细辛　木通　白芷各半两　杏仁一两，去皮，研如泥　木香半两

上为细末，次用杏仁泥、羊骨髓、猪脂各一两，同诸药和匀，于瓦石器中熬成膏，赤黄色为度，于地上放冷，入脑、麝各一钱，拌匀涂囟门上，每用少许涂鼻中。

小儿变蒸，是胎毒散也。

乳儿疟疾痞块。

川芎二钱　生苄　白芍一钱半　陈皮　半夏　炒芩一钱　甘草二分

上作一服，姜三片，就煎下甲末半钱。

痘疮九十五

痘疮分气虚、血虚，用补。气虚者，人参、白术，加解毒药。血虚者，四物汤中加解毒药。凡痘疮初出之时，色白者，便用大补气血，参、术、芪、芍、升麻、干葛、草、木香、丁香、酒洗当归、白芍。若大便泻，加诃子、肉豆蔻、酒炒芩连，名解毒药。但见红点，便忌葛根汤，恐发得表虚也。吐泻食少为里虚，不吐泻能食为里实。里实而补，则结痈毒。陷伏倒靥为表虚，灰白者亦表虚，或用烧人屎。红活绽凸为表实，表实而更复用表药，则反溃烂，不结痂。吐泻陷伏，二者俱见，为表里俱虚。黑陷甚者，亦用烧人屎，蜜水调服，出子和方。痘疮初出时，或未见时，人有患者，宜预服此药，多者令少，重者令轻，方以丝瓜近蒂三寸，连皮子烧灰存性，为末，沙糖拌，干吃。入朱砂末尤妙。痘疮分人清浊，就形气上取勇怯。黑陷二种，因气虚而毒气不能尽出者，酒炒黄芪、酒紫草、人参。颜色正者如上治。将欲成就，却色淡者，宜助血药，用当归、川芎、酒洗芍药之类，或加红花。将成就之际，却紫色者属热，用凉药解其毒，升麻、葛根、黄连、黄芩、桂枝、连翘之类，甚者犀角大解痘毒。炉灰白色，静者、怯者，作寒看；勇者、燥者、焮发者，作热看。痘疮，鼠粘子、连翘、山楂、甘草，此四味，始终必用之药。全白色将靥时，如豆壳者，盖因初起时饮水多，其靥不齐，俗呼倒靥，不好，但服实表之剂，消息以大小便，如大便秘通大便，小便秘通小便。有初起，烦躁谵语，狂渴引饮，若饮水则后来靥不齐，急以凉药解其标，如益元散之类亦可服。痒塌者，于形色脉上分虚实，实则脉有力，气壮；虚则脉无力，气怯。轻者用淡蜜水调滑石末，以羽润疮上。虚痒者，以实表之剂，加凉血药。实痒，如大便不通者，以大黄寒凉之药，少许与之，下其结粪。疏则无毒，密则有毒，宜凉药解之，虽数十帖亦不妨，无害眼之患。疮干者宜退火，湿者用泻湿。退火止用轻剂，荆芥、升麻、葛根之类。泻湿乃肌表间湿，宜用风药，白芷、防风之类。如痘疮伤眼，必用山栀、决明、赤芍、归尾、芩、连、防风、连翘、升麻、桔梗，作小剂末调服。如眼无光，过百日后，血气复自明。痘痈多是实毒，血热成痈，分上下用药，一日不可缓。已成脓，必用凉药为主，赤芍、甘草节、连翘、桔梗。上引用升麻、葛根，下引用槟榔、牛膝，助以贝母、忍冬草、白芷、瓜蒌之类。大便燥用大黄，发寒热用黄芩、黄柏。痘疮，黑属血热，凉血为主。白属气虚，补气为主。中黑陷而外白起得迟者，则相兼而治。初起时自汗不妨，盖湿热熏蒸而然故也。痘风分气血虚实，以日子守之，多带气血不足。虚则黄芪，生血、活血之剂助之，略佐以风药；实则白芍为君，黄芩亦为君，佐以白芷、连翘、续断之类。若属寒，陈氏方可用。

入方　解痘疮毒。

丝瓜　升麻　酒芍药　生甘草　黑豆　山楂　赤小豆　犀角

上水煎服。

又方　治痘疮已出未出，皆可服。

朱砂

上为末，蜜水调服，多者可减，少者可无。

痘疮敷药：

贝母　南星　僵蚕　天花粉　寒水石最多　白芷　草乌　大黄　猪牙皂角

上为末，醋调敷之。

【附录】小儿疮疹，大抵与伤寒相似，发时烦躁，脸赤唇红，身痛头疼，乍寒乍热，喷嚏呵欠，嗽喘痰涎，伤寒证候类有之。始发之时，有因伤风寒而得者，有因时气传染而得者，有因伤食呕吐而得者，有因跌扑惊恐蓄血而得者，或为窜眼禁牙惊搐如风之证，或口舌咽喉腹肚疼痛，或烦躁狂闷昏睡，或自汗，或下利，或发热，或不发热，证候多端，卒未易辨，亦须以耳冷、骫冷、足冷验之。盖谓疮疹属阳，肾脏无证，耳与骫足俱属于肾，故肾之所部独冷。疑似之间，或中或否，不若视其耳后，有红脉赤缕为真，于此可以稽验矣。调护之法，首尾俱不可汗下，但温凉之剂兼而济之，解毒和中安表而已。如欲解肌，干葛、紫苏可也。其或小儿气实，烦躁热炽，大便秘结，则与犀角地黄汤，或人参败毒散辈，又或紫草饮，多服亦能利之，故前说大便不通者，少与大黄，尤宜仔细斟酌之，慎之可也。若小便赤少者，分利小便，则热气有所渗而出。凡热不可骤遏，但轻解之，若无热则疮又不能发也。凡已发未发，并与紫苏饮为当。虚者益之，实者损之，冷者温之，热者平之。是为权度，借喻而言，亦如庖人笼蒸之法，但欲其松耳。如苟妄汗，则荣卫既开，转增疮烂，妄下则正气内脱，变而归肾，身体振寒，耳骫反热，眼合肚胀，其疮黑坏，十无一生。钱氏云：黑陷青紫者，百祥丸下之；不黑者，谨勿下。余知其所下者，泻膀胱之邪也。又云：下后身热气温，欲饮水者，可治。水谷不消，或寒战者，为逆。余知其脾强者，土可以治水也,百祥丸大峻,当以宣风散代之。泻后温脾,则用人参、茯苓、白术等分,厚朴、木香、甘草各半为妙。盖疮发肌肉,阳明主之,脾土一温,胃气随畅,独不可消胜已泄之肾水乎?此钱氏不刊之秘旨也。朱氏曰:疮疹已发未发,但不可疏转,此为大戒。又曰:疮疹首尾,皆不可下,辄用利药,则毒气入里杀人。以此观之,疮疹证状,虽与伤寒相似,而疮疹治法,实与伤寒不同。伤寒所传,从表入里,疮疹所发,从里出表,盖毒根于里,若下之,则内气一虚,毒不能出,而返入焉,由是土不胜水,黑陷者有之。毒发于表,若汗之则荣卫一虚,重令开泄,转增疮烂,由是风邪乘间变证者有之。汗下二说,古人所深戒也。调解之法,活血调气,安表和中,轻清消毒,温凉之剂,二者得兼而已。温如当归、黄芪、木香辈,凉如前胡、干葛、升麻辈,佐之以川芎、芍药、枳壳、桔梗、羌活、木通、紫草、甘草之属,则可以调适矣。但小儿凡觉身热,证似伤寒,若未经疮痘,疑似未明,且先与惺惺散、参苏饮,或人参羌活散辈;热甚则与升麻葛根汤、人参败毒散。疮痘已出,则少与化毒汤;出不快者,加味四圣散、紫草饮子、紫草木香汤、紫草木通汤,或快斑散、丝瓜汤;出太甚者,人参败毒散、犀角地黄汤。小便赤涩者,大连翘汤、甘露饮、麦门冬、五苓散;大便秘结,内烦外热者,小柴胡汤加枳壳最当,或少少四顺清凉饮。若咽喉痛者,大如圣汤、鼠粘子汤;喘满气壅者,麻黄黄芩汤;胸腹胀满者,枳壳桔梗汤、二陈加枳壳汤;烦渴者,甘草散、乌梅汤;下利呕逆者,木香理中汤、甘草干姜汤;陷入者,加味四圣散。更以胡荽酒,薄敷其身,厚敷其足,喷其衣服,并以厚绵盖之。若犹未也,独圣散入麝香老酒调剂,或不用酒,则木香煎汤;若其疮已黑,乃可用钱氏宣风散加青皮主之。然而疮疹用药,固有权度,大小二便不可不通，其有大便自利，所下黄黑，则毒气已减，不必多与汤剂，但少用化毒汤可也，或不用亦可。若大小二便一或闭焉，则肠胃壅塞，脉络凝滞，毒气无从而发泄，眼闭声哑，肌肉黧然，不旋踵而告变矣。其坏疮者，一曰内虚泄泻，二曰外伤风冷，三曰变黑归肾。春夏为顺，秋冬为逆。凡痘疮初出之时，须看胸前，若稠密，急宜消毒饮加山楂、黄芩酒洗、紫草，减食加人参。凡痘疮初欲出时，发热鼻尖冷，呵欠咳嗽，面赤，方是痘出之候，便宜服升麻葛根汤加山楂、大力子。其疮稀踪而易愈。凡痘疮发热之时，便宜恶实子为末，蜜调，贴囟门上，免有患眼之疾。近世小儿痘疮，上党陈文中木香散、异功散，殊不知彼时立方之时，为运气在寒水司天，时令又值严冬大寒，为因寒气郁遏，痘疮不红绽，故用辛热之剂发之，今人不分时令寒热，一概施治，误人多矣。时值温热，山野农家贫贱之人，其或偶中也。

【附方】

犀角地黄汤

犀角一两　生苄二两　赤芍三分　牡丹皮一两

上吹咀，三岁儿，三钱水煎。

人参败毒散

人参　茯苓　甘草炙　前胡　川芎　羌活　独活　桔梗　柴胡以上并去苗芦　枳壳麸炒，去穰，各半两

上为粗末，每服二钱，水一盏，姜二片，薄荷少许，煎温服。

紫草饮子

紫草一两

上剉细，百沸汤大碗沃之，盖定勿令气出，逐旋温服。紫草能

导大便，发出亦轻。

百祥丸

红牙大戟，不拘多少，阴干，浆水煮极软，去骨，日中曝干，复内无汁中煮汁尽，焙为末，水丸如粟米大，每服一二十丸，研，赤脂麻汤下，无时。

宣风散

槟榔二个　陈皮　甘草各半两　黑丑四两。半生半熟

上为末，每一钱，量大小与服，蜜汤调下。

惺惺散　治小儿风热，及伤寒时气，疮疹发热。

白茯苓　细辛　桔梗　瓜蒌根　人参　甘草炙　白术　川芎等分

上为末，每一钱，水煎，入薄荷三叶，同煎服。

参苏饮

前胡　人参　苏叶　干葛　半夏汤泡七次，姜汁制　茯苓　枳壳　陈皮　甘草　桔梗

上剉，姜枣煎，微热服。

人参羌活散

羌活　独活　柴胡　人参　川芎　枳壳　茯苓各半两　前胡　北梗　天麻　地骨皮　甘草炙，各二钱半

加麻黄、薄荷、葱白煎服。汗后尚热，宜服此，去麻黄，加紫草。如已见三五点，加紫草、陈皮、赤芍，使热退疮出亦轻，更调辰砂末半钱，以制胎毒。

升麻葛根汤

干葛　升麻　白芍　甘草炙，各四两

上粗末，每服四钱，水一盏半，煎一盏，温服。

化毒汤 疮痘已发，以此消毒。

紫草茸半两 升麻 甘草

上剉散，每服二钱，糯米五十粒，同煎服。

加味四圣散

紫草 木通 黄芪 川芎 木香等分 甘草炙，减半

上为粗末，水煎。大便秘加枳壳，大便如常加糯米百粒。杨氏曰：糯米能解毒发疮。

紫草木香汤 治疮出不快，大便泄痢。

紫草 木香 茯苓 白术等分 甘草炙，少许

入糯米煎服。杨氏云：紫草能利大便，白术、木香佐之。

紫草木通汤

紫草 人参 木通 茯苓 糯米等分 甘草减半

上剉，煎二钱，温服。内虚大便利者，可入南木香，去紫草。

快斑散

紫草 蝉壳 人参 白芍各一分 木通一钱 甘草炙，半钱

上剉散，煎二钱，温服。

又方

紫草茸五钱 陈皮二钱 黄芪三钱 赤芍五钱 甘草炙，三钱

上剉，加糯米百粒煎，二岁以上服三钱，以下一钱，服后疮遍匀四肢，住服。

丝瓜汤

丝瓜连皮，烧存性为末，汤调。杨氏云：发痘疮最妙。或加甘草、紫草。

大连翘汤

连翘 瞿麦 荆芥 木通 车前 当归 防风 柴胡 赤芍 滑石 蝉蜕 甘草炙,各一钱 黄芩 山栀子各半钱

上剉,每服加紫草煎。

甘露饮子

生苄 熟苄 天门冬去心 麦门冬去心 枇杷叶去毛 枳壳麸炒去穰 黄芩 石斛 山茵陈 甘草炙,各等分

上剉,每二钱,水一盏,煎八分,食后服。

五苓散 见中暑类。

小柴胡汤 见疟类。

四顺清凉饮

当归 赤芍 大黄虚者煨,实者生 甘草

一方加陈皮、糯米煎。

如圣饮子

桔梗 甘草生 鼠粘子炒,各二钱 麦门冬三钱

上末,竹叶煎二、三钱。一方加荆芥、防风,重者竹沥同煎。

鼠粘子汤

鼠粘子炒,四钱 荆芥穗二钱 甘草一钱 防风半钱

上为细末,沸汤点服,去防风,名消毒散。

麻黄黄芩汤

麻黄三钱 赤芍 黄芩各二钱半 甘草炙 桂枝各半钱

上为粗末,煎。

桔梗枳壳汤

枳壳 桔梗各二两 甘草炙,半两

上剉，姜煎。

甘草散

甘草炙　瓜蒌根等分

上为末，煎服一钱。

乌梅汤

小黑豆　绿豆各一合　乌梅二个

上㕮咀，新汲水一碗，煎取清汁，旋服。

木香理中汤　见寒类。

本方中加木香、甘草、干姜。

独圣散

牛蒡子炒，五钱　白僵蚕二钱半

上末，入紫草三茎煎，连进三服，其痘便出。

又方

穿山甲汤洗净，炒焦黄，为末，每服半钱，入麝少许，木香煎汤调下，或紫草煎汤，入红酒少许调。

犀角消毒饮

恶实四两，炒　甘草炙，一两　防风半两　荆芥穗二两

上为末，煎紫草、糯米、芫荽子汤调，食后临睡，日三。

论倒仓法九十六

倒仓法，治瘫、劳、蛊、癞等证，推陈致新，扶虚补损，可吐可下。用黄色肥牯牛腿精肉，二十斤或十五斤，顺取长流急水，于大锅内煮，候水耗少再添汤，不可用冷水，以肉烂成渣为度，滤去渣，用肉汤再熬如琥珀色。隔宿不吃晚饭，大便秘者，隔宿进神芎丸，不秘

者不用。五更于密室不通风处，温服一盅，伺膈间药行，又续服至七八盅。病人不欲服，强再与之，必身体皮毛皆痛，方见吐下。寒月则重汤温之。病在上，欲吐多者，须紧服，又不可太紧，恐其不纳；病在下，欲利多者，须疏服，又不可太疏，恐其不达，临时消息。大抵先见下，方可使吐，须极吐下，伺其上下积俱出尽，在大便中见如胡桃肉状无臭气则止。吐利后或渴，不得与汤，其小便必长，取以饮病者，名曰轮回酒，与一二碗，非惟可以止渴，抑且可以涤濯余垢，睡一二日，觉饥甚，乃与粥淡食之，待三日后，始与少菜羹自养，半月觉精神焕发，形体轻健，沉疴悉安矣。大概中间饮至七八盅时，药力经涉经络骨节，搜逐宿垢，正邪宁不抵牾，悉有急闷，似痛非痛，自有恶况，此皆好消息，邪不胜正，将就擒耳。尤须宁耐忍受，又于欲吐未吐，欲泄未泄交作，皆有恼恬意思，皆须欢喜乐受，一以静处之，此等有大半日景象，不先说知，使方寸了然，鲜有不张皇者矣。未行此法前一月，不可近妇人，已行此法半年，不可近妇人，五年不可吃牛肉。性急好淫，不守禁忌者，皆不可行此法。倒仓全在初起三盅慢饮最紧要，能行经隧中去。

法曰：肠胃为市，以其无物不有，而谷为最多，故曰仓。仓，积谷之室也。倒者，倾去积旧，而涤濯使之洁净也。经曰：胃为受盛之官。故五味入口，即入于胃，留毒不散，积聚既久，致伤冲和，诸病生焉。今用黄牯牛肉，其义至矣。夫牛，坤土也；黄，土之色也。以顺为德，而效法乎健以为功者，牡之用也。肉者，胃之乐也，熟而为液，无形之物也，横散入肉络，由肠胃而渗透，肌肤、毛窍、爪甲无不入也。积聚久则形质成，依附肠胃回薄曲折处，以为栖泊之窠臼，阻碍津液血，熏蒸燔灼成病，自非剖肠刮骨之神妙，孰能去之？

又岂合勺铢两之丸散所能窍犯其藩墙户牖乎？夫牛肉全重厚和顺之性，润枯泽槁，岂有损也。其方出于西域之异人。人于中年后，行一二次，亦却疾养寿之一助也。

论吐法九十七

凡药能升动其气者皆能吐。如防风、山栀、川芎、桔梗、芽茶，以生姜汁少许，醋少许，入齑汁捣服，以鹅翎勾引之。附子尖、桔梗芦、人参芦、瓜蒂、藜芦、砒不甚用、艾叶、芽茶，此皆自吐之法，不用手探，但药但汤，皆可吐，吐时先以布搭膊勒腰腹，于不通风处行此法。一法用萝卜子五合，擂，入浆水滤过，入清油、白蜜少许，旋半温，用帛紧束肚皮，然后服，以鹅翎探吐。其鹅翎，平时用桐油浸，皂角水洗，晒干待用。又法，用虾带壳半斤，入酱葱姜等料物煮汁，先吃虾，后饮汁，以鹅翎勾引即吐，必须紧勒肚腹。又法，苦参末、赤小豆末各一钱，齑汁调，重则宜用三钱。吐法取逆流水。益元散吐湿痰。白汤入盐方可吐。人参芦煎汤吐虚病。凡吐，先饮二碗，隔宿煎桔梗半两，陈皮二钱，甘草二钱。凡吐不止，麝香解葫芦、瓜蒂。葱白汤亦解瓜蒂。甘草总解百药。白水总解。

充按：三法中，惟涌剂为难用，有轻重卷舒之机，汗下则一定法也，故先生特注吐为详者，恐人不深造其理，徒仓皇颠倒，反有害于病耳。今总列诸法于此，使临病随机应变，披卷了然，不必搜检，而便于施治也。

救急诸方九十八

鱼骨鲠，用砂糖、白炭皮末、紫苏叶、滑石末和丸，含口中，津液咽下,骨自下。

蕈毒,用木香、青皮等分,作汤饮之。

众药毒,用五倍子二两重,研细用,无灰酒调服。毒在上即吐,在下即泻。

解一切毒,用粉草五两重,细切,微炒,捣细,量病人吃得多少酒,取无灰酒,一处研,去柤温服,须臾,大吐泻,毒亦随去。虽十分渴,不可饮水,饮水难救。

解九里蜂,用皂角钻孔,贴在蜂叮处,就皂荚孔上,用艾灸三五壮即安。

天蛇头,用落苏即金丝草、金银花藤、五叶紫葛、天荞麦切碎,用十分好醋浓煎,先熏后洗。

又方　用人粪杂黄泥捣之,裹在患处即安。

又方　用捕蛇烧为炭存性,地上出火毒,研为细末,用香油调敷。如洗只用井花水。

天火带,用白鳝泥烧研细,香油敷之。

又方　雉鸡毛及鹅毛烧灰敷之,用香油调。

治蜈蚣全蝎伤,方同九里蜂灸法。

治一切蛇咬,用金线重楼,水磨少许敷咬处,又为细末,酒调饮。

又方　柏树叶、鱼胎草、皱面草、草决明,一处研细,敷咬处佳。

中牛马肉毒,方同解一切毒法。

狗咬,以紫苏口嚼碎涂之。

疯狗咬,取小儿胎发、炒新香附、野菊花研细,酒调服,尽醉。

拾遗杂论九十九

小便黄用黄柏,涩者数者,或加泽泻。又云小便不利,黄柏、知母为君，茯苓、泽泻为使。若湿热流注下焦，小便赤黄，兼之涩滞，用黄柏、泽泻甚当。若禀受甚壮，酒食过度，寡欲无虑之人，小便涩滞不利，茎中痛甚，却不宜用寒凉药并渗利之药，只宜升麻、柴胡、羌活、甘草梢，服后却用鹅翎探而入，呕吐数十声，其小便自通。若是下焦无血，小便涩数而赤，宜四物加黄柏、知母、牛膝、甘草梢。

凡用引经药，正药六两，引经药只可用半两。

白蜡属金，禀收敛坚凝之气，外科之要药，生肌止血，定痛接骨，续筋补虚，与合欢树皮同入长肌肉膏药，用之神效。

凡制玄明粉，朴硝一斤，萝卜一斤，同煮，萝卜熟为度，取出，用白皮纸滤在瓷器中，露一宿收之，冬月可制。

凡治上升之气，大概用香附、黄连、黄芩、山栀。

凡补中气药，必多服而效迟，劫药必速效，如汗下之法。

白芍药酒浸炒，与白术同用则补脾，与川芎同用则泻肝，与参、术同用则补气，能治血虚腹痛，余腹痛皆不可用。

凡面黑人不可多服黄芪，以其气实而补之也。面白人不可多发散，以其气虚而又亏之也。面白人不可饮酒，以酒耗血故也。气实人因服黄芪过多喘者，用三拗汤以泄其气。

用椒叶升起胃气之后，胸中满闷，旧有痰之故，以二陈加白术、香附、炒曲。

二陈汤治浊，加升提之药，能使大便润而小便长。

腰曲不能伸者，针人中妙。

恶寒久病，亦可解郁。

中焦有食积与痰而生病者，胃气不虚，卒不便死。

人有病，面皮上忽见红点者，多死。

凡治病，必先问平日起居饮食如何。

气属阳，无寒之理，上升之气觉恶寒者，亢则害，承乃制故也。

人卧则气浮于肺。

凡治病，必先固正气。

升降浮沉即顺之，此必先岁气，毋伐天和。

寒热温凉则逆之，以寒治热之法。

凡看脉，如得恶脉，当覆手取，如与正取同，乃元气绝，必难治矣。如与正取不同者，乃阴阳错综，未必死。

弦坚之脉，虽是有积，亦带阴虚，脉无水不软之意。脉紧指者，其气大虚，多死，峻补气，无水，参、术、归之类。形脱者，必补气，参、术。面白补气，肥人补气。

针法浑是泻而无补，妙在押死其血气则不痛，故下针随处皆可。

灸法有补火泻火，若补火，艾焫至肉；若泻火，不要至肉，便扫除之，用口吹风主散。

点三里穴，随意依古法点，但趺阳脉不应即是穴，盖三里属阳明经也。

灸疮不收口，用黄连、甘草节、白芷、黄丹，香油煎膏贴。

一妇人十九岁，气实，多怒事不发。一日忽大叫而欲厥，盖痰闭于上，火起于下而上冲，始用香附五钱，生甘草三钱，川芎七钱，童便、姜汁煎服，又用青黛、人中白、香附末为丸，稍愈不除，后用大吐乃安。吐后用导痰汤，加姜炒黄连、香附、生姜煎，下龙荟丸。

狐臭用硇砂、密陀僧、明矾、铜青、白附子、辰砂为末，先以皂角水洗二三次，后敷上，不过三次全好。

又方，加黄丹、水银，用白梅肉为丸，擦之。又方，飞黄丹，密陀僧、枯矾，以蒸饼蘸药擦之。

治赤游风，用二蚕沙研细，用剪刀草根自然汁调匀，先涂腹了，却涂患处，须留一面出处，患处移动为效。剪刀草即野茨菇。

金钗石斛，每二钱洗净，生姜一片，擂细，水荡起，煎沸去柤，食前饮之，补脾清肺甚妙。

酒风多搐，用白术半两，人参二钱半，甘草三钱，陈皮、苍术、天麻细切，酒浸白芍一钱，酒浸防风、川芎一钱半，若小便多，加五味子，上为末，作丸服。

秘方一百

青六丸　治三焦湿，止泄泻，产后腹痛，并自利者，以补脾补血药送之。治血痢效。

六一散一料　红曲炒，半两

上为末，陈仓米饭丸，并不单用，与他丸同行。又加五灵脂一两，名灵脂丸，能行血。

参萸丸　治湿而带气者，湿热甚者用之为向导，上可治酸，下可治自利。

六一散一料　吴茱萸一两，制

上为末，饭丸。若去茱萸加干姜半两，名温青丸，治痢效。

固肠丸　见妇人类。

补脾丸　有脾虚而恶汤药者，制此丸，用汤吞，省口苦而易于从也。

白术半斤　苍术三两　茯苓　陈皮各三两　芍药半两

上为末，粥糊丸，加润下丸，可作催生用。上热甚者加清金丸尤妙。与此药必无产患。

白术丸

白术一两　芍药半两

冬月不用芍药，加肉豆蔻，泄者炒丸服。上为末，粥丸。一方枯矾、半夏各一钱半。

润肠丸　能润血燥大便不通。

麻子仁　当归　桃仁　生苄　枳壳各一两

上为末，蜜丸。

回令丸　泻肝火，行湿为之反佐，开痞结，治肝邪，可助补脾药。

黄连六两　茱萸一两

上为末，粥丸。一方名左金丸。治肺火，茱萸或半两，水丸，白汤下。

抑青丸　泻肝火。方见胁痛类。

龙荟丸　泻肝火治胁痛。方见胁痛类。

清金丸　泻肺火热嗽。方见嗽类。

清化丸　治热嗽。方见嗽类。

咽酸方　方见吞酸类。

黄连清化丸

黄连一两　吴茱萸浸炒，一钱　桃仁二十四个，研　陈皮半两　半夏一两半

上为末，神曲糊丸绿豆大，每服百丸，姜汤下。

加减补阴丸

熟苄八两　菟丝子四两，盐酒浸一宿　当归三两，酒浸　白芍三两，炒　锁阳三两，酥炙　杜仲二两，炒　牛膝四两，酒浸　破故纸　枸杞一两半　虎骨二两，酥炙　龟板一两，酥炙　黄柏二两，炒　山药　人参　黄芪各二两

冬加干姜一两。

上为末，猪骨髓入蜜丸桐子大，空心服一百丸，盐汤下。

又方

白术　白芍　人参　莲肉　知母　黄柏等分

上为末，糊丸，朱砂为衣，服法如前。

清膈丸

黄芩半斤，酒浸，炒黄　南星四两，生用　半夏汤洗七次

上为末，姜糊丸。

宽中丸　治胸膈痞闷，停滞饮食。

山楂不拘多少，蒸熟晒干

上为末，作丸服。

温清丸　治翻胃，伐肝邪。

干姜一两　滑石　甘草各二两

上为末，丸服。

大安丸　脾经消导之药。

山楂二两　神曲炒　半夏　茯苓各一两　陈皮　萝卜子　连翘各半两　白术二两

上为末，粥糊丸服。

上丹溪秘撰方，已散于各类甚多，如阿魏丸、保和丸、小胃丹、越鞠丸、大补丸、参术饮、束胎丸、达生散等，及诸秘法，不及一一重录，姑举此数方，以表其用药之旨。大抵治法，以气血痰为主，凡病血虚四物，气虚四君子，有痰二陈，酌量轻重，加入主病引经之药，一循活法，不执专方，学者推此求之，则达其蹊径矣。

全集七

丹溪治法心要

重印丹溪先生治法心要序

是书为明高宗叔原刻，海内绝少流传，戊戌夏澍于旧箧检获之，反复寻玩，粗识其意，按法施治，常获奇效，士大夫稍稍有推澍知医者，实是书之力居多。坊间仅有《心法》一书，《医要》已少概见，先生晚年，取二书所未尽者，斟酌损益，成此定本。虽一家之言，不无先后出入，其精粹自非二书可比。时论以医家之有丹溪，比之吾儒之有考亭朱子，著书几历年所，诚意一章，至暮年而始定，可知古人立言垂世，未敢苟焉而已也。惟原书沉郁日久，边角颇遭蠹蚀，幸字迹烂然，一开卷间英光宝气，奕奕纸上，非有神灵呵护不及此。适苏省大吏创设医学研究所于城南，吴中名医悉萃焉。澍备员其间，偶称引及之，咸以未睹是书为憾，且惧其历久而湮没也，爰为集资重印，以公同好，世之讲丹溪学人或有取焉。

宣统元年己酉孟夏之月后学钱塘萧澍霖谨识

高刻丹溪治法心要原序

医学之有丹溪，犹吾儒之有朱子，朱子盖唯深于其道，而有□□□真独得之妙，则凡立言成篇，足以继往开来，师法百世，莫之或违□丹溪之□□□□□□为医□□□南者多矣。成化间，又有《心法》之刻，弘治间，又有《医要》之刻。此外，又有《心要》一书，则所家藏而未出者，近岁虽已刊行，而鲁鱼亥豕，讹舛特甚。吾侄子正潜心斯道之久，而常寤寐于丹溪之心，故于是书尤为注意焉。又诚不忍坐视其谬，以误天下也，遂加手校而重刻之，俾同于人以共跻斯民于仁寿之域，虽极劳费所不辞焉，可尚也已。吾因错伍三书而互观之，《心法》言心而不曰要，《医要》言要而不曰心，此则曰心又曰要焉。盖虽一家之言，互相出入，而此书之视二书，则尤精且备焉。盖实溪精神心术之微，凿凿乎流出肺腑者矣，此《心要》之所由多也。后世求丹溪之心者，舍是书何以哉？虽然，尚有说焉。轮扁曰：不疾不徐，得之于手而应之于心，臣不能授之于子，臣之子亦不能授之于臣，正谓上达，必由心造，非可以言传也。书之所存，特妙用之迹尔，认以为心则误矣。求丹溪之心者，在吾心有丹溪之心，而后可以妙丹溪之用，极深研几，察微知著，虚明朗彻，触处洞然，此丹溪之心，妙用之所从出者，亦必由学而后至也。人必研精覃思，学焉以至乎其它，则丹溪之心，不难一旦在我矣。使不求心其心，而徒求其迹，吾恐是书不免仍糟粕尔。吾故为读是书者，又致丁宁如此云。

嘉靖癸卯岁十一月朔旦江阴林下茧翁高宾撰

卷 一

中风第一

大率主血虚有痰，以治痰为先，次养血行血，或作血虚挟火与湿。大法去痰为主，兼补，姜汁不可少。《内经》曰：邪之所凑，其气必虚。刘河间以为内伤热病，张仲景以为外邪之感。风之伤人，在肺脏为多。半身不遂，大率多痰。详见《医要》。痰壅盛者，口眼歪斜者，不能言者，法当吐。轻者、醒者，瓜蒂散、稀涎散，或以虾半斤入酱、葱、椒等煮，先吸虾，后饮汁，探吐之，引出风痰。然亦有虚而不可吐者。一时中倒者，法当吐。气虚卒倒，参、芪补之。遗尿者，属气虚，当以参、芪补之。气虚有痰，浓煎参汤加竹沥、姜汁。血虚，宜四物汤补之，俱用姜汁炒，恐泥痰再加竹沥、姜汁，兼治挟痰者。治痰，气实能食者用荆沥，气虚少食者用竹沥。此二味去痰，开络，行血气，入四物汤等中用，必加姜汁少许助之。凡中风之人，行动则筋痛者，是无血养筋，名曰筋枯，决不可治也。肥白人多痰湿，用附子、乌头行经，初中倒时，掐人中至醒，然后用去痰药，二陈、四君子、四物等汤加减用之。瘦人阴虚火热，四物汤加牛膝、竹沥、黄芩、黄柏，有痰加痰药。

一肥人中风，口喎手足麻木，左右俱废作痰治，贝母、瓜蒌、南星、半夏、陈皮、白术、黄芩、黄连、黄柏、羌活、防风、荆芥、威灵仙、薄、桂、甘草、天花粉。多食面，加白附子、竹沥、姜汁、酒一匙行经。一妇人年六十余，左瘫手足，不语健啖，防风、荆芥、羌活、南星、没药、乳香、木通、茯苓、厚朴、桔梗、甘草、麻黄、全蝎、红花，上末之。温酒调下，效。时春脉伏微，以淡盐汤、齑汁每早一碗，吐之。至五日，仍以白术、陈皮、茯苓、甘草、厚朴、菖蒲，日进二帖。后以川芎、山栀、豆豉、瓜蒂、绿豆粉、齑汁、盐汤，吐甚快。不食，后以四君子汤服之，复以当归、酒芩、红花、木通、厚朴、鼠黏子、苍术、姜南星、牛膝、茯苓，酒糊丸。如桐子大，服十日后，夜间微汗，手足动而言。一人中风，贝母、瓜蒌、南星、半夏、酒连、酒芩、酒柏、防风、荆芥、羌活、薄、桂、威灵仙。一人体肥中风，先吐，后以苍术、南星、酒芩、酒柏、木通、茯苓、牛膝、红花、升麻、厚朴、甘草。一肥人口㖞手瘫，脉有力，南星、半夏、薄、桂、威灵仙、酒芩、酒柏、天花粉、贝母、荆芥、瓜蒌、白术、陈皮、生姜、甘草、防风、羌活、竹沥。一人右瘫，用酒连、酒柏、防风各半两，半夏一钱，羌活五钱，酒芩、人参、苍术各一两，川芎、当归各五钱，麻黄三钱，甘草一钱，南星一两，附子三片，上丸如弹子大，酒化服。一肥人忧思气厥，右手瘫，口㖞，补中益气汤。有痰，加半夏、竹沥、□□。

中风证，口眼㖞歪，语言不正，口角流涎，或全身，或半身不遂，并皆治之。此皆因元气平日虚弱，而受外邪，兼酒色之过所致。用人参、防风、麻黄、羌活、升麻、桔梗、石膏、黄芩、荆芥、天麻、南星、薄、桂、葛根、赤芍药、杏仁、当归、川芎、白术、细辛、猪牙皂角等分，姜、葱煎服。更加竹沥半盏同饮，加以艾火灸之，得微汗而愈。一人年近六十，奉养膏粱，仲夏久患滞下，而又犯房劳，忽一日如厕，两手舒撒，两目开而无光，尿自出，汗下如雨，喉如锯，呼吸甚微，其脉大而无伦次，部位可畏之甚，此阴先亏而阳暴绝也。急令煎人参膏，且与灸气海穴，艾炷如小指，至十八壮，右手能动，又三壮，唇微动，所煎膏亦成，遂与一盏，至半夜后，尽三盏，眼能动，尽二斤，方能言而索粥,尽五斤而利止,至十数斤而安。

妇人产后中风,切不可作风治而用小续命汤,必须大补气血,然后治痰,当以左右手脉,分气血多少治之。治中风大法,泻心火,则肺金清,而肝木不实,故脾不受伤;补肾水,则心火降,故肺不受热。脾肺安,则阳明实,阳明实,则宗筋润,能束骨而利机关矣。杜清碧通神散:白僵蚕七个,焙干研末,生姜汁半盏,调服,立吐出风痰。少时又用七个,依法再吐尽,仍用大黄两指大,纸包煨熟,噙津液咽下。食顷,再用大黄,若口闭紧,用蚕煎汁,以竹管灌鼻中,男左女右。

中风之疾,《内经》以下皆谓外中风邪,然地有南北,不可一途而取。河间作将息失宜,水不制火极是。自今言之,外中风者,亦有,但极少耳,又不可全谓将息失宜而非外中也。许学士谓气中者,亦有,此七情所伤,脉浮而数,或浮而紧,缓而迟,皆风脉也。迟浮可治,大数而急者死。若果外中,即东垣中血脉、中腑、中脏之理,观之甚好,四肢不举,亦有与痿相类者,当细分之。《局方》中风、痿同治,此大谬。《发挥》详之。张子和三法,的是邪气卒中、痰盛、实热者可用,否则不可用也。

癞风第二

大风病,是受得天地间杀物之气。已见《医要》。治法:在上者醉仙散,在下者通天再造散,出《三因方》中。后用通神散,即防风通圣散。仍用三棱针委中出血,不能禁口绝房劳者,不治。醉仙散已见《医要》须量大小虚实加减与之。证重而急者,须先以再造散下之,候补养得还复,与此药吃服。此药须断盐、酱、醋、诸般鱼肉、椒料、果子、煨烧炙煿等物,只可吃淡粥,及煮熟时菜,亦须淡食。如茄不可食,唯乌梢蛇、菜花蛇，可以淡酒煮食之，以助药力。一本云：醉仙散之功固至矣，然必以银粉为使，盖银粉乃是下膈通大肠之要剂，所以用其驱诸药入阳明经，开其风热怫郁痞膈，遂出恶气臭秽之毒，杀所生之虫，循经上行至齿，嫩薄之分，而出其臭毒之涎水。服此药，若有伤齿，则以黄连末揩之。或先固济以解银粉之毒。通天再造散，用川锦纹大黄一两，炮，独生皂角刺一两半，炮，须经年黑大者。上为细末，每服二钱，临夜冷酒调服。以净桶候泻虫，如虫口黑色，乃是多年虫；口赤色，乃是近年者。至数日又进一服，直候无虫方绝根也。一本云：先生言通天再造散中更有郁金半两，生用，白牵牛六钱，半生半炒。

治麻风方：四物汤加羌活、防风、陈皮、甘草。又方：大黄、黄芩、雄黄三味，上为末，用樟树叶浓煎汤，入前药蒸洗。治麻风脉大而虚者，苍耳、牛蒡，酒蒸柏各三两，黄精、浮萍一两，苦参七钱半。上末之，乌蛇肉酒煮。如无蛇，用乌鲤鱼亦可。为丸，服之，候脉实，却用通天再造散取虫。

治疠风方：苍耳叶、浮萍、鼠黏子豆淋酒炒，各等分。上为末，豆淋酒下。一方有蛇肉。黄精丸：苍耳叶、浮萍、鼠黏子各等分，炒，蛇肉减半，酒浸去皮骨，秤黄精倍前苍耳等三味，生捣，以苍耳杂捣，焙干。上末之，面丸。

身上虚痒，血不荣肌腠，所以痒也，四物汤加黄芩，调浮萍末。治遍身痒，以凌霄花一钱为末，酒调。一本云：服通天再造散于日未出时，面东，以无灰酒下，尽量为度。轻者，下利如鱼肠臭秽之物，忌毒半月，但食稀粥软饭，渐生眉毛发，皮肤如常矣。甚者不过三两次，须慎加将理，不可妄有劳动，及终身不得食牛、马、驴、骡等肉，犯者死，不救。

伤寒第三

主乎温散。有卒中天地之寒气,口伤生冷之物,外感无内伤,用仲景法。若挟内伤,补中益气汤加发散之药,必先用参芪托住正气。

中寒胃气大虚,法当温散,理中汤,甚者加附子。中寒仓卒受感,其病即发而暴。盖中寒之人,乘其腠理疏豁,一身受邪,难分经络,无热可散,温补自解。此胃气之大虚,若不急治,去死甚近。戴云:此谓身受肃杀之气,口食冰水瓜果冷物,病者必脉沉细,手足冷,息微身倦,虽热亦不渴,倦言语。或遇热病误用此法,轻者至重,重者至死。凡脉数者,或饮水者,烦躁动摇者,皆是热病。寒热二证,若水火也,不可得而同治,误则杀人,学者慎之!或曰:既受邪,即有余之病,何谓补?《内经》云:邪之所凑,其气必虚。内伤者极多,外感间或有之,有感冒等轻证,不可便认为伤寒妄治。

伤寒为病,必身犯寒气,口食寒物者是,必从补中益气汤出入加减,加发散药。伤寒挟内伤者,已见《医要》。凡外感不问如何,先必参芪托其正气,然后用发散之药。有感冒等证轻疾,不可便认为伤寒妄治。西北二方,急寒萧杀之地,故外感甚多;东南二方,温和之地,外感极少,所谓千百而一二者也。杂病有六经所见之病,故世俗混而难别。凡证与伤寒相类极多,皆杂证也,其详出《内经·热论》。自长沙以下诸家推明,甚至千载之下,能得其粹者,东垣之言也。其曰内伤极多,外伤者间或有之,此发前人所未发,欲辨内外所伤之脉,东垣详矣。后人徇俗不见真切,雷同指为外伤极谬。其或可者,盖亦因其不敢放肆,而多用和解,或和平之药散之耳。若粗率者即杀人,切戒!

内伤第四

专主东垣《内外伤辨》甚详,世之病此者为多。但有挟痰者,有挟外邪者,有郁于内而发者,皆以补元气为主,看其所挟,而兼用药耳。挟痰以补中益气汤,多用半夏、姜汁以传送。

暑第五

暑气或吐泻、霍乱,黄连香薷饮。挟痰加半夏,乘气虚加参芪。或暑病内伤者,清暑益气汤。发渴者,生地黄、麦门冬、川牛膝、炒黄柏、知母、干葛、生甘草。

治一切暑,玉龙丸,赤亭、倭硫黄、硝石、滑石、明矾一两,好面六两,末之,无根水丸。气虚少食,身热自汗倦怠,清暑益气汤;气虚少食,身热自汗,脉细弱或洪大者,补中益气汤中加麦门冬、五味子、知母。暑气烦渴,脉虚者,竹叶石膏汤;暑病日夜烦躁,饮水无度,至天明便止,浑身作肿,胞囊水滴下,不渴,入夜要扇,冷香饮子治之。

一人年五十余,六月间发热大汗,恶寒颤栗,不自禁持,且烦渴,此暑病也。脉皆虚微,细弱而数,其人好赌,至劳而虚,遂以人参作汤,调人参四苓散,八帖而安。

戴云:暑乃夏月炎暑也。盛热之气着人,有冒、有伤、有中,三者有轻重之分,虚实之辨。或腹痛水泻者,胃与大肠受也;恶心者,胃口有痰饮也。此二者冒暑也,可用黄连香薷饮。盖黄连退暑热,香薷消蓄水。或身热头疼,躁乱不宁者,或身如针刺者,此为热伤在肉分也,当以解毒,白虎汤加柴胡,气虚者加人参。或咳嗽发寒热,盗汗出,脉数不止,热着肺经,用清肺汤、柴胡天水散之类。急治则可，迟则不可治矣。盛火乘金也，此为中暑。凡治病须要明白辨别，不可混同施治。春秋间亦或有之，不可执一，随病处方为妙。一方香薷浓煎汁成膏丸，去暑利小水。

暑有阳症，有阴症，只用黄连香薷饮、清暑益气汤、五苓散等。有挟痰者，有乘虚者，挟痰加半夏，乘虚加参芪之类。脉法微弱，按之无力，又脉来隐伏，又脉虚。

注夏第六

属阴虚元气不足。

戴云：秋初夏末，头痛脚软，食少体倦，身热者是，脉弦而大，补中益气汤去柴胡、升麻，加炒柏，宜生脉散，麦门冬、五味子、人参出。《千金方》。或补中益气汤中去柴胡、升麻，加炒柏、芍药；挟痰加半夏、南星、陈皮之类。

暑风第七

暑风是痰，用吐。挟火、挟痰实者，可用吐法。夫治暑风用吐法者，即中暑是也。其人必内先有火热痰实之故，因避暑纳凉，八风袭之，郁而成身热，或昏冒。吐中有汗，火郁得汗则解，风得汗则散，痰得汗涌则出，一举三得。此当时治挟痰实者，非通治暑风大法也。夫暑风无所挟者，宜汗以散之。

胃风第八

胃风，脉右关弦而缓带浮，初饮食讫，乘风凉而致。其症饮食不下，形瘦腹大，恶风，头多汗，膈塞不通，胃风汤正治此，亦看挟症加减。

湿第九

《本草》苍术治湿，上下都可用。二陈汤加酒芩、羌活、苍术，散风行湿。二陈汤治湿，加升提之药，能使大便润而小便长。上湿苍术功烈，下湿升提，外湿宜表散，内湿宜淡渗。淡渗治湿，在上中二焦。湿在上，宜微汗而解，不欲汗多，故不用麻黄、葛根辈。湿淫诸症，治法并见各病条下。

戴云：夫治湿之药，各有所入，苟切于治功便为要药，岂苍术一味便都可用哉？先生宁肯语此，以示人耶！

戴云：湿之为病，有自外入者，有自内出者，必审其方土之病源。东南地下，多阴雨地湿，凡受必从外入，多自下起，是以重腿脚气者多，治当汗散，久者宜疏通渗泄；西北地高，人多食生冷湿面，或饮酒后寒气怫郁，湿不能越，作腹皮胀疼，甚则水鼓胀满，或周身浮肿如泥，按之不起，此皆自内而出者也，审其元气多少而通利其二便，责其根在内者也。然方土内外，亦互相有之，但多少不同，须对证施治，不可执一也。

一男子三十五岁，九月间早起忽目无光，视物不见，急欲视，片时才见人物，竟不能辨，饮食减平时之半，神思极倦。已病五日，脉之缓大，四至之上，作受湿处治。询之，果因卧湿地半月而得。以白术为君，黄芪、陈皮为臣，附子为佐，十余帖而安。诸湿客于腰膝，重痛，足胫浮肿，除湿丹，方见脚气条下。

火第十

阴虚火动难治。虚火可补，实火可泻，轻者可降，重者则从其性而升之。火郁可发,当看何经。凡气有余便是火,火过甚重者,必缓之,以生甘草兼泻兼缓,参术亦可。有可发者二:风寒外来者可发,郁者可发。有补阴则火自降者,炒黄柏、地黄之类。凡火盛者,不可骤用寒凉药,必用温散。

左金丸 治肝火。

黄连二两 吴茱萸一两

上末之,为丸,每服五十丸,温汤送下。阴虚证难治,用四物加黄柏,为降火补阴之妙剂。龟板补阴,乃阴中之至阴。治阴火,四物汤加白马胫骨,用火煅过,降阴火可代芩、连。黄连、黄芩、栀子、大黄、黄柏降火,非阴中之火不可用。栀子仁屈曲下行,以泻阴中之火,从小便中泄去,其性能下行降火,人所不知,亦治痞块中火。生甘草缓火邪。木通下行,泻小肠火。人中白泻肝火,亦降阴火,须风露二三年者。人中黄降阴火,治温病多年者佳。小便降火极速。气从左边起,乃肝火也;从脐下起者,阴火也;从脚上起入腹者,乃虚极也。至于火起于九泉之下,此病十不救一。一法以附子末塞其涌泉内,以四物汤加降火之药服,妙。

一妇人气实,多怒不发,忽一日大发,叫而欲厥。盖痰闭于上,火起于下,上冲故也。与香附末五钱,生甘草三钱,川芎七钱,童便、姜汁煎,又以青黛、人中白、香附末为丸,稍愈后,大吐乃安。后以导痰汤加姜炒黄连、香附,生姜汤下龙荟丸。

一人小腹下,常唧唧如蟹声,作阴火处治。用败龟板酥炙,盐、酒炙亦得,侧柏用酒九蒸九焙,酒黄柏、酒知母、酒川芎、酒当归,上各等分糊丸,每服八十丸,淡盐汤送下。

郁第十一

气血冲和,万病不生,一有怫郁,诸病生焉。人身万病皆生于郁,苍术、抚芎,总解诸郁,随症加入诸药。凡郁皆在中焦,以苍术、抚芎,开提其气以升之。如食在气上,提其气则食自降矣,余仿此。

气郁用香附,横行胸臆间,必用童便浸,否则性燥,苍术下行,米泔水浸。湿郁用赤茯苓、苍术、抚芎、白芷。痰郁用海石、香附、南星、姜汁、瓜蒌。热郁用青黛、香附、苍术、抚芎、栀子炒。血郁用桃仁去皮、红花、青黛、香附、抚芎。食郁用苍术、香附、山楂、神曲、针砂。醋制七次,研极细。春加抚芎,夏加苦参,秋冬加茱萸。

越鞠丸　解诸郁。

苍术　香附　抚芎　神曲炒　栀子炒

各等分,末之为丸。

一方治气郁,食积痰热,用:香附一两　黄芩一两　瓜蒌　贝母　南星　神曲　山楂以上各一两　风硝三钱

上为丸服。

一方治气郁:白芍药一两半　香附一两　生甘草一钱半

上末之糊丸,白术汤下。

一方治抑气:白芍药一两半　香附一两半　贝母炒　黄芩各五钱　生甘草三钱

上丸服之。

一妇人,体肥气郁,舌麻眩晕,手足麻,气塞有痰,便结,凉膈散加南星、香附、台芎开之。

东垣流气饮子,治男子妇人一切气喘,浮肿腹胀,气攻肩胁,走

注疼痛。用紫苏、青皮、当归、芍药、乌药、茯苓、桔梗、半夏、甘草、黄芪、枳实、防风、槟榔、枳壳、大腹皮。上俱用姜汁制，焙干，各半两。心脾疼入菖蒲，妇人血虚入艾，五膈气入陈皮少许。

戴云：郁者，结聚而不得发越，当升者不得升，当降者不得降，当变化者不得变化，所以传化失常，而六郁之病见矣。气郁者，胸胁疼；湿郁者，周身疼，或关节痛，遇阴寒则发；痰郁者，动则气喘，寸口脉沉滑；热郁者，昏瞀，小便赤，脉沉数；血郁者，四肢无力，能食；食郁者，嗳酸腹饱，不能食，左寸脉和平，右寸脉紧盛。

苍沙丸 调中散郁。

苍术四两 香附四两 黄芩一两

上为末，炊饼丸，姜汤下三十丸，食后服。

伤风第十二

属肺者多。一本云：专主乎肺。

一男子素嗜酒，因冒风寒衣薄，遂觉倦怠，不思食者半月，至睡徒大发热，疼如被杖，微恶寒，天明诊之，六脉浮大，按之豁豁然，左为甚，作极虚受风寒治之。以人参为君，白术、黄芪、当归身为臣，苍术、甘草、陈皮、通草、葛根为佐使，与之至五帖后，周身汗出如雨，凡三易被，觉来诸证悉除。

时病第十三

谓之温病，众人病有一般者是。又谓之天行时疫。治有三法，宜补、宜散、宜降。

入方：大黄、黄连、黄芩、人参、桔梗、防风、苍术、滑石、香附、人中黄。上末之，神曲糊为丸，每服五七十丸。分气、分血、分痰，作汤使。气虚以四君子汤，血虚以四物汤，痰多以二陈汤送下，热甚者童便。

一方治时病。

半夏　川芎　茯苓各半钱　陈皮　山楂　白术以上各一钱　甘草一钱　苍术一钱坐

上作一服。头疼加酒芩，口渴加干葛，身痛加羌活、桂枝、防风、芍药。

一方治温病，亦治食积痰热，降阴火。以人中黄饭丸，每服十五丸。

凡天行时病，须分内外。从外而入者，头疼体痛，见风怕寒，遇暖则喜，脉皆沉数，在上必得大汗而愈，不问日数，用六神通解散。

麻黄一钱半　苍术　甘草以上各一钱　黄芩　石膏　滑石以上各二钱

上作一帖，生姜、葱头煎热服。如谵语、神思不宁，热邪在里而汗不能尽解，又加人参、黄连二味即安。夫六神通解散，此乃张戴人所制之法，用药虽轻微，人多不晓，易而忽之，不知其中自有神妙。如解汗未通，更加紫苏叶、干葛、白芷等助其威风，得汗其病如扫。

伤寒因劳苦，又感寒湿过多，患热而不食，数日后不省人事，语言妄乱，神思昏迷，面青齿露，人以为必死之证，其脉沉细，先用小柴胡等汤，不效，急以四君子汤加制附子数片，留盆水中，剥其热性，少时，令温饮。其脉与神思即回，方可用别药治之，此为阴证伤寒。伤寒怫郁不解，三阳并入三阴，脏腑结燥，面赤口渴，心惊谵语，内热多而外少，此当从里解。三一承气汤下其燥屎，或木香槟榔丸两服吞下，或加玄明粉一钱在药中。用下药、汗药未能除其热势,用栀子豉汤加减煎服,或凉膈散加减饮之。表里不解,只用瓜蒂散饮之,吐痰乃得汗,病邪俱退。伤寒传阴,或热并入脏腑而下利,急用和中之剂,如人参、白术、厚朴、陈皮之类,急者用煨肉豆蔻、炒神曲从权施之,利止用药除其余热。邪之所凑,其气必虚。内伤者,补中益气汤加麻黄、柴胡,热甚加附子。伤寒壮热,脉实癫狂者,有余之证也,当用大承气汤。

一人本内伤,汗下后谵语,初能认人,后三五日语后更妄言,此神不守舍,慎勿攻战,脉多细数,不得睡,足冷气促,面褐青色,口干燥,用补中益气汤加人参半两,竹叶三十片,煎服,效。

一人内弱,本劳苦,得汗下后大虚,脉细数,热如火炙,气短促,人参、当归、白术、黄芪、甘草、五味子、知母、竹叶,水与童便煎服,两帖而安。大病虚脱,本是阴虚,用药灸丹田以补阳,阳生阴长故也。不可用附子,止可用人参多服。

疫病,惟《三因方》治法可用。

解诸热病,用粉草五两,重切细,微炒,捣细,随病人酒量多少,以无灰好酒一处研,去渣,温服,须臾大泻,毒亦随出。虽十分渴,不得饮水,饮水则难救矣。

治温病方,以人中黄疗时行热毒为主,苍术、香附散郁为臣,黄连、黄芩降火,人参补虚,桔梗、防风利气行经为佐,热郁结则内外气液不通成燥,大黄苦寒而能荡涤燥热,滑石性滑味淡,将以利窍解结,通气液以润燥,二者一阴一阳为使。

夫温病,有冬伤于寒者,有冬不藏精者,明虚实之异;有四时不正之气郁者,有君相二火加临者,分主客之殊;有五运六气当迁,正值所胜折之不得升降者,则必辨其所发之气治之,岂可均用治热乎哉!

斑疹第十四

斑属风热挟痰而作，自里而发于外，通圣散中消息之，当以微汗解散，切不可下。内伤发斑者，胃气虚，一身之火游行于外所致，宜补以降之，当于《阴证略例》中求之。阴证发斑，本内伤证，汗下后病愈甚者，补中益气汤。饮冰水，烦躁神昏，脉数足冷者，加附子。胃热胃烂失下，下早发斑者，《拔萃方》有详说。黄瓜水调真伏龙肝，去风热红点斑。一人发斑面赤，昏愦谵语，脉洪而虚，按之无力，用人参、生地各半两，附子一钱，大黄一钱半，煎服之。不甚泻，夏月用之效。

疹第十五

疹属热与痰，在肺当清肺火降痰，或以汗解。亦有可下者，通圣散加减。

大头天行病第十六

此湿气在高巅之上，从两颐颊热肿者是也，俗云鸬鹚瘟。东垣有方：羌活、酒芩、酒蒸大黄，随病加减，切勿用降药。十五六日，服小柴胡汤不效，仍用发散，紫苏、陈皮治效。

东垣云：阳明邪热太甚，资实少阳相火而为之，视其肿势何部，随经取之。治之当缓，勿令重剂过其病所。阳明为邪，首大肿，少阳为邪，本于耳前后，以酒芩、酒连、炙甘草水煎，少少不住服。或剂毕，再用鼠黏子于新瓦上炒香，同大黄煎成，去渣，内芒硝等分，亦时时呷之，毋令饮食在后。微利及邪气已，只服前药；未已，再同前次第服之，取大便邪气已，则止。阳明渴，加滑石、石膏；少阳渴，加瓜蒌根。阳明行经,升麻、芍药、葛根、甘草。太阳行经,羌活、荆芥、防风,并与上药相合用之。

冬温为病第十七

非其时而有其气者,冬气君子当闭藏,而反泄于外,专用补药带表散,如补中益气汤之属。入方:以竹筒两头留节,中开一窍,纳大粉草剉碎于中,仍以竹木钉、油灰闭窍,立冬日浸于大粪缸中。待至立春,先一日取出,于有风无日处干二十一日,愈久益好,却破竹取草为细末,大治阳证疫毒。一云:亦治肿毒,并治金疮,水调敷之。其脉左寸大于右寸,浮缓而盛,按之无力。

疟第十八

有风、有暑、有食、有痰、有老疟、有疟母。老疟病者,此系风暑入在阴脏也,用血药引出阳分而散,一补一发,川芎、红花、当归,加苍术、白术、白芷、黄柏、甘草,煎露一宿,次早服之。无汗要有汗,散邪为主,带补;有汗要无汗,补正气为主,带散。散邪发汗,紫苏、麻黄之属。补正气,人参、黄芪之类。

有疟母多在胁下,令人多汗胁痛,以丸药消导。醋煮鳖甲为君,三棱、蓬术、海粉、醋煮香附、青皮、桃仁、红花、神曲、麦芽随证加减用之。一本自香附以上俱用醋煮。

三日一发者,受病一年;间日发者,受病半年;一日一发者,受病一月;连二日发住一日者,气血俱受病。一日间一日发者,补药带表药,后以截疟丹截之。在阴分者,用药彻起,在阳分方可截。入方:川常山、草果、知母、槟榔、乌梅、穿山甲炒、甘草炙、以水一大碗煎至半碗，露一宿，临发日早或发前二时，温服之。如吐，则顺之。

大法暑风必当发汗。夏月多在风凉处歇，遂闭窍不泄。恶食者，必从饮食上得。疟而虚，须先用参术一二帖，托住其气，不使下陷，后用他药治之。内伤挟外邪同发，内必生痰，外必以汗解，二陈汤加草果、常山、柴胡、黄芩之剂。疟而甚者，发寒热，头痛如破，渴而饮水，自汗，可与人参、黄芪、白术、黄芩、黄连、栀子、川芎、苍术、半夏、天花粉等治。

久病疟者，二陈汤加川芎、苍术、柴胡、白术、干葛，一补一发。近午时发者，近午发而汗多烦渴者，黄芪三白汤加芩连。寒多脉弱，体倦食少，《局方》人参养胃汤。疟因劳役或忧思而作，汗多食少，倦甚懒言语，补中益气汤。痰滞胸满，热多寒少，大便燥实，大柴胡汤。疟病能食而痰伏者，小胃丹。疟大渴大热之甚，小柴胡汤去半夏，加知母、麦门冬、黄连。大率暑疟，多用小柴胡汤、人参白虎汤之类。疟渴，生地黄、麦门冬、天花粉、川牛膝、知母、炒柏、干葛、生甘草。

疟后。白术、半夏各一两，黄连五钱，白芍药三钱，陈皮五钱，上末之，粥丸。

久疟不得汗，二陈加槟榔，倍苍、白术。一人疟后手战，此痰郁格涎，吐后好。

截疟青蒿丸

青蒿一斤　冬瓜叶二两　官桂二两　马鞭草二两

上将三叶焙干，为末，丸如桐子大，每一两分四服，当发日前一时服尽。

又方

槟榔　陈皮　白术　常山以上各二钱　茯苓　乌梅　厚朴以上

各一钱

上作二帖，每服酒水各一盏，煎至半盏，当发前一日进一帖，临发日进一帖，服后少睡片时效。

疟必数发之后，便以截药除之，最为好法。若发得中气虚弱，病邪愈深，或数月、周岁者，虽神医亦不能愈。虽治而暂安，或因饮食与外邪所伤，又复举发，近世多苦于此，用好常山一两，槟榔五钱，为末，面糊丸如桐子大，每服五六十丸，当发前一日两服，即效。或常山饮子亦可。

截法　用守真先生丸子，雄黄一两，人参五钱，五月五日用粽子尖为丸，桐子大，于未发早，面东，井华水送下一丸，忌诸热味。人参一云人言。

又方

大黑豆七钱　雄黄一钱　轻粉五分　人参一钱　薄荷五分　甘草一钱

上为末，滴水丸如小豆大，鸡鸣时新汲水，面东吞一丸。人参一云人言。

又罗谦甫方**紫河车丸**

用紫河车一两　生甘草五钱　绿豆一两　人言一钱，另研

上为细末，每服五分，新汲水少许送下。如隔日发，夜服；频日发者，则夜睡深时服。忌荤腥、瓜果、酒面、鱼鸡等肉，并生冷等物。三两日一发者，受邪气深者，只一服。十岁以上服一字，三岁半字，孕妇勿服。

一人年六十，禀壮味厚，春病疟，先生教以却欲食淡，不听。医与劫药三五帖而安，旬后又作又与，绵延至冬，求治先生，知其久得

汗,惟胃气未完,时天大寒,又触冒为寒热,非补不可。以一味白术为末,粥丸,与二斤,令其饥时且未与食,取一二百丸热汤下,只以白糜粥调养。尽此药,当大汗而安,已而果然。如此者多,但药略有加减耳。

一人久疟腹胀,脉不数而微弦,重取则来不滑利,轻取则无力,遂与三和汤索氏者三倍,加白术,入姜汁服之,数服而小便利一二行,腹胀稍减,又随小便短少,作血气两虚治,于药中入人参、牛膝、当归身,作大剂,服四十余帖而愈。

一妇人病疟,间两日一发,饮食绝少,经脉不行,已三月矣。诊其脉,两手俱无,见其梳妆不异平时,言语行步并无倦怠,因悟:经不行,非无血也,乃痰所碍而不行也。无脉者,非血衰少而脉绝,实由积痰生热结伏,而脉不见耳。当作实热治之,遂以三花神佑丸与之。旬日后,食稍进,脉亦稍出,一月后六脉俱出,但带微弦,疟犹未愈,盖胃气既全,春深经血自旺,便自可愈,不必服药。教以淡滋味,节饮食之法,半月,疟愈而经亦行矣。

一老人患疟半载,脉之两尺俱数而有力,色稍枯,盖因服四兽饮等剂,中焦湿热下流,伏结于肾,以致肾火上运于肺,故疟嗽俱作。用参、术、芩、连、升麻、柴胡调中,一二日与黄柏丸服之,两夜梦交通,此肾中热解无忧,次日疟嗽顿止。

一富人年壮病疟,自卯时寒,至酉时热,至寅初休,一日一夜止苏一时,因思必为入房感寒所致。用参术大补,附子行经,加散寒以取汗。数日不得汗,病如前,因悟足腑之道远,药力难及,用苍术、芎、桃枝煎汤以器盛之,扶坐浸足至膝一食顷,以前所服之药饮之,其汗通身大出,病即愈。

久病者，不可直截，必用一补一发。凡砒霜等药不可轻服，以其有毒故也。在阴分者，难治；在阳分者，易治。疟母必用毒药消之，行气削坚为主。东垣谓：寒疟属太阳，当汗；热疟属阳明，当下；寒热疟属少阳，当和。在三阴即不分，总为温疟。此言甚是，但三阴经之说不明。作于子午卯酉日，少阴疟；寅申巳亥日，厥阴疟；辰戌丑未日，太阴疟。其脉弦，热则弦而带数，寒则弦而带迟。亦有久病此，而脉极虚，微而无力，似乎不弦，然必于虚微之中见弦，但不搏手耳，细察可见。

咳嗽第十九

有风寒、有火、有痰、有劳、有肺胀。

风寒，行痰开腠理，二陈汤加麻黄、杏仁、桔梗之类。火，主降火，清金化痰。劳，主补阴清金，四物汤加姜汁、竹沥。肺胀而嗽者，主收敛，用诃子、青黛、杏仁。诃子能治肺气，因火伤极，遂成郁遏胀满，取其味酸苦，有收敛降火之功，佐以海粉、便浸香附、瓜蒌、青黛、半夏、曲、姜蜜调噙之。痰饮嗽主豁痰，随证加减。肺胀嗽，左右不得眠，此痰挟瘀血，碍气而病，养血以降其火，疏肝以清其痰，四物汤加桃仁、诃子、青皮、竹沥。血碍气作嗽者，桃仁、大黄、姜汁为丸。食积痰作嗽，发热者，半夏、南星为君，瓜蒌、萝卜子为臣，青黛、石碱为使。妇人形瘦，有时夜热嗽痰，经事不调，青黛、瓜蒌仁、便浸香附为末，姜蜜调噙。

清金丸　治食积火郁嗽。

知母　贝母各半两　巴豆霜五分

上末，姜汁丸，青黛为衣，每服五七粒，食后温汤下。

劳嗽吐红，人参、白术、茯苓、百合、红花、细辛、五味子、官桂、阿胶、黄芪、半夏、门冬、杏仁、白芍药、甘草，上煎服。热则去桂、芪，用桑皮、麻黄和节、杏仁和皮用。火郁嗽者，诃子、海石、瓜蒌仁、青黛、半夏、香附。咳嗽声嘶者，此血虚受热也，用青黛、蛤粉，蜜调噙化。久嗽风入肺者，宜用烟筒法。干咳嗽者难治，此系火郁之证，乃痰郁火邪在肺。中用苦梗以开之，下用补阴降火药，不已则成劳。用倒仓法好，此证不得志者有之。肺郁痰嗽，睡不安宁，清化丸。贝母、杏仁，末之，砂糖入姜汁炊饼丸，噙。

定嗽劫药，诃子、百药煎、荆穗，末之，姜蜜调，噙化。嗽而胁痛，用青皮，挟痰须用白芥子。又方，二陈加南星、香附、青黛、姜汁。痰喘嗽，杏仁、莱菔子炒，等分，研糊丸服。嗽而口燥咽干，有痰不用半夏、南星，而用瓜蒌、贝母。水饮者，不用瓜蒌、贝母，恐泥膈不快。

治心烦咳嗽等证，以六一散加辰砂。上半日嗽多者，有胃火，知母、石膏。午后咳嗽多者，阴虚，四物加炒柏、知母。五更嗽多者，此胃中有食积，至此时流入肺经，以知母、地骨皮，降肺火。黄昏嗽多者，火气浮于肺，不宜用凉药，宜用五味子敛而降之。有痰，因火动逆上，先治火，后治痰。肺虚甚而嗽者，用人参膏，以陈皮、生姜佐之，此好色肾虚者有之。大概有痰者加痰药。知母止嗽清肺，滋阴降火，夜嗽宜用。饮酒伤肺痰嗽，以竹沥煎紫苏入韭汁，酒瓜蒌、杏仁、黄连，末丸服之。吐血嗽血，红花、杏仁去皮、紫菀、鹿茸、枇杷叶去毛、桑皮、木通以上各一两，大黄半两，上为末，炼蜜为丸，噙化。久嗽痰喘，杏仁去皮尖，用来复丹炒，等分为末，粥丸如麻子大，每服十五丸，白汤下。阴虚气喘，四物汤加陈皮、甘草些少，以降其气补其阴，内白芍药须用酒浸日干。湿痰带风喘嗽，一味苦寒不可，宜服千缗汤、坠痰丸。一方：皂角、卜子、杏仁、百药煎，共为末，姜蜜为丸，噙之。

痰嗽方

酒洗黄芩一两半　滑石五钱　贝母　南星各一两　白芥子五钱，去壳　风化硝二钱半，取其轻浮追降

上为末，汤浸，炊饼丸，青黛为衣。治嗽、利者，多用粟壳，不必疑，但要先去病根，此乃收后药也。阴分嗽者，多属阴虚。有嗽而肺胀，壅遏不得者，难治。治嗽有痰，天突、肺俞二穴灸之，能泄火热，大泻气。一作大泻肺热。穴在三椎骨下，各横过一寸半是穴，多灸壮数。痰积嗽，非青黛、瓜蒌不除。有食积人，面青、白、黄色，常面上蟹爪络，一黄一白者是。咳逆嗽，非蛤粉、青黛、瓜蒌、贝母不除。

治嗽烟筒法

佛耳草一钱　款冬花一钱　鹅管石　雄黄各五钱　艾铺烧烟吸，茶汤送下。

治嗽劫药

五倍子一钱　五味子五钱　甘草二钱半　风化硝一钱

上为细末，蜜丸噙化。

气虚喘嗽，或肥人面白色，脉细弱，气弱，少食，有汗，苍术调中汤。热证加黄芩、紫苏；痰多加半夏、贝母、瓜蒌。肺痿嗽者，人参平肺散。血虚喘嗽，或瘦人面红色，脉弦数者，久嗽阴虚者，少食涕唾粘稠者，初嗽成劳者，痰嗽带红者，皆主之。热甚加黄芩、紫苏、半夏。气虚喘嗽倦懒者，不食不睡，自汗发热，脉洪大而虚，或沉细

而弱,或喘或嗽,补中益气汤。甚者,加五味子、知母、麦门冬;汗多者,去升麻、柴胡;喘嗽甚者,加桑白皮、地骨皮。阴虚喘嗽或吐血者,四物汤加知母、黄柏、五味子、人参、麦门冬、桑白皮、地骨皮。脉细数痰盛,或加瓜蒌泻之。食少加白术、陈皮。风寒郁热于肺,夜嗽者,三拗汤加知母。脉大而浮,有热,加黄芩、生姜。气血俱虚,咳嗽吐红者,八物汤加麦门冬、知母,并泻肺气药。喘嗽遇冬则发,此寒包热也,解表则热自除,用桔梗枳壳汤,枳、桔、橘、半,再加防风、麻黄、紫苏、木通、黄芩。冬寒嗽甚,加杏仁,去黄芩。感冷则嗽,膈上多痰,二陈汤加炒枳壳、黄芩、桔梗、苍术、麻黄、木通,姜水煎。久热嗽,人壮气实能食,多酒热,脉实数者,凉膈散。夏月热嗽而咽痛者,加桔梗、荆芥、枳壳。虚嗽,以四君子汤加当归、芍药、炙甘草。寒热交作而痰嗽者,小柴胡汤加知母之类。一方加白芍药、五味子、桑白皮。一方治形寒饮冷,伤肺喘嗽,烦心胸满,气不得通畅者,参苏温肺汤,陈皮、紫苏、人参、桑白皮、生姜。又方,用四君子汤加紫苏、桑白皮、陈皮、半夏、肉桂、五味子、木香。如冬寒加去节麻黄、苍术。阴气在下,阳气在上,咳嗽、呕吐、喘促,用泻白散。桑白皮炒,三两,黄芩三两,地骨皮一两,炙甘草五钱,加陈皮、青皮、五味子、人参、茯苓、粳米二十一粒。喘不得卧,卧则喘少,气逆上乘于肺,肺得水而浮,使气不得通流,以神秘汤,白茯苓五钱,木香五钱,桑白皮、紫苏叶、橘皮炒、人参以上各七钱。其脉沉而大,喘嗽加生姜。里虚或冒风寒,又兼内事过度,咳嗽恶风因劳,人参四钱,麻黄连根节者一钱半,二三帖止。此丹溪先生之神方也。气血俱虚咳嗽,兼治一切咳嗽。人参、款冬花、桑白皮、桔梗、五味子、阿胶、乌梅以上各一两,贝母五钱,御米壳八两,去顶,以蜜炒黄,此名九仙散。脾虚肺寒，痰涎咳嗽，紫苏饮子，以三拗汤加紫苏、桑白皮、青皮、陈皮、五味子、人参、半夏、生姜煎。热嗽胸满，小陷胸汤。好色人，元气虚，久嗽不愈者，琼玉膏。好酒人，嗽者，青黛、瓜蒌，姜蜜丸，噙化，以救肺。治嗽大抵多用姜，以辛散也。

一男子，年二十岁，因连夜劳倦不得睡，感寒嗽痰，痰如黄白脓，嗽声不出，时初春大寒，与小青龙四帖，觉咽喉有丝，血腥气逆上，血线自口中左边一条，顷刻止。如此每昼夜十余次。其脉弦大散弱，左大为甚。人倦而苦于嗽，予作劳倦感寒，盖始因强与甘辛燥热之剂，以动其血，不急治恐成肺痿，遂与人参、黄芪、当归身、白术、芍药、陈皮、炙甘草、生甘草、不去节麻黄，煎熟，入藕汁治之。两月而病减嗽止，却于前药去麻黄，又与四帖而血止。脉大散尚未收敛，人亦倦甚食少，遂于前药去藕汁，加黄芩、缩砂、半夏，至半月而安。

戴云：风寒嗽者，鼻塞声重，畏寒；火嗽者，有声，痰少，面赤；劳嗽者，盗汗出；兼痰者，多作寒热；肺胀嗽者，动则嗽，喘满气急；痰嗽者，嗽动便有痰声，痰出嗽止。五者大概明其是否而施治耳。

一妇人积嗽，腹有块，内蒸热。贝母、瓜蒌、南星、香附各一两，姜黄、蓝实各二钱五分，白术一两。

一妇人积痰嗽，黄芩、黄连、香附、贝母、瓜蒌、生甘草、陈皮、茯苓、白术、知母、杏仁、桑白皮。

一人痰积郁嗽，贝母、黄芩、香附、瓜蒌、青皮。各一两半。

一人体肥，膏粱饮酒，当劳倦发咽痛，鼻塞痰嗽。凉膈散加桔梗、荆芥、南星、枳实。

卷 二

痰第二十

有湿,有热,有寒,有风,有老,有食积。

脉浮当吐,膈上痰必用吐,痰在经络中非吐不出,吐中就有发散之义。假如痫病,因惊而得,惊则神出于舍,舍空则痰入也。痰入在舍,而拒其神,神不得而归焉。痰在肠胃间,可下而愈。湿痰,苍、白术类;热痰,青黛、芩、连类;寒痰,二陈类;风痰,南星、白附类;老痰,海石、瓜蒌类;食积痰,神曲、麦芽类。气实痰热结,吐难得出,或成块,或吐咯不出,气滞者,难治。在上胶固稠浊者,必用吐。

吐法多用芽茶、齑汁、姜汁、醋少许,芦瓜蒂散少许,加桔梗、防风,皆升动其气便吐也。又法,用附子尖、桔梗、芦人参、瓜蒂、藜芦,砒不甚用,非危急不用。艾叶末、茶,此皆自吐,不用手法,但药但汤皆可吐也。吐法,先以布搭膊勒腰,于不透风处行此法,用萝卜子半斤,擂和,以浆水一碗,滤去渣,入少油与蜜,炖至半温服,以鹅翎探吐之。鹅翎浸以桐油,却以皂角水洗去油,晒干方用。又虾汁吐法亦好。吐不止,须用解药,麝香解藜芦、瓜蒂,葱白解瓜蒂,水与甘草总解。

凡人身结核,不红不痛,不作脓,皆痰注也。病人诸药不效,关脉伏而大者,痰也。眼胞、眼下如烟熏黑者,亦痰也。凡人身上、中、下有块,是痰,问其平日好食何物,吐下后用相制药消之。

实脾土,燥脾湿,是治痰之本法也。许学士云:用苍术治痰饮成窠囊,行痰极有效。痰挟瘀血遂成窠囊。痰病久得涩脉,卒难得开,必费调理。二陈汤加升麻、柴胡,能使大便润而小便长,胸膈宽。内伤挟痰,必用参、芪、白术之类,多用姜汁传送,或加半夏之类。虚甚者,加竹沥。痰热者,多挟风,外证为多,或成块吐咯不出,兼郁者难治。湿痰多软,如身倦体重之类。风痰多见奇证。食积痰,必用攻,兼气虚者用补气药送之。因火盛逆上者,以治火为先,白术、黄芩、石膏之类。中气不足,则加白术、人参,然后治痰。

痰之为物,在人身随气升降,无处不到,无所不之,百病中多有兼此者,世所不识。脾虚者,清中气以运痰降下,二陈汤加白术之类,兼用升麻提气。凡虚人中焦有痰,胃气亦赖所养,不可尽攻,若攻之尽,则愈虚也。眩晕嘈杂,乃火动其痰,用二陈汤加栀子、黄芩、黄连之类。痰结核在咽喉,干燥不能出者,化痰药加咸味软坚,瓜蒌、杏仁、海石、桔梗、连翘,少佐以风硝、姜、蜜丸噙。痰在皮里膜外及经络中,非姜汁、竹沥、荆沥不可治。痰在四肢,非竹沥不行。喉中如有物,咯不出,咽不下,此是痰。重者吐之,轻者用瓜蒌辈,气实必用荆沥。血滞不行,中焦有饮者,用韭汁冷饮三、四酒盏,必胸中烦躁不宁,无妨,但服后即愈。

海粉,热痰能降,湿痰能燥,结痰能软,顽痰能消,可入丸内,勿入煎药。黄芩能治痰热,以易降火也。枳实泻痰,能冲墙壁。天花粉大治膈上热痰。五倍子佐他药,大治顽痰。瓜蒌、滑石,大治食积痰,洗涤脏腑。油炒半夏,大治湿痰,亦治喘嗽心痛。粥丸,姜汤下三十丸。小胃丹能损胃气,食积痰者用之,不宜多服。

治湿痰方:黄芩、半夏、香附、贝母,若加瓜蒌、青黛,能治热痰,作丸服。痰之清者,二陈汤之类。凡治风痰,必用白附子、天麻、雄黄、牛黄、僵蚕、猪牙皂角之类。

中和丸　治湿痰气热。

苍术　黄芩　半夏　香附

等分,为末,粥丸。

燥湿痰方

南星一两　半夏二两　蛤粉三两

上为末,蒸饼丸,青黛为衣。

治阴虚,内多食积痰方。

真川芎七钱　黄连　瓜蒌仁　白术　神曲　麦芽以上各一两　青黛五钱　人中白三钱

上为末,姜汁蒸饼为丸。

竹沥治膈间有痰,或癫狂,或健忘,或风痰,亦能养血,与荆沥同。

小胃丹　治湿热痰积,兼治白带。

用甘遂以水湿面为衣,长流水煮令面透,再用水洗,晒干,大戟以长流水煮一时,再用水洗,晒干,芫花好醋拌匀,过一宿,瓦器内炒,不住手搅,炒令黑色,不要焦了。大黄纸裹,水湿,灰火煨,勿令焦,去纸,切,焙干,再以酒润,炒令热,倍前药,黄柏炒,倍大黄。各研,秤末,用粥丸,麻子大,每服十二丸。

又方　甘遂、大戟减三分之一,朱砂为衣,名**辰砂化痰丸**。

痰方　南星、半夏各一两,蛤粉二两,专治湿痰。热加青黛,湿加苍术,食积加神曲、麦芽、山楂。

又方　黄芩、香附、半夏、瓜蒌、贝母、青黛,末之,粥丸。

治食积痰火,又能大泻胃火,软石膏细末,醋丸,如绿豆大,每服十丸。

青礞石丸 解食积，去湿痰，看病冷热虚实作汤使。

青礞石半两，依法煅，半夏七钱，南星、茯苓、片芩各半两，法制硝三钱，以硝共萝卜水煮化，去萝卜，以绵滤过，令结风化，末之，面糊丸。一加苍术、滑石。

又方 半夏二两，白术一两，茯苓、陈皮各七钱半，黄芩、礞石各半两，风化硝二钱。

痰喘方

皂角灰半两 海粉 萝卜子蒸 南星用白矾一钱半泡浸，晒干。各一两 瓜蒌仁一两

上末之，姜蜜丸，噙化。

又方 南星、半夏、杏仁、瓜蒌、萝卜子、青黛、香附，曲糊丸。

清金丸去肺火，下膈上热痰，与清化丸同用。以黄芩炒末，水丸。清化丸方，苦能燥湿热，轻能治上，专治热嗽，及治咽痛。细末，以醋调敷咽喉间。用灯笼草叶炒末，蒸饼丸。

茯苓丸 治痰。半夏四两，茯苓二两，枳壳一两，风化硝五钱。

治郁痰。白僵蚕、杏仁、瓜蒌仁、诃子、贝母、五倍子。

导饮丸

吴茱萸制三钱 茯苓一两 黄连五钱 滑石七钱半 苍术一两半，甘水浸

上末之，曲糊丸，每服百丸，姜汤下。

白玉丸

江子三十个 南星 半夏 滑石 轻粉各三钱

为末，皂角仁浸，浓汁丸，桐子大，每服五七丸。

瓜蒌丸 治食积，痰壅滞喘。

瓜蒌仁 半夏 山楂肉 神曲各等分

上为末,以瓜蒌水丸,姜汤入竹沥下二十丸。

又方

半夏一两 苍术二两 香附二两半 黄芩 黄连 瓜蒌各一两

上末之,曲糊丸。

清膈化痰方

黄连一两 黄芩一两 黄柏五钱 山栀五钱 香附二两半 苍术二两

上为末,曲糊丸。

搜风化痰丸

人参 僵蚕 槐角子 白矾 天麻 陈皮去白 荆芥一两 半夏四两,姜汁浸 辰砂半两

上末之,姜汁炊饼丸,阴干,辰砂为衣,姜汤下四十丸。

坠痰丸 治痰饮效。

枳实 枳壳半两,炒,去穰 黑牵牛半斤,取头末 猪牙皂角二钱,酒炒 明矾三钱,飞一半 朴硝三钱,风化为末

上末之,用萝卜汁丸,每服四十丸,鸡鸣时服。初则有粪,次则有痰。

治湿痰。

苍术一钱 白术六钱 香附一钱 酒 白芍药二钱

上末汁,炊饼丸。

治肥人湿痰。

苦参 半夏各一钱半 白术二钱半 陈皮一钱

上作一服,姜三片,入竹沥与水共一盏煎,食远,吞三补丸十

五丸。

治上焦风痰。

瓜蒌仁　黄连　半夏　猪牙皂角各等分

上末,姜汁炊饼丸。

治痰气。

片黄芩　陈皮　半夏各五钱　白术　白芍药各一两　茯苓三钱

上为末,姜汁炊饼丸。

祛风痰,行浊气。

防风　川芎　牙皂　白矾　郁金各一两　赤白蜈蚣各一条

上末之,炊饼丸,桐子大,每服二十五丸,食前茶清汤下。春以芭蕉汤探吐痰。

利膈化痰丸　治胸膈痰气最妙。

贝母　半夏各半两　天南星　蛤粉各一两　瓜蒌仁　香附各半两,童便浸。以上并为细末。

上用猪牙皂角十四挺,敲碎,水一碗半煮,杏仁去皮尖一两煮,水将干,去皂角,擂杏仁如泥,入前药搜和。再入生姜汁,炊饼丸如绿豆大,青黛为衣,晒干,每服五十、六十丸。

清痰丸　专主胸中痰积。一云专主中宫痰积。

乌梅五钱　枯明矾五钱　南星　半夏各一两　黄芩五钱　苍术五钱　神曲一两　棠求一两　青皮　陈皮各五钱　香附一两　滑石炒,五钱　干生姜一两　枳实一两

上为末,炊饼丸。

一男子年七十九岁,头目昏而重,手足无力,吐痰口口相续,左手脉散大而缓,右手脉缓而大,不及于左,重按皆无力,饮食稍减而微

渴,大便三四日一行。若与风药,至春深必死,此大虚证,当以补药作大剂服之。与黄芪、人参、当归身、芍药、白术、陈皮,浓煎作汤,使下连柏丸三十丸,服一年半,精力如少壮时。连柏丸冬加干姜少许,作令药,余三时皆依本法,连柏皆以姜汁炒,为末,用姜汁糊丸。

一男子年近三十,厚味多怒,秋间于髀枢左右发痛,一点延及膝骭,昼静夜剧,痛处恶寒,口或渴或否。医与治风并补血药,至次春,膝渐肿痛甚,食渐减,形羸瘦,至春末,膝渐肿如碗,不可屈伸,其脉弦大颇实,率皆数短,其小便必数而短,遂作饮食痰积在太阴、阳明治之。半夏五钱,黄柏一两,酒炒,生甘草梢三钱,苍术三钱,盐炒,川芎三钱,生犀角屑三钱,陈皮、牛膝、木通、芍药以上五钱。遇暄热加条芩二钱。上为末,每服三钱重,与姜汁同研细适中,以水汤起令沸,带热食前服之,一日夜四次。与之半月后,数脉渐减,痛缓,去犀角,加牛膝、败龟板半两、当归身尾半两,如前服之。又与半月余,肿渐减,食渐进,不恶寒,惟膝痿软,未能久立久行,去苍术、黄芩,时夏月,加炒柏至一两半,余依本方内加牛膝,春夏用梗,秋冬用根,惟叶汁用尤效,须绝酒肉,湿面、胡椒。中年人加生地半两,冬加茱萸、桂枝。

一人面上才见些少风,如刀刮者,身背皆不怕冷,能食,脉弦,起居如常,先以川芎、桔梗、生姜、山栀、细茶,吐痰后,服黄连导痰汤。

外弟一日醉饱后,乱言妄见,且言伊亡兄生前事甚的,乃叔叱之曰:食鱼腥与酒太过,痰所为耳!灌盐汤一大碗,吐痰一升,汗因大作,困睡一宵而安。

金氏妇壮年,暑月赴筵回,乃姑询其坐次失序,自愧因成病,言语失伦,又多自责之言,两脉皆弦数。予曰:非鬼邪乃病也,但与补脾导痰清热，数日当自安。其家不信，以数巫者喷水，而恐之，旬余而死。

一妇年五十余，夜多怒，因食烧猪肉，次早面胀不食，身倦，六脉沉涩而豁大，此体虚痰膈不降，当补虚利痰，每早服二陈加参术大剂，服后探吐令药出，辰时后与三和汤三倍加术二帖，至睡后服神佑丸七丸，逐其痰，去牵牛，服至一月而安。

傅宪幕子，暑月因劳而渴，恣饮梅水，又连得大惊三四次，妄言妄见，病似鬼邪，两脉皆虚弦而沉数。予曰：数为有热，虚弦是大惊，有酸浆停于中脘，补虚清热，导去痰滞，病可安。与参、术、陈皮、芩、连、茯苓，浓煎汤，入竹沥、姜汁与服，浃旬未效，众尤药之未对，予知其虚未回，痰未导，仍与前方加荆沥，又旬而安。

一人阴虚有痰，神曲、麦芽、黄连、白术各一两，川芎七钱，瓜蒌仁、青黛、人中白各半两，上末之，姜汁擂，炊饼丸。

一人湿热劳倦新婚，胸膈不快，觉有冷饮，脉涩大，先多得辛温导散药，血气俱伤。苍术、半夏、白术、陈皮以上各五钱，白芍药六钱，龟板七钱半，炒柏一钱半，黄芩三钱，砂仁、甘草各一钱，上末之，炊饼丸。食前姜汤下，四五十丸。服后膈间冷痰未除，用小陷胸汤加少茱萸作向导，为丸服。

一人气实形壮，常觉胸膈气不舒，三一承气汤下之，及与导痰之类。

一人食积痰气，脾弱，贝母、连翘、麦芽、陈皮各半两，南星、黄芩、白术各一两，莱菔子二钱半，上末之，炊饼丸。

一老人，呕痰，胸满寒热，因伤食起，用二陈导饮。白术补脾，柴胡、黄芩退寒热，苍术解表寒，砂仁定呕下气。

一妇人舌上长起厚苔并痛，心下时坚，阳明痰热。黄柏、知母俱蜜炙，贝母各二两，瓜蒌、枳实、麦芽、姜黄、牛膝各半两，为末，可留于舌上，再用白术二两，荜澄茄、莱菔子、连翘、石膏各半两，青子、风硝、升麻各三钱，上末，炊饼丸服。

二陈治痰要药，世多忽之，且平胃散为常服之药，二陈汤反不可服乎？但能随证加减，用之无不验。世人贵耳贱目，不特此也。

喘第二十一

有短气，有火炎，有痰，有阴火上逆。

凡久喘未发，以扶正气为要；已发，以攻邪为主。气短者，参芪补之；火炎上者，降心火，清肺金；有痰者，降痰下气为主；阴火上逆者，补阴降火。有气虚短气而喘，有痰亦短气而喘，有阴虚自小腹下火起而上者。喘急而有风痰者，《妇人大全良方》千缗汤加导痰汤。阴虚挟痰喘急者，补阴降火，四物汤加半夏、枳壳。气虚者，人参蜜炙、黄柏、麦门冬、地骨皮之类。大概喘急者，不可用苦药、凉药，火气盛故也。导痰汤合千缗汤妙。诸喘不止者，用劫法，只一二服则止。气虚人少用。劫定之后，因痰治痰，因火治火，用椒目研极细末，用二钱，生姜汤调下止之，丸、末皆可用。又法：萝卜子蒸熟为君，皂角烧灰，等分为末，生姜汁蜜为丸，如小桐子大，每服用五七十丸，噙化止之。元气虚而喘，喘而气短者，生脉散。上气喘而躁者，属肺胀，欲作风水，发汗即愈。秋冬之间，风痰作喘，搜风化痰丸。肺湿作喘，以甜葶苈研细末，枣肉为丸，服之。人卧则气浮于肺，凡上升之气，大概用香附、黄连、黄芩、山栀、青皮，以降之。

戴云：有痰喘者，有气急喘者，有胃虚喘者，有火炎上喘者。夫痰喘者，乍进乍退，喘便有痰声；气急喘者，呼吸急促而无痰声；火炎上喘者，乍进乍退，得食则减，食已则喘，大概胃中有实火，膈上有稠痰，得食入咽，坠下稠痰，喘即止，稍久，食已入胃，反助其火，痰再升上，喘反大作，俗不知此作胃虚，治用燥热之药，以火济火。昔叶都督患此，诸医作胃虚治之，不愈，后以导水丸利五七次而安。又有胃虚喘者，抬肩撷肚，喘而不休是也。

治气逆、气喘、上气，紫金丹可用，须三年后者乃可。忌猪肉并酒。

一子二岁，患痰喘，见其精神昏倦，病气深，决非外感，此胎毒也。盖其母孕时，喜辛辣热物所致，勿与解利药，因处以人参、连翘、芎、连、生甘草、陈皮、芍药、木通煎，入竹沥，数日安。

一妇人，六七个月痰嗽喘急不卧，专主肺。北柴胡一钱，麻黄二钱，石膏二钱，桑白皮一钱，甘草半钱，黄芩一钱半，一汗而愈。后服五味子、甘草、桑皮、人参、黄芩。

哮第二十二

哮专主乎痰，宜吐法，亦有虚而不可吐者。治哮必须薄滋味，专主乎痰，必用大吐，吐药中多用醋，不可全用凉药，必带表散，此寒包热也。半夏、枳壳炒、桔梗、片黄芩、炒紫苏、麻黄、杏仁、甘草，天寒加桂。一法小胃丹，以二陈汤去甘草，加苍术、黄芩，作汤送下，看虚实用之。

治哮积方　用鸡子略损壳勿损膜，浸尿缸中三四日夜，煮吃效。盖鸡子能去风痰也。

治哮，**紫金丹**　以精猪肉三十两，切骰子大，用信一两明者，研极细，拌在肉内，令极匀，分作六分，用纸筋黄泥包之，火烘令干，又用白炭火于无人远处煅之，以青烟出为度，出火毒放地上一宿，研细，用汤浸，蒸饼为丸，如绿豆大，食前茶清下，大人二十丸，小儿十丸，量虚实与之。

一人哮喘，南星、半夏、杏仁、瓜蒌仁、香附、橘红、青黛、莱菔子、皂角灰。上末之，曲丸，姜汤送下。

泄泻第二十三

有湿，有气虚，有火，有痰，有积。

世俗类用涩药治利与泻，若积久而虚者，或可行之，而初得者，必变他证，为祸不小。殊不知多因于湿，惟分利小水最是长策。治湿燥湿宜渗泄，四苓散中加苍术、白术，甚者二术皆妙。气虚用人参、白术、芍药炒、升麻。火宜伐火利小水，用黄芩、木通，入四苓散。痰宜豁痰，用海石、青黛、黄芩、神曲，作丸服，或用吐法叶之，以升提其清气。食积宜消导之，疏涤之，神曲或大黄等。泄泻水多者，必用五苓散。

止泻方

肉豆蔻五两　滑石春冬一两二钱半，夏二两半，秋二两

上用姜汁、曲糊丸。

又方　**姜曲丸**

姜二两　陈曲六两，炒，用一二年陈者，新者发热不可用，陈麦亦可用　茴香半两

治脾泄方　用炒白术、炒神曲、炒芍药，或汤或散，作丸子尤切当。治脾泄，当大补脾气而健运复常。

治久病，大肠气泄，熟地黄五钱，白芍药炒、知母各三钱，干姜二

钱，炙甘草一钱。上末服。泄泻或呕吐，用六一散，生姜汁调服。积痰作泄，宜下之。青六丸去三焦湿，治泄泻多与他丸同用，并不单用。若欲治血痢，或产后腹痛，或自利者，补脾补血药送之。久病气虚，泄泻不止，灸百会三壮。

一老人，奉养太过，饮食伤脾，常常泄泻，亦是脾泄。白术炒，二两，白芍药酒炒，一两，神曲炒，二两，山楂一两半，半夏一两，汤浸，黄芩炒，半两。上为末，青荷叶烧饭为丸。

一老人年七十，面白，脉弦数，独胃脉沉滑，因饮白酒作利，下血淡水脓，腹痛，小便不利，里急后重，以人参、白术为君，甘草、滑石、槟榔、木香、苍术为佐，下保和丸二十五丸。第二日证减，独小便不利，只以益元散服之效。

一男子，因辛苦发热，腰脚痛，吐泻交作，以白术二钱、人参一钱、滑石二钱、木通一钱半、甘草半钱、陈皮二钱、柴胡一钱。

夏月水泻，桂苓甘露饮，官桂、人参各五钱，木香一分，茯苓、白术、甘草、泽泻、葛根、石膏、寒水石以上各一两，滑石二两。脾胃不和，泄泻并伤食，用胃苓汤。积聚肚泻，胜红丸。肠鸣泄泻，久不愈者，诃黎勒丸。泄泻下积，身热水泄者，大柴胡汤。水泻，白术、苍术、厚朴、陈皮、炒曲、茯苓、猪苓、泽泻、地榆、甘草，冬月加干姜等分。治老人水泻，白术一两，苍术一两，厚朴半两，炒曲一两，肉豆蔻一两，陈皮五钱，炒芍药一两，滑石一两，炒，甘草三钱，炙，樗皮一两，炒。上饭丸，食前米饮下八十粒。

一人胸满，泄泻不止，当消食补脾则泄止。若积病，亦有胃壮而泄不止，当下去积，则泄止。

凡内外之邪，有伤于生化之用，则阴阳失其居处之常，脏腑失其所司之政，以致肠胃腐熟而传化之职不修，所以泻也。一人气脱而虚，顿泻不知人，口眼俱闭，呼吸甚微，殆欲死者，急灸气海，饮人参膏十余斤而愈。阴虚而肾不能司禁固之权者，峻补其肾。痰积在肺，致其所合大肠之气不固者，涌出上焦之痰，则肺气降下，而大肠之虚自复矣。忧思太过，脾气结而不能升举，陷入下焦而泄泻者，开其郁结，补其脾胃，而使谷气升发也。

戴云：凡泻水而腹不痛者，是湿；饮食入胃不住，完谷不化者，是气虚；肠鸣泻水，痛一阵泻一阵，是火；或泻，或不泻，或多或少，是痰；腹痛甚而泻，泻后痛减者，是食积。

治水泻方：干姜一钱　当归二钱半　乌梅三个　黄柏一钱　黄连二钱。或云各等分水煎。

霍乱第二十四

内有所积，外有所感。见成吐泻，不彻者，还用吐，提其气起。吐用二陈汤加减，或盐汤或盐水皆可吐。

治霍乱。

苍术　厚朴　陈皮　葛根以上各一钱半　滑石三钱　白术二钱　木通一钱　甘草炙

又法　用姜汤下保和丸四十粒。

治干霍乱，大法发汗，吐亦不妨。此系内有所伤，外为邪气所遏。有用吐法者，则兼发散之义；有用温药解散者，其法解散，不用凉药。二陈汤加川芎、苍术、防风、白芷等剂。夏月霍乱吐泻，大欲饮水，或狂乱奔走，姜制厚朴、官桂、干姜、茯苓、半夏。

霍乱方，藿香、苍术、厚朴、陈皮、缩砂、白芷、甘草、半夏、茯苓、人参、炒神曲等分，遇寒加干姜，寒甚加附子。吐泻霍乱，夏月以冰水调益元散，加姜汁服之。又以地浆清水调桂苓甘露饮，新汲水亦可。所以至阴之物，能生阳中之阴。霍乱微烦躁渴，钱氏白术散。以上二方，俱见《宝鉴》中。

夏月吐泻，黄连香薷汤，井中浸冷服。霍乱脉多伏或绝，大法理中汤好。阳不升阴不降，乖隔而成霍乱，切不可与米汤，饮即致死。夏月多食瓜果，饮冷乘风，以致食留不化，因食成痞，隔绝上下，遂成霍乱，以六和汤倍藿香。

挥霍撩乱而不得吐泻，名干霍乱。干霍乱最难治，须以盐汤吐之。

治搅肠痧，用樟木屑煎浓汤，呷一碗，须臾吐泻即可。一云干霍乱，俗名搅肠痧也。又法，就委中穴有紫处，刺出血即安。或于十指头出血，亦是良法。一法，治霍乱已死，腹中尚有暖气，用盐纳脐中，灸七壮，仍灸气海。

痢第二十五

分在气、在血治。

赤属血，白属气。身热、后重、腹痛。身热者，挟外邪，法当解表，不恶寒用小柴胡去参；后重，积与气郁，坠在下之故，兼升兼消；腹痛者，是肺金之气郁在大肠之间，以苦梗发之，然后用治痢药。气用气药，血用血药。下利腹痛，人实者，宜用刘氏之法下之，然后随气血用治利之药。下血多，主食积与热，当凉血活血，当归、桃仁、黄芩之类，或有用朴硝者。青六丸治血痢效，以六一散一料炒红曲半两，能活血，以饭为丸。腹痛者，宜温散药，如姜桂之属以和之。如有热,用黄芩、芍药之类。壮者与初病者,宜下之;虚弱衰老者,宜升之。一痢初得之时,一二日间,法当利,大小调胃承气汤下之,看其气血而用药。气病用参术,血病用四物汤为主,有热先退热。后重者,当和气,木香、槟榔之类。因积作后重者,保和丸主之。五日后不可下,脾胃虚故也。

保和丸方

山楂肉三两　神曲二两　陈皮　半夏　茯苓以上各一两　连翘五钱　莱菔子五钱

上炒,七味为末,粥丸,姜汤下。或加白术二两。

下利初发热,必用大承气汤下之,后随证用药。下利久不止,发热者,属阴虚,用寒凉药,必兼升药热药用。一本云:血久不止,发热者,属阴虚,四物为主。下利后,身发热者,有外感。初下腹痛,不可用参术,虽气虚胃虚者,皆不可用。下血有风邪下陷,宜升提之。盖风伤肝,肝主血故也。有湿伤血,宜行湿清热。后重者,积与气坠下,当和气,兼升兼消,木香、槟榔之类。不愈,用皂角子、煨大黄、当归、桃仁、黄连、枳壳作丸。盖后重,大肠风盛故也。下利病,有半死半生者二。下如鱼脑者,半死半生;身热脉大者,半死半死。

有不治证者五:下血者,死;下如尘腐色者,死;下如屋漏水者死;下利唇如朱砂红者,死;下利如竹筒者,不可治。

夫利而能食,胃未病也。若脾胃湿热之毒,熏蒸清道而上,以致胃口闭塞,遂成噤口证。一方治噤口痢,香连丸与莲肉各半,研末,米汤调下。治噤口痢,脐中用田螺入麝香少许,捣烂盦之,以引其热就下,热去则欲食也。

治痢方,苍术、白术、条芩、当归、白芍药、生地黄、青皮、黄连、滑石、甘草作一服，白水煎。里急后重，炒连、滑石，加桃仁、槟榔，甚者加大黄，呕者，加半夏、姜煎。

又方　干姜一钱　当归二钱半　乌梅三个　黄柏一钱半　黄连二钱

上作一服，白水煎。

孙郎中因饮食过多，腹膨满，痢带白色，用苍术、白术、厚朴、甘草、茯苓、滑石煎，下保和丸三十粒。又方有炒曲。

痢后脚弱渐细，苍术二两，酒芍药二两半，龟板三两，酒柏半两。上末之，粥丸，以四物汤加陈皮、甘草，煎汤吞之。痢后腰痛，两脚无力，陈皮、半夏、白芍药以上各一钱，茯苓、苍术、当归、酒芩以上各半钱，白术一钱，甘草二钱。上作一服，姜三片煎，食前服。

一人泄泻，辛苦劳役，下利白积，滑石末、炒陈皮、芍药、白术、茯苓、甘草，上煎，食前服。

一妇人痢后，血少肚痛，以川芎、当归、陈皮、芍药，上煎，调六一散服。

一方治久利。罂粟壳半两，樗白皮一钱，黑豆二十一粒，上同煎，食前服。痢时气发热，苍术、厚朴、赤芍药、当归、黄芩、黄柏、地榆、粟壳、枳壳、槟榔、木香、甘草、干姜。鲜血痢，加黄连；小便不通，加滑石、车前子；利下血水奈何，加阿胶。

治痢丸子。侧柏叶、黄连、黄柏、黄芩、当归、芍药、粟壳、生地黄、地榆、枳壳、香附、木香、槟榔，米糊丸，下七八十丸。有食有积腹痛，加莪术、三棱、缩砂。

饮酒之人脏毒，如血痢状，乃平日饮酒之过，遂成此病，先宜戒酒，而药可愈。

苍术一钱　赤芍药二钱　炒槐花一钱半　地榆二钱　枳壳一钱　炙甘草三分　黄连炒，五分　干葛二钱　当归五分

上作一帖，清水煎，食前顿服愈。

又方

樗皮二两　神曲炒，五钱　白芍药一两　滑石炒，一两　枳壳五钱

上为末，烂饭丸，桐子大，米饮下七十丸。

久下利，数月不能起床，饮食不进，惫弱之甚，以人参五分，白术一钱，黄芪五分，当归六分，芍药一钱，炙甘草三分，粟壳三钱，实地榆五分，木香三分，缩砂五分，陈皮一钱，升麻三分，白豆蔻仁三分，泽泻五分。上作一帖，有热加黄芩，脉细，四体恶寒，加干姜或煨肉豆蔻、川附数片，服数帖，渐自进食。

湿热下利，小便涩少，烦渴能食，脉洪大缓，腹痛后重，夜多利下，桂苓甘露饮送保和丸三十丸。一作胃苓汤送下。湿多热少，脾胃不和，食少，腹痛后重，夜多利下，胃苓汤送保和丸三十丸。一作桂苓甘露饮送下。气虚，面色黄白，或体肢倦懒之人，频并痛，后重不食，脉细弱，或有汗出，黄芪建中汤吞保和丸十三丸。湿热不渴者，建中汤加苍术、茯苓，吞保和丸。脾胃不和，食少腹胀痛，后重利下，脉弦紧，平胃散加芍药、官桂、葛根，或白术茯苓汤送保和丸。下利白积，黄芩芍药汤加白术、陈皮、甘草、滑石、桃仁。下利赤积，身热，益元散加木通、炒芍药、炒陈皮、白术，煎，送下保和丸。

一老人因饮白酒，作利，下淡血水脓，腹痛，小便不通，里急后重，人参、白术、滑石、苍术、槟榔、木香、甘草，上煎，下保和丸二十五丸。第二日前证俱减，惟小便不利，用益元散。

仲景治痢，凡言可下，率用承气汤。大黄之寒，其性善走，佐以

厚朴之温，善行滞气，缓以甘草之甘，饮以汤液，灌涤肠胃，滋润轻快，无所留碍，积行即止。

刘河间发明滞下证，尤为切要。有曰：行血则便自愈，调气则后重自除。此实盲者之日月，聋者之雷霆也。

一人患痢，不进饮食，四君子加芎、归、芍药、陈皮、炒曲、黄连、砂仁、半夏、生姜煎服。

东易胡兄年四十余，患痢病已百日，百药治不效。时九月初，其六脉急促，沉弦细数，左手为甚，日夜数十行，视瘀物甚少，惟下清滞，有紫黑血丝，食全不进，此非利，当作瘀血治之。问：瘀血何由而致？如饱后急走，极力斗骂，殴打攧扑，多受疼痛，一怒不泄，补塞太过，火酒火肉，皆能致之。盖此人去年枉受杖责，经涉两年，有此瘀血，服药后，得瘀血则生矣。遂以乳香、没药、桃仁、滑石，佐以木香、槟榔，以曲糊为丸，米汤下百余粒，半夜又不动，又依前法下二百粒，至天明大下秽物，如烂鱼肠，约一二升，困顿终日，渐与粥而安。

一人患痢，后甚逼迫。一人患痢，善食易饥。已见《医要》。世俗类用涩药治痢与泻，若积久而虚者或可行之，而初得者，必变他证，为祸不小。殊不知多因湿，惟分利小水，最是长策。《内经》谓：下身热，却死；寒，即生。此大概言之耳，必兼证详之方可。今岂无身热而生寒而死者乎？脉沉小流连或微者，易治；浮洪大数者，难治。脉宜滑大，不宜弦急。仲景治痢，可温者五法，可下者十法。或解表，或利小便，或待其自已。区分易治、难治极密，但与泻同，立论不分，学者当辨之。

大孔痛，一曰温之，一曰清之。按久病，身冷自汗，脉沉小者，宜温；暴病，或身热，脉浮洪者，宜清；身冷自汗用温药。有可吐者，有可汗者，有可下者。初得时，元气未虚，必推荡之。此通因通用法，稍久气虚，则不可也。赤痢乃自小肠来，白痢自大肠来，皆湿热为本。赤白带、赤白浊同。先水泻，后脓血，此脾传肾，贼邪难愈；先脓血，后水泻，此肾经传脾，是谓微邪易愈。下如豆汁者，湿也，盖脾胃为水谷之海，无物不受，常兼四脏，故如五色之相染，当先通利，此迎而夺之之义。如虚，宜审之。因热而作，不可用巴豆等药，如伤冷物者，或可用，宜谨之。

又有时疫作痢，一方一家之内，上下相传染者相似，此却宜用运气之胜伏以治之。

噤口痢，此胃口热结，用黄连，多加人参，浓煎呷之，如吐了又呷，当开以降之。人不知此，多用温药甘味，以火济火，以滞益滞也。亦有误服热药，毒气犯胃，当推明而祛其毒。

呕吐第二十六

分气血多少而治。

胃中有热有痰。胃中有热，膈上有痰，用二陈汤加姜汁、炒山栀、黄连、生姜煎服。久病呕吐者，胃虚不纳谷也，生姜、人参、黄芪、白术、香附。注船呕吐大渴，饮水即死，童便好。呕吐，若脾胃虚损之人，或非夏月见者，服理中汤。见其虚甚，庶可用之，亦宜冷与之饮，以顺其性。痰饮为患，或呕或吐，恶心，或头眩，或中脘不快，或发寒热，或食生冷，脾胃不和，二陈汤加丁香、乌梅、生姜七片。痞痛加草豆蔻。胃气虚弱，不能饮食，呕吐，藿香安胃散，藿香、丁香、人参、陈皮、生姜同煎。肝火出胃，逆上呕吐，抑青丸。痰热呕吐，气盛者，导痰汤加缩砂、姜、连、竹茹。痰呕吐不止，陈皮、半夏、姜汁。夏月呕吐不止，五苓散加姜汁。呕吐煎药，忌瓜蒌仁、杏仁、桃仁、莱菔子、山栀，皆要作吐。如药中带香药，行散不妨。泄泻或呕吐者，生姜汁汤调益元散。

一人早呕酒，以瓜蒌、贝母、山栀炒、石膏煅、香附、南星姜制、神曲炒、山楂子各一两，枳实炒、姜黄、莱菔子蒸、连翘、石碱各半两，升麻二钱半，上末之，姜汁炊饼丸。

一人饥饱劳役成呕吐病，时作时止，吐清水，大便或秘或溏，腹痛上攻心背，脉弦。白术一两半，山栀一两，用茱萸二钱炒，去茱萸不用，黄连一两，用茱萸二钱炒，去茱萸不用，神曲、麦芽、桃仁各一两，去皮，用巴豆二十粒炒，去巴豆不用，姜黄、杏仁各一两，去皮，用巴豆二十粒炒，去巴豆不用，蓬术一两，用巴豆二十粒炒，去巴豆不用，香附一两，三棱一两，用巴豆二十粒炒，去巴豆不用，白豆蔻、砂仁、木香、莱菔子、陈皮以上各五钱，南星一两，姜制，山楂一两，大黄一两，蒸，青皮五钱。上末之，姜汁饮饼丸，每服二三十丸。

朱奉议以半夏、橘皮、生姜为主。孙真人误以哕为咳逆。凡病人欲吐者，切不可下，逆故也。刘河间谓：呕者，火气炎上，此特一端耳。有痰隔中焦，食不得下者；又有气逆者；又有寒气郁于胃中者；又有食滞心肺之分，不得下而反出者。然胃中有火与痰而致呕吐者多。又有久病呕者，此胃虚不纳谷也。生姜、人参、黄芪、白术、香附之类。

恶心第二十七

有痰、有热、有虚。皆用生姜，随证用药。

痰饮为患，而呕吐恶心者，二陈汤加丁香、乌梅、生姜七片，煎服。

戴云：恶心者，无声无物，但心中欲吐不吐，欲呕不呕，虽曰恶心，非心经之病，皆在胃口上，宜用生姜，盖能开胃豁痰故也。

卷　三

翻胃第二十八

翻胃即膈噎也，膈噎乃翻胃之渐。《发挥》详言之，大约有四：有血虚、有气虚、有热、有痰。又有兼病者。

血虚者，脉必数而无力；气虚者，脉必缓而无力；血气俱虚者，口中多出沫，但见沫大出者，必死；有热者，脉数而有力；有痰者，脉滑数，二者可治。又曰：翻胃脉，血虚，左手脉无力；气虚右脉无力，有痰寸关沉，或伏而大。血虚以四物为主，气虚以四君子为主，热以解毒为主，痰以二陈为主。必入童便、姜汁、竹沥、韭汁、牛羊乳。粪如羊矢者，不治；年高者，虽不治，须用参术，关防气虚、胃虚。有阴火上炎而翻胃者，作阴火治。有气结者，其脉寸关沉而涩，宜开滞导气之药。有积血在内者，当消息以逐之。大便涩者，难治，常食兔肉则便利。翻胃病，若痰实火盛之人，先以瓜蒂散吐之，后用大黄、皂角、黑牵牛、朴硝，为末，糊丸，姜汤下十五丸。一方治翻胃积饮，通用益元散，以姜汁澄白脚为丸，时时服之。一方以黄连、茱萸、炒贝母、瓜蒌、陈皮、白术、枳实、牛转草。但有咽下塞住不宽，项背转侧，欠伸不得，似乎膈噎之证，饮食不下，先有心疼，疼发一身尽黄，先以川芎、桔梗、山栀、细茶、生姜、齑汁，吐痰二碗，后用导痰汤加羌活、黄芩、红花，人壮者用此法。

一老人翻胃，瓜蒌、贝母、白术、陈皮、吴茱萸、黄连、生甘草、人参、茯苓、枳实。年少者,以四物汤清胃脘,血燥不润便,故涩。《格致余论》甚详。

槟榔丸 治翻胃,或朝食而暮出者,或下咽而吐者,或胃脘作痛者,或必得尽吐而爽者,或见食即吐者。

白术 黄连 砂仁 陈皮 半夏曲 神曲 蓬术各一两 藿香 槟榔 青皮 丁香 麦芽 三棱 姜黄 良姜 白豆蔻 茯苓 桂花 连翘 山楂各五钱 川附半只 吴茱萸二钱

上药末之,姜糊丸,每服七八十丸,姜汤或白汤下,日三服。

一人年壮,病翻胃,益元散加陈皮、半夏、生姜自然汁浸,晒干为末,竹沥、甘蔗汁调服。一人但能食粥,一匙吃下,膈有一菜杂于其间,便连粥俱不能下,鱼肉俱不可咽,止能食稀粥,其人起居如常,用凉膈散加桔梗。若面常觉发热,大便结,此咽膈燥痰所碍,加白蜜饮之。治翻胃,未至于胃脘干槁者。

一男子壮年,食后必吐出数口,却不尽出,膈上时作声,面色如平人,病不在脾胃,而在膈间。问其得病之由,乃因大怒未止辄吃面,即有此症。盖怒甚,则血郁于上,积在膈间,有碍气之升降,津液因聚而为痰、为饮,与血相搏而动,故作声也。用二陈加香附、莱菔、韭汁服一日,以瓜蒂散、酸浆吐之,再一日,又吐,痰中见血一盏,次日复吐,见血一钟,乃愈。

一中年人,中脘作痛,食已则吐,面紫霜色,两关脉涩,涩乃血病也,因跌仆后,中脘即痛,投以生新推陈血剂,吐片血碗许而愈。

一妇人因七情,咽喉有核如绵,吐不出,咽不下,乃两胁心口作痛,饮食少,胎已三月矣。用香附、砂仁、茯苓、陈皮各二钱,麦冬、厚朴、白术、人参、甘草各五分,枳壳、芍药、白豆蔻各八分,竹茹二钱,姜五片，煎服，心痛不止，加草豆蔻。

一人先因膈噎，后食羊肉，前疾大作及咽酸，用二陈汤加苍术、白术、香附、砂仁、枳壳、吴茱、黄连、神曲、生姜煎服，后里急后重，加木香、槟榔。痰气结核在咽间，吐咯不出，此七情所致也。及痰火炎上，胸膈不宽，以二陈加香附、砂仁、瓜蒌、白术、厚朴、苏子，黄连、吴茱、枳壳、生姜煎服。头眩加前胡。因食欲过甚，遂成膈气，作死血治之，二陈加当归、桃仁、香附、砂仁、白术、枳实、藿香、姜连，吐不止，加丁香煎，临服加韭汁、姜汁、竹沥各少许，加牛乳尤佳。

一人痰火噎塞，胸膈不宽，二陈加紫苏、厚朴、香附、砂仁、姜连、木香、槟榔、白豆蔻、吴茱萸、生姜煎服。呕吐胸膈疼，二陈加姜黄、香附、砂仁、丁香、藿香、白术、白豆蔻、枳壳、姜连；心腹痛及咽酸去枳壳，加吴茱萸；发热去枳壳、吴茱，加干葛、竹茹、枇杷叶姜汁炒；热盛者，加连翘仁、姜煎服。

疸第二十九

不必分五种，同是湿热，如盦面相似，渴者难治，不渴者，易治。脉浮宜吐，脉沉宜下。轻者小温中丸，重者大温中丸，脾虚者以白术等药作汤使。脾胃不和，黄疸，倦怠少食，胃苓汤。小便赤，加滑石。湿热黄疸，小便赤涩，茵陈五苓散。湿寒黄疸，脾胃不和，不食，脉沉细，小便清利者，理中汤，甚者加附子，所谓阴黄疸也。脾湿积黄，心腹疼痛，胃苓汤。湿热因倒胃气，服药而大便下利者，参术等加茵陈、山栀、甘草。热多，温中丸加黄连。湿多，茵陈五苓散加食积药。面色黄，肢体倦，小便清，谓之木胜于中，土走于外故也，黄芪建中汤。用茵陈之药过剂，乃成阴证，身目俱黄，皮肤冷，心下疼，眼涩不开，自利，茵陈附子干姜汤。谷疸为病，寒热不能食，食则头眩，心胸不安，久则发黄，用茵陈、栀子、大黄，亦治伤寒发黄。气实人，心痛，发黄，抚芎散吐之。疸发寒热，呕吐，渴欲饮冷，身体面目俱黄，小便不利，全不思食，夜间不卧，茯苓渗湿汤。以茵陈四苓散内加芩、连、栀子、防己、苍术、青皮、陈皮。一方加枳实，用长流水煎服。

黄疸方

黄连炒　黄芩炒　山栀炒　猪苓　泽泻　苍术　茵陈　青皮　龙胆草各一钱　劳食疸加三棱、蓬术各一钱，砂仁、陈皮、神曲各五分。

茵陈附子干姜汤

附子炮　干姜炮　茵陈　白茯苓　草豆蔻　枳实　半夏　泽泻　白术　陈皮

上姜煎，凉服。

小温中丸　治黄疸与食积。

苍术炒　神曲炒　针砂醋煅　半夏各二两　川芎　栀子各一两　香附四两　春加川芎，夏加苦参或黄连，冬加茱萸或干姜。

上末，醋糊丸。

大温中丸　即暖中丸。治食积，黄疸，肿，又可借为制肝燥脾之用。

陈皮　苍术米泔浸，炒　厚朴姜制　三棱醋炒　蓬术醋炒　青皮各五两　甘草二两　香附一斤，醋炒　针砂十两，醋煅

上为末，醋糊丸，空心姜汤下，午饭、晚饭前酒下。脾虚者，以白术、人参、芍药、陈皮、甘草等药作使。忌大肉、果菜。

又方小温中丸　治脾胃停湿,水谷不分,面色痿黄。

针砂八两,醋炒　香附　神曲八两,炒　白术五两,炒　半夏五两,洗　甘草二两　陈皮五两,和白　黄连二两　苦参三两

上为末,醋糊丸,每服五十丸,白术、陈皮汤下,冬去黄连加厚朴。

消渴第三十

消渴之证,乃三焦受病也,东垣有法,分上中下治。上消者,肺也,多饮水而少食,大小便如常,或云小便清利,其燥在上焦也,治宜流湿润燥;中消者,胃也,渴多饮水,而小便赤黄,宜下,至不饮而愈;下消者,肾也,小便浊淋如膏之状,宜养血而肃清,分其清浊而自愈。

大法养肺降火生血为主。消渴泄泻,先用白术、白芍药炒,为末,调服后,却服白莲藕汁膏。内伤病退后,燥渴不解,此有余热在肺家,以人参、黄芩、甘草少许同煎,加姜汁冷服,或以茶匙挑药,渐渐服之。虚者,亦可服独参汤。消渴而小便频数,宜生津甘露饮。琼玉膏亦妙。口干舌干,小便赤数,舌上赤裂,地黄饮子。

一孕妇,当盛夏渴思水,与四物汤加黄芩、陈皮、生甘草、木通,数帖愈。

白藕汁膏

黄连末　生地汁　牛乳汁　白莲藕汁各一斤

上将诸汁,慢火熬膏,入连末和丸,每服二三十丸,温水下,日服数次。

缫丝汤、天花粉、芦根汁、淡竹茹、麦门冬、知母、牛乳,皆消渴之要药也。

水肿第三十一

因脾虚不能行浊气，气聚则为水，水渍妄行，当以参术补脾，使脾气得实，则自能健运，自然升降，运动其枢机，而水自行，非五苓神佑之行水也。大抵宜补中行湿，利小便，切不可妄下。以二陈汤加人参、苍术、白术为主，佐以黄芩、麦冬、栀子制肝木，土气得平，以制其水。若腹胀，少佐厚朴，气不运加木香、木通；气陷下，加柴、升，随证加减可也。

经曰：诸气膹郁，皆属于肺；诸湿肿满，皆属于脾；诸腹胀大，皆属于热。盖湿者，土之气，土者，火之子也，故湿病每生于热，热气亦不能自湿者，子气感母湿之变也。凡治肿病，皆宜以治湿为主，所挟不同，治法亦异。或以治肿以治水立说，而欲导肾，以决去之，岂理也哉？盖脾土衰弱，内因七情，外伤六气，失运化之职，清浊混淆，郁而为水，渗透经络，流注溪谷，浊腐之气，窒碍津液，久久灌入隧道，血亦化水。欲藉脾土以制之，殊不知，土病则金气衰，木寡于畏而来侮土，脾欲不病不可得矣。治法宜清心经之火，补养脾土，全运化之职，肺气下降，渗道开通。浊败之气，其稍清者，复回而为气、为血、为津液，其败浊之甚者，在上为汗，在下为溺，以渐而分消矣。又曰：开鬼门，洁净府。鬼门，肤腠也，属肺；净府，膀胱也，属肾。未闻有导肾之说。仲景云：治湿利小便，即经洁净府之意。钱仲阳云：肾无泻法，请以此视之，肾其可易导之乎？

水肿本自中宫，诸家只知治湿利小便之说，而类用去水之药，此速死之兆也。盖脾极虚而败，愈下愈虚，虽或劫效目前，而阴损正气，然病亦有不旋踵而至者。治宜大补中宫为主，看所挟加减，不尔则死。脉来沉迟，色多青白，不烦不渴，小便涩少而清，大便多泄，此阴水也，治宜温暖之剂；脉来沉数，色多黄赤，或烦或渴，小便涩少而赤，大腑多闭，此阳水也，治宜清平之剂。有久病气虚而浮，手足皆肿，是虚气妄行也。产后与经事过多而病肿，血虚也。腰以上肿宜汗，腰以下肿宜利小便，此仲景法。防己治腰以下湿热肿，如内伤、胃弱者，不可用。孕妇水肿，名曰子肿。水肿，痢后浮者，内服益肾散，外用甘草汤淋洗。产后水肿，必用大补气血为主。水肿五不治者，五脏齐损故也。出血水者不治。虚弱人浮肿，大便泄泻，用四君子汤加陈皮、甘草、白芍药、升麻、炒曲、泽泻、木通、砂仁、姜，煎服之。妇人因月经不行，遍身水肿，恶心，恶血凝滞，腹痛，用当归、赤芍、青皮、木通、牡丹皮、玄胡索、滑石、没药、血竭。面浮，因元气衰少，力弱，脾虚所致，用当归、白术、木通、苍术、干葛各一钱，参、芪、白芍各五分，柴胡四分。湿盛作肿，或自利少食，胃苓汤加木通、麦门冬。面目或遍身虚浮，用五皮散加紫苏、麻黄、桔梗。治湿肿，用苍术、厚朴、陈皮、莱菔子、猪苓、泽泻、车前、滑石、茯苓、枳壳、木通、大腹皮、槟榔，上煎服。喘急加苦葶苈，小便不利加牵牛，又重者加浚川散，其湿毒自消。疟疾后发浮肿，四苓散加青皮、木通、腹皮、木香、槟榔。脚面浮肿，咳嗽红痰，二陈汤加木通、泽泻、苓、术、桑皮、贝母、麦冬、五味、苏子。一方治水肿，山栀仁炒，为末，米饮下一手勺许。一云胃脘热病在上者，带皮用之。又方：山栀五钱，木香一钱，白术二钱半，以急流水煎服。水肿劫药，以大戟为末，枣肉丸，服十一丸，可劫气实者，虚者不可用。

鼓胀第三十二

有实有虚。实者，按之坚而痛；虚者，按之不坚不痛。实者，宜下之削之，次补之；虚者，温之升之，补为要。朝宽暮急者，血虚；暮宽朝急者，气虚；日夜急者，气血俱虚。鼓胀，又名曰蛊，即所谓单腹胀也。其详在《格致余论》中。

治法：大补中气，行湿为主。此脾虚之甚，必须远音乐，断厚味。有气虚者，大剂参、术，佐以陈皮、茯苓、黄芩、苍术之类；有血虚者，以四物为主，随证加减。实兼人壮盛者，或可用攻药，便用收拾，以白术为主。气虚中满，四君子加芎、归、芍药、黄连、陈皮、厚朴、生甘草。胃虚腹胀，调中汤，人参、白术、陈皮、甘草、厚朴、生姜、半夏。腹胀挟虚，分消丸治之。寒而腹胀挟虚者，分消汤治之。寒胀，沉香尊重丸治之。腹胀挟内伤虚证，木香顺气汤并沉香交泰丸。伤寒，痞、满、燥、实四证，而人壮者，或杂证腹满如四证者，用大承气汤。太阴病，腹胀满，四肢肿，或一身肿，胸痞不食，小便少，大便难或溏，或脾胀善哕，大满体重，服索矩三和汤。脾湿而腹胀满，面黄溺涩，胃苓汤。下虚，腹胀气上，四物加人参、陈皮、木通、甘草、连翘。有食积者，吞保和丸。饮酒人胀，小便浑浊，夜发足肿，桂苓甘露饮加人参、干葛、藿香、木香。腹胀不觉满，食肉多所致者，黄连一两，为末，阿魏半两，醋浸，研如糊，为丸，同温中丸、白术汤下。食肉多腹胀，三补丸起料，加香附、半夏曲，炊饼丸服。厚朴治腹胀，因其味辛也，须用姜制。一云：胀病必用参、芪、白术，大剂补脾，则其气自动。白术又为君主之药，必带厚朴宽满。

一人气弱，腹膨浮肿，用参、归、茯苓、芍药各一钱，白术二钱，川芎七分半，陈皮、腹皮、木通、厚朴、海金沙各五分，紫苏梗、木香各三分，数服后，浮肿尽去。余头面未消，此阳明气虚，故难得退，再用白术、茯苓。

一妇人，腹久虚胀单胀者，因气馁不能运，但面肿，手足或肿，气上行，阳分来应，尚可治。参、术、芎、归为主，佐以白芍药之酸敛胀，滑石燥湿兼利水，大腹皮敛气，紫苏梗、莱菔子、陈皮泄满，海金沙、木通利水，木香运行，生甘草调诸药。

一妇气虚单胀，面带肿，参、术、茯苓、厚朴、大腹皮、芎、归、白芍、生甘草、滑石。

一人嗜酒，病疟半年，患胀，腹如蜘蛛；一人嗜酒，便血后患胀，色黑而腹大形如鬼状。俱见《医要》。上二者，一补其气，一补其血，余药大率相出入，而皆获安。

自汗第三十三

属气虚、阳虚。有痰亦自汗，湿亦自汗，热亦自汗。大法宜人参、黄芪，少佐以桂枝。阳虚者，附子亦可用。气虚自汗，黄芪建中汤。气虚寒热，自汗，劳倦少食，脉弱者，补中益气汤。劳役大虚，脉沉细，汗大出，舌上润，不烦躁，但惊动，亦汗出，似伤寒虚脱者，补中益气去柴，加五味、麻黄根。火气上蒸胃中之湿，亦能作汗，宜凉膈散主之，或用粉扑法。胃实，并手足两腋多汗，大便涩结，大承气汤主之。痰实膈滞，寒热自汗，能食而大便秘结，脉实者，大柴胡汤主之。大抵气热汗出，多是有余证也。饮食便汗出，慓悍之气，按而收之，安胃汤。汗大泄者，乃津脱，宜急止，用人参、黄芪、麦冬、五味、炒柏、知母。湿热自汗，卫气虚弱，不任风寒者，调卫汤。

伤寒,虚脱自汗,真武汤,外用扑法。

盗汗第三十四

属阴虚、血虚。

小儿盗汗不须治,宜服凉膈散。盗汗发热属阴虚,用四物汤加黄柏。若气虚加人参、黄芪、白术。别处无汗,独心头一片有汗,思虑多则汗亦多,病在用心,名曰心汗,宜养心血,以艾汤调茯苓末服。当归六黄汤,盗汗之圣药也。黄芪加倍用之,余各等分,上为末,每服五钱,小儿减半。又方:本方内再加知母、参、术、甘草、地骨、浮麦、桑叶。汗不止,加赤根牡蛎;惊不睡,加远志,间服朱砂安神丸。一方治盗汗,四炒白术散甚效。方见《医要》。一人忧郁出盗汗,胸膈不宽,当归六黄汤加防风、青皮、枳壳、香附、砂仁。

呃逆第三十五

有痰,有气虚,有阴火。呃逆即咳逆。咳逆者,气逆也,气自脐下直冲上,出于口而作声之名也。视有余不足治之。详见《格致余论》。有余并痰者,吐之,人参芦之类;不足者,人参白术汤下大补丸。痰碍气而呃逆,此燥痰不出故也,用蜜水探吐之。大概有痰,用陈皮、半夏;气虚,用参术;阴火,用黄连、滑石、黄柏。痰多,或用吐,或用行痰,虚甚者,用参膏之类。内伤病呃逆不止,补中益气加丁香。虚寒呃逆,丁香柿蒂汤,灸期门穴。气热痰热者,青箬头七十二个,煎服。伤寒血证,呃逆不止,舌强短者,桃仁承气汤主之。痰多呃逆不止,半夏、茯苓、陈皮、桃仁、枇杷叶、姜汁,煎服。咳逆自利,人参、白术、芍药、陈皮、甘草、滑石、黄柏、竹沥。心痛,饮汤水下作呃逆者,是有死血在中，桃仁承气汤下之。咳逆无脉，二陈加参、术、麦冬、五味、竹茹、姜，煎服，甚者，加柿蒂、丁香。虚人呃逆无脉，加黄柏、知母。治呃逆，黄蜡烧烟熏而咽之；寒者，用硫黄烧烟咽之。一人年近七十，患滞下后发呃逆。一女子，暑月因大怒而发呃逆。一人年近五十，因怒得滞下，病后发呃逆。治法俱见《医要》。

头风第三十六

有痰，有热，有风，有血虚。

诸家止言偏头风，而不知所属，故治之多不效。左属风，荆芥、薄荷；属血虚，芎、归、芍药；右属痰，苍术、半夏；属热、酒炒黄芩；有属湿痰者，川芎、南星、苍术。偏正头风，以瓜蒂散搐鼻内。

瘦人搐药：软石膏、朴硝各五钱，脑子、檀香皮、荆芥、薄荷各一钱，白芷、细辛各二钱。

一粒金 治偏正头风，妙在荜茇、猪胆。

天香散 治远年头风。二方俱见《医要》。

搐药有单用荜茇、猪胆者。

头风方 酒片芩一两，苍术、防风、羌活各五钱，苍耳三钱，细辛二钱。上末之，姜一片，捣细，和药末三钱，同擂匀，茶调，汤荡起服之。一本酒芩一两半，羌活、苍术、川芎各五钱，苍耳、细辛各三钱，制如上法。

又方 酒片芩、苍耳、羌活、酒连、生甘草各一钱半，苍术二钱半，半夏曲炒三钱半，川芎一钱，制如上法。

湿痰头风方 酒片芩三钱、苍术一两，酒炒川芎、细辛各五钱，甘草少许。上末之，制服如上法。

又头风方　荆芥、防风、草乌尖、甘草、台芎、蔓荆子、桔梗、麻黄，为末，茶调服。头痒风屑发黄，酒炒大黄末，茶调服。一人头风，鼻塞涕下，南星、苍术、酒芩、辛夷、川芎。一膏粱人，头风，发即眩重酸痛，二陈加荆芥、南星、酒芩、防风、苍术、台芎、姜，水煎服。后复以酒芩、南星、半夏各一两，皂角灰一钱，乌梅二十个。用巴豆十粒同梅煮过，去豆不用，将梅同前药为末，姜曲丸，津咽下。

头痛第三十七

多主于痰，痛甚者火多。

有可吐者，有不可吐者，有可下者。痰热当清痰降火，风寒外邪者，当解散。血虚头痛，自鱼尾上攻头目者，必用芎归汤。气虚头痛，痰厥头痛，或眩晕、脉弱，少食挟内伤病者，半夏白术天麻汤。头旋眼黑，头痛，阴虚挟火，安神汤。头痛如破，酒炒大黄半两，为末，茶调服。头痛连眼，此风热上攻，须白芷开之。一方用雨前茶、芎、归、防、芷、台乌、细辛。壮实人，热痛甚，大便结燥，大承气汤。葱白治头痛如破，通上下阳气。痛引脑巅，陷至泥丸宫者，是真头痛也，无治法。清空膏治诸般头痛，惟血虚头痛不治。方见《医要》。小清空膏治少阳头痛并偏头痛，或痛在太阳经者，片黄芩酒浸透，晒干为末，或酒或茶清下。

一人头痛，有风痰、热痰，酒芩、连翘、南星、川芎、荆芥、防风、甘草。夫用芎带芩者，芎一升而芩便降，头痛非芎不开，荆芥清凉之剂，头痛用川芎，脑痛用台芎。

一人形实而瘦，有痰头痛，黄芩、黄连、山栀、贝母、瓜蒌、南星、香附。

一人筋稍露，体稍长，本虚又作劳，头痛甚，脉弦而数，以人参为君，川芎、陈皮为佐治之。六日未减，更两日当自安，忽自言病退，脉之似稍充，又半日膈满，其腹纹已隐，询之，乃弟自于前方加黄芪，已三帖矣。遂以二陈汤加厚朴、枳壳、黄连，泻其卫，三帖而安。

头眩第三十八

痰挟气虚与火，治痰为主，及补气降火药。此证属痰者多，无痰则不能作眩。又有湿痰者，有火多者。左手脉数，多热；脉涩，有死血；右脉实，痰积；脉大，必是火病。一本云：火病当作久病。盖久病之人，气血俱虚，而痰浊不降也。湿痰者，二陈汤；火多者，二陈加酒片芩；挟气虚与相火者，亦治痰为主，兼补气降火，如半夏白术天麻汤之类。

一老妇，患赤白带一年半，只是头眩坐立不久，睡之则安，专治带，带病愈，其眩亦愈。

眩晕第三十九

痰在上，火在下，火炎上而动其痰也。

有气虚挟痰者，四君、二陈、芪、芎、荆芥。风痰眩晕，二陈汤加芩、苍、防、羌治之。眩晕不可当者，以大黄酒浸，炒三次，为末，茶调服。气实人有痰，或头重，或眩晕者，皆治之。壮实人热痛者，大便结燥，大承气汤。

头重第四十

此湿气在上,用瓜蒂散鼻内搐之。

红豆散 治头重如山,此湿气在头也。

麻黄五钱 苦丁香五分 羌活三分 连翘三分 红豆十五粒

为末搐鼻。

头面肿第四十一

头面瘇肿,有热,而脉弦数,凉膈散去硝黄加桔梗、枳壳、荆芥、薄荷。面上红肿,因气实而作者,用胃风汤。面肿生疮,调胃承气汤加薄荷、荆芥。

眉棱骨痛第四十二

属风热与痰。

作风痰治,类痛风证,用白芷、酒片芩,等分为末,每服二钱,茶清调下。又方:川乌、草乌,童便浸,炒,去毒,各一钱为君,细辛、羌活、酒芩、甘草各半分为佐,为细末,分作二三服,茶清下。一加南星,姜茶调服。一方选奇汤:防、羌、酒芩、甘草,煎服。

心痛第四十三

即胃脘痛,须分久、新治。

若明知是寒,初当温散,病久成郁,郁生热而成火,故用山栀为君,以热药为向导。胃口有热作痛者,非栀子不可,须佐以姜汁,多用台芎开之,或用二陈汤加川芎、苍术,倍加炒山栀。如痛甚者,加炒干姜，从乎反治之法。如平日喜食热物，以致死血留于胃口作痛者，用桃仁承气汤下之。若轻者，以韭汁、桔梗，能开提气血药中兼用之。以物拄按痛处而痛定者，挟虚也，用二陈汤加炒干姜和之。有虫痛者，面上白斑，唇红能食是也，以苦楝根、黑锡灰之类。痛后便能食，时作时止，上半月虫头向上易治，下半月向下难治。先以肉汁或以糖蜜吃下，引虫向上，然后用药。打虫方：楝根、槟榔、鹤虱，夏取汁饮，冬煎浓汤，下万灵丸最好。脉实，不大便者，下之；痛甚者，脉必伏，宜温药，如附子之类，勿用参术，诸痛不可补气故也。气虚人胃脘作痛，草豆蔻丸。心胃腹胁疝痛，二陈汤加参术，并诸香药，治效。心胁痛，干姜微炒、芫花醋炒，等分，为末，蜜丸，每服数粒。热饮痛，黄连、甘遂作丸服之。停饮心胃痛或冬寒痛，桂黄丸。心极痛，古方用生地黄汁调面煮食，打下虫甚效。胃虚感寒，心腹痛甚，气弱者，理中汤。内伤发热，不食，胃虚作痛，补中益气汤加草豆蔻。心气痛，天香散方：白芷、川乌、南星、半夏。老人心腹大痛，脉洪大而虚，昏厥不食，不胜一味攻击之药，四君子汤加当归、麻黄、沉香。心膈大痛，攻走腰背，发厥，药食不纳者，就吐中探吐，出痰积碗许而痛自止。肥人胃脘当心痛，或痞气在中脘不散，草豆蔻丸。

白豆蔻三钱　白术　三棱　草豆蔻　半夏各一两　砂仁　片姜黄　枳实　青皮　良姜一作干姜　陈皮　桂皮　丁香　蓬术　木香　藿香　小草各五钱

姜汁蒸饼丸，每服六七十丸，白汤下。

黑丸子　治胃脘痛。

乌梅去核　杏仁去皮尖　巴豆去皮膜心油　砂仁各十四枚　百草

霜二钱　半夏二十一枚

上杵为丸，每服十数粒。

备急丸　治心腹厥痛，食填胸膈。

大黄一钱　巴豆去油五分　干姜五分

上蜜丸，每服三五粒，药下咽便速行心痛，饮汤水下作哕者，有死血在中，桃仁承气汤下之。

左手脉数热多，涩脉有死血；右手脉实痰积，脉大必是久病。

心痛方

茱萸汤洗　山栀炒，去壳　黄连炒　滑石各五钱　荔核烧存性，三钱

上末之，姜汁蒸饼丸服。

又方　炒山栀仁为末，姜汤服，丸亦可，如冷痛加草豆蔻，炒，为末，丸服之。

又方

白术五钱　白芍药　砂仁　半夏汤泡　当归各三钱　桃仁　黄连去须　神曲炒　陈皮各二钱　吴茱萸一钱半　僵蚕炒　人参　甘草各一钱

上末之，炊饼丸。

气实心痛

香附一钱　茱萸一钱　山栀去壳炒焦，六钱

上末，炊饼丸，如椒粒大，以生地黄酒洗净，同生姜煎汤下二十丸，别用荜茇半两为末，醋调捏成团子，吞下。

又方　桂枝、麻黄、石碱，等分为末，姜汁浸，炊饼为丸，用热辣姜汤下十五丸，多治饮痛。

又方　黄荆子炒焦为末，米饮调下。

又方　蛤粉、香附末，以川芎、山栀煎汤，入姜汁调，令热辣服之。

又方　半夏切碎，香油炒为末，姜汁炊饼丸，姜汤下二十丸，亦治吼喘。

凡治气痛，一身腔子里痛，皆须用些少木香于药中，方得开通。

草豆蔻丸　客寒犯胃痛者宜此，热亦可用，止可一二服。

草豆蔻面裹煨，一钱四分　吴茱萸洗焙　益智仁　人参　黄芪　白僵蚕　橘皮各八分　生甘草　炙甘草　当归身　青皮各六分　片姜黄　神曲炒　柴胡各四分　半夏汤泡　泽泻各一钱　麦芽炒，一钱半　桃仁七枚，汤泡，去皮尖

上除桃仁另研如泥外，余为细末，同和匀，汤浸蒸饼为丸，如梧桐子大，每服五七十丸，食远，白汤下。看病势斟酌用之，小便多，泽泻减半，柴胡详胁下痛多少用。草豆蔻丸，治气羸弱人心痛，甚妙。

青黛治心热痛、虫痛，与姜汁入汤调服，或以蓝叶杵汁，与姜汁和服之。如遇无药去处，用一小瓶贮水，将盐放刀头上，火中烧红淬水中，令患人热饮之。心痛或用山栀并劫药，止后复发，用前药必不效，服玄明粉一服立止。海粉加香附末，同姜汁服，能治心疼，不可入煎药。内伤发热，不食，胃口作痛者，补中益气加草豆蔻，热痛加栀子。心痛气实者，用单味牡蛎，煅为粉，酒调二钱服之。有食伤胃口而痛者，当消导之。有瘀血留滞胃口作痛者，用破血药。心痛或有痰者，以明矾溶开，就丸如芡实大，热姜汁吞下一丸。

一人脉涩，心脾常痛，白术、半夏、苍术、枳实、神曲、香附、茯

苓、台芎，上末之，神曲糊丸服。

一人心痛、疝痛，炒山栀、香附各一两，苍术、神曲、麦芽各五钱，半夏七钱，乌梅、石碱各三钱，桂枝一钱五分，上末之，姜汁炊饼为丸，每服百丸，姜汤下。冬去桂枝。

一人饮热酒食物，梗塞胸痛，有死血，用白术、贝母、麦芽、香附、瓜蒌、桃仁、杏仁、牡丹皮、生甘草、葛根、山栀、黄芩、红花、荜澄茄，上为末，或丸或散，任意服。其余治法详见《医要》。

腰痛第四十四

肾虚、瘀血、湿热、痰积、闪挫。腰痛之脉必弦而沉。弦者，为虚；沉者，为滞。若脉大者，肾虚；涩者，是瘀血；缓者，是湿；滑与伏者，是痰。

肾虚者，用杜仲、龟板、黄柏、知母、枸杞、五味，一加补骨脂、猪脊髓丸服。瘀血作痛者，宜行血顺气，补阴丸加桃仁、红花之类，更刺委中穴出血，以其血滞于下也。湿热作痛者，宜燥湿行气，用苍术、杜仲、川芎、黄柏之类，宜子和煨肾散。因痰作痛者，二陈加南星，佐以快气药，使痰随气运。闪挫诸实痛者，当归承气汤等下之。肾着为病，腰冷如水，身重不渴，小便自利，饮食如故，腹重如有物在腰，治宜流湿兼用温暖药以散之。寒湿作痛者，摩腰膏治之。腰痛不能立者，针人中穴。久患腰痛，必官桂以开之方止，股痛、胁痛亦可用。诸痛，勿用参补气，气不通则愈痛。凡诸痛多属火，不可峻用寒凉药，以温散之可也。湿痰腰痛作泄，龟板炙一两，樗皮炒、苍术、滑石各五钱，炒芍、香附各四钱，上粥丸。如内伤，白术、山楂汤下。腰腿湿痛，酒炙龟板，酒炙柏各五钱，青皮三钱，生甘草一钱半。

上末之，捣姜一片，入药末二钱重，研细，以苍耳汁调，荡起令沸服之。腰脚湿痛，龟板末二两，酒炙，酒炙柏、苍耳、苍术、威灵酒洗各一两，扁柏半两。上末之，以黑豆汁煎四物汤、陈皮、甘草、生姜，去渣调服前药二钱。

摩腰膏　治老人虚人腰痛，并治白带。

乌附　南星各二钱半　雄　砂各一钱　樟脑　丁香　干姜　吴茱各钱半　麝五粒

上为末，蜜丸，如龙眼大，每一丸，姜汁化开，如粥厚，火烘热，放掌中，摩腰上，候药尽，粘腰上为度，烘绵衣缚定，腰热如火，间二日用一丸。

治湿热腰腿疼痛，两胁搐急，露卧湿地，不能转侧，苍术汤，苍术、黄柏、柴胡、防风、附子、杜仲、川芎、肉桂，作汤服之。若寒湿气客身，体沉重，肿痛，面色痿黄，加麻黄。

一人年六十，因坠马，腰痛不可忍，六脉散大，重取则弦，小而长稍坚，此有恶血，未可逐之，且以补接为先，以苏木煎参、归、芎、陈皮、甘草服之。半月后，脉渐敛，食渐进，遂以前药调下自然铜等药，一旦而安。治腰痛并筋骨冷痛，当归、赤芍药、羌活、酒炒黄柏、酒炒杜仲各一钱，白术、川芎、木香、槟榔、防风、白芷、苍术、八角茴香各半钱，甘草三分，作汤，调乳香一钱，食前服。外用摩腰膏亦好。

卷　四

胁痛第四十五

肝火盛，木气实，有痰流注，有死血。若肝急木气实，用川芎、苍术、青皮，水煎，下龙荟丸。肝火盛，用生姜汁下当归龙荟丸，此泻火要药也。

当归龙荟丸　蜜丸，治胁痛行痰。曲丸，降肝火，行迟，治杂证。

当归　草龙胆　山栀仁　黄柏　黄芩　黄连各一两　大黄　芦荟各半两　木香一钱半　麝香五分

一方有柴胡、青皮各半两；一方有青黛者，又治湿热，两胁痛尤妙。先以琥珀膏贴痛处，又以生姜汁吞此丸，痛甚者，须炒令热服之；一方入青黛，每服三十丸，姜汤下。

又方**小龙荟丸**

当归　草龙胆　山栀　黄连　黄芩　柴胡　川芎各半两　芦荟三钱

死血用桃仁、红花、川芎；痰流注者，用二陈汤加南星、川芎、苍术，实用控涎丹下痰。

肝苦急已见《医要》，急食辛以散之，抚芎、苍术。胁痛甚者，用生姜汁下龙荟丸，肝火盛故也。咳嗽胁痛者已见《医要》，二陈加南星、香附、青皮、青黛、姜汁。

左金丸　治肝火。

黄连六两　茱萸五钱

又方**推气散**　治右胁痛甚不可忍。

片姜黄　炒枳壳　炒桂心各半两　炙　甘草三钱

上末,每服二钱,酒服下。

控涎丹治一身气痛及胁走痛,痰挟死血加桃仁泥丸。治心胁痛,干姜微炒,芫花醋炒,各等分,蜜丸,每服十二丸,大效。气弱人,胁下痛,脉细紧或弦,多从劳役怒气得之,八物汤,人参、白术、白茯苓、甘草、当归、熟地黄、川芎、白芍药,加木香、官桂、青皮。

胁痛,大便秘实,脉实者,**木香槟榔丸**:

木香五钱　青皮二钱　陈皮二钱　枳壳一钱　槟榔二钱　川连二钱　黄柏四钱　大黄四钱　香附一线　牵牛头末八钱

上为末,滴水为丸,如桐子大,每服六七十丸,空心姜汤下。

湿热腰腿疼痛,两胁搐急,露卧湿地,不能转侧,苍术汤。方见腰痛条下。

一人胁下痰气攻痛,以控涎丹下,如面之状,用白芥子下痰,辛以散痛。

一人胸右一点刺痛虚肿,自觉内热攻外,口觉流涎不止,恐成肺痈,贝母、瓜蒌、南星去涎,紫苏梗泻肺气,芩、连姜炒、陈皮、茯苓,导而下行,香附、枳壳宽膈痛,皂角刺解结痛,桔梗浮上。不食加白术,凡吐水饮不用瓜蒌,恐泥用苍术之类。

一人左胁应胸气痛,瓜蒌一两,贝母一两,南星一两,当归五钱,桃仁五钱,川芎五钱,柴胡五钱,黄连炒五钱,黄芩炒五钱,山栀炒五钱,香附炒五钱,姜黄炒五钱,芦荟三钱,青皮三钱,陈皮三钱,青黛一钱五分,炒草龙胆五钱。心胸腹胁疼痛,二陈汤加人参、白术,并诸香药,治效。有瘀血,当用破血行气药,留尖桃仁、香附之类。火盛当伐肝,肝苦急,宜食辛以散之,或小柴胡汤亦可治。木走土中,胁痛呕吐,乃风邪羁绊于脾胃之间也。用二陈汤加天麻、白芍药、炒曲、枳壳、香附、白术、砂仁。多怒之人,腹胁时常作痛者,小柴胡加川芎、芍药、青皮之类。痛甚者,就以煎药送下当归龙荟丸,其效甚速。

一人脾痛带胁痛,口微干,问已多年,时尚秋热,以二陈加干葛、川芎、青皮、木通,煎下龙荟丸。

一人元气虚乏,两胁微痛,补中益气加白芍、龙胆、青皮、枳壳、香附、川芎。

一人胁痛,每日至晚发热,乃阴虚也,用小柴胡汤合四物汤,加龙胆、青皮、干葛。阴虚甚,加黄柏、知母。

腹痛第四十六

有寒,有热,死血,食积,湿痰。

清痰多作腹痛,大法用台芎、苍术、香附、白芷,为末,姜汁入热汤调服。痰因气滞而阻碍道路,气不通而痛者,宜导痰解郁。气用气药,木香、槟榔、枳壳、香附之类;血用血药,川芎、当归、红花、桃仁之类。在上者,多属食,宜温散之,如干姜、苍术、川芎、白芷、香附、姜汁之类。寒痛者,理中汤、建中汤。一云:小建中汤加姜、桂、台芎、苍、芷、香附,呕加丁香。热痛者,二陈加芩、连、栀,甚者加干姜。一云:调胃承气加木香、槟榔。醉饱有欲,小腹胀痛,用当归、芍药、川芎、柴胡、青皮、吴茱萸、生甘草、桃仁,煎服之。如胸满及食少,加茯苓、半夏、陈皮。治酒积腹痛,宽气要紧,三棱、莪术、香附、官桂、苍术、厚朴、陈皮、甘草、茯苓、木香、槟榔。木实腹痛,手不可近，六脉沉细，实痛甚，有汗，大承气汤加桂。强壮痛甚，再可加桃仁，再甚加附子。小腹虚寒作痛，小建中汤和方，芍药六两，桂枝二两，甘草二两，大枣七枚，生姜三两，胶饴一升。脾湿积黄，心腹疼痛，胃苓汤。胃虚感寒，冷而心腹疼痛，气弱者，理中汤。腹大痛，脉沉实，附子理中汤合大承气汤，煎冷服。

一老人，心腹大痛，而脉洪大，虚痛昏厥，不食，不胜攻击者，四君子汤加当归、麻黄、沉香。

一妇人寡居，经事久不行，腹满少食，小腹时痛，形弱身热，用当归一钱，酒浸，熟地黄一钱，姜炒，香附一钱，川芎一钱半，白芍药一钱半，陈皮一钱半，黄柏炒，五分，生甘草三钱，知母炒，五分，厚朴五分，姜制，玄胡索五分，白术二钱，大腹皮三钱，红花头火酒浸，九个，桃仁研，九个。上㕮咀，水煎。脾胃湿而有寒，常虚痛者，理中汤。心腹大痛，寒热呕吐，脉沉弦者，大柴胡汤。缩砂治腹中虚痛。

戴云：寒痛者，绵绵痛而无增减者是；时痛时止者，热也；死血痛者，每痛有处，不行移者是；食积痛者，痛甚欲大便，利后痛减者是；湿痰痛者，凡痛必小便不利。食作痛，宜温散，勿大下之。盖食得寒则凝，得温则化，更兼行气、快气药助之，无不可者。或问：痰岂能作痛？曰：痰因气滞而聚，即聚则碍道路，气不得运，故作痛矣。腹中鸣者，乃火击动其水也，盖水欲下流，火欲上炎，相触而然。亦有脏寒有水而鸣者，宜分三阴部分而治，中脘太阴，脐腹少阴，小腹厥阴。

脾胃不和第四十七

补脾丸 脾虚恶汤药者,宜以此服之。

白术八两 苍术 陈皮 茯苓各四两

上末之,粥丸服。一有芍药半两。

白术丸 治同上。

白术八两 芍药四两

上末之,粥丸服。

大安丸 健脾胃,消饮食。

山楂 白术各二两 茯苓 神曲炒 半夏各一两 陈皮 莱菔子炒 连翘各五钱

上末之,炊饼丸。一方无白术,名保和丸。

背项痛第四十八

心膈大痛,腰背攻走大痛,发厥,诸药不纳。大吐者,就吐中以鹅翎探吐之,出痰积一大碗而痛止。

一男子项强,不能回顾,动则微痛,诊其脉弦而数实,右手为甚,作痰热客太阳经治,以二陈汤加黄芩、羌活、红花服之,后二日愈。

一男子,忽患背胛缝有一线痛起,上跨肩至胸前侧胁而止,其痛昼夜不歇,不可忍,其脉弦而数,重取大豁,左大于右。夫胛小肠经也,胸胁胆也,此必思虑伤心,心上未病,而腑先病也,故痛从背胛起,及虑不能决又归之胆,故痛上胸胁而止,乃小肠火乘胆木,子来乘母,是为实邪。询之,果因谋事不遂而病。以人参四钱,木通二钱煎汤下龙荟丸,数服而愈。

一人脾臂痛,二陈汤加酒浸黄芩、苍术、羌活,用凤仙叶捣贴痛处。

臂痛第四十九

是上焦湿,横行经络。治用二陈汤加苍术、香附、威灵仙、酒芩、南星、白术,上生姜煎服。一方加当归、羌活,名活络汤。在左属风湿,柴胡、芎、归、羌、独、半夏、苍术、香附、甘草。在右属痰湿,南星、苍术之类。

痛风第五十痒附

风热、风湿、血虚、有痰。

大法用苍术、南星、芎、归、白芷、酒芩。在上者,加羌活、威灵仙、桂枝;在下者,加牛膝、防己、木通、黄柏。血虚者,多用芎、归,佐以桃仁、红花;风湿,苍、白术之类,佐以竹沥、姜汁行气药;风热,羌活、防风之类,佐以行气药。痰,以二陈加南星之类。薄桂治痛风,乃无味而薄者,独此能横行手臂,引领南星、苍术等至痛处。下行用炒柏,引领南星、苍术等治。

治上中下痛风方。

南星二两,姜制　台芎一两　白芷五钱　桃仁五钱　神曲三钱　桂枝三钱,横行手臂　汉防己五钱,下行　草龙胆五钱,下行　苍术米泔水浸一宿,炒,二两　黄柏酒炒,一两　红花酒洗,一钱　羌活三钱,走通身骨节,一作三两　威灵仙酒洗,去芦,三钱,上行

上末之,曲糊丸,食前汤下百粒。

张子原气血两虚，有痰便浊阴火痛风方。

人参一两　白术二两　熟地黄二两　山药一两　海石好者一两　川黄柏炒黑色，二两　锁阳五钱　南星一两　败龟板酒炙，二两　干姜烧灰，五钱，取其不走

上为末，粥丸服之。

痛风方　糯米一盏，黄踯躅根一把，黑豆半盏，上件用酒水各一碗煮，徐徐服之，大吐大泻，一服住，便能行动。

控涎丹治一身及胁走痛，痰挟死血加桃仁泥丸。痰带湿热者，先以舟车丸，或导水神芎丸下，后服趁痛散。

入方：乳香、没药、桃仁、红花、当归、地黄酒炒、五灵脂酒浸、牛膝、羌活、香附便浸、生甘草，痰热加酒芩、酒柏。上为末，酒调二钱。

二妙散　治筋骨疼痛，因热因湿者。有气加气药，血虚加补血药，痛甚者须以生姜自然汁，热辣服之。

黄柏炒　苍术炒，制去皮，为末　生姜研入汤

上二味煎沸服，二物皆有雄壮之气，表实者，少酒佐之。

龙虎丹　治走注疼痛，或麻木不遂，或半身痛。

苍术一两　白芷一两　草乌一两，三味共为粗末，水拌湿，盦器内发热过，再入后药　乳香二钱　没药二钱　当归五钱　牛膝五钱

上俱作末，酒糊丸，如弹子大，温酒化下。

八珍丸　治一切痛风、脚气、头风。

乳香三钱　没药三钱　代赭石三钱　穿山甲三钱，生用　川乌一两，不去皮尖，生用　草乌五钱，不去皮尖，生用　羌活五钱　全蝎二十一个，头尾足全者

上末之，醋糊丸，桐子大，每服十一丸。

治痛风走注痛，黄柏二钱，酒炒，苍术二钱，酒炒，上作一服，煎就，调威灵仙末为君，羊角灰为臣，苍耳为佐，芥子为使，用姜一片，入药末一钱，擂细，以前药再温服。

饮酒湿疼痛风，黄柏酒炒五分，威灵仙末酒炒五分，苍术二钱炒，陈皮一钱，芍药一钱，甘草三钱，羌活二钱。上为末服。

痢后脚软，骨痛或膝肿者，此亡阴也，宜芎、归、地黄等补药治之。气虚加参、芪，挟风湿加羌、防、白术之类。若作风治，反燥其阴。

气实表实骨节痛方

滑石六钱　甘草一钱　香附三钱　片芩三钱

上为末，姜汁糊为丸。

治食积肩腿痛：酒板一两，酒柏叶五钱，香附五钱，辣芥子、凌霄花，酒糊丸，四物加陈皮甘草汤下。

治肢节肿痛。痛属火，肿属湿，此湿热为病，兼之外受风寒而动于经络之中，湿热流注肢节之间而无已也。

苍术五分　麻黄一钱，去根节　防风五分　荆芥穗五分　羌活五分　独活五分　白芷五分　归须五分　赤芍药一钱　威灵仙五分　片芩五分　枳实五分　桔梗五分　葛根五分　川芎五分　甘草三分　升麻三分

上煎服。病在下，加酒炒黄柏；妇人加酒红花；肿多加槟榔、大腹皮、泽泻，食前服。更加没药一钱尤妙，定痛故也。

通身疼痛或风湿。

威灵仙一钱　赤芍药一钱　麻黄去节，一钱　羌活　独活　归须　芎藭　防风　白芷　木香以上各一钱半　苍术一钱　桃仁七个　甘草三分

上煎服。

肢节烦痛，肩背沉重，胸膈不利，及遍身疼痛，下注于足胫肿痛，当归拈痛汤。

一男子，年三十六，业农而贫，秋深忽浑身发热，两臂膊及腕、两足及胯皆痛如煅，日轻夜重。医加风药则愈痛，血药则不效，以待死而已。两手脉皆涩而数，右甚于左，其饮食如平日，因痛而形瘦如削。用苍术一钱半，生附一片，生甘草二钱，麻黄五分，桃仁九个，研，酒黄柏一钱半。上作一帖，煎，入姜汁些少，令辣，服至四帖后去附子，加牛膝一钱重，八帖后气上喘促，不得睡，痛却减意，其血虚必服麻黄过剂，阳虚祛发动而上奔，当补血而镇之，遂以四物汤减芎，加人参五钱、五味子十二粒，以其味酸，收敛逆上之气，作一帖，服至二帖喘定而安。后三日，脉之，数减大半，涩如旧，问其痛，则曰不减，然呻吟之声却无，察其气似无力，自谓不弱，遂以四物汤加牛膝、白术、人参、桃仁、陈皮、甘草、槟榔、生姜三片，煎服，至五十帖而安。复因举重，痛复作，饮食亦少，亦以此药加黄芪三钱，又十帖方痊愈。

大率痛风，因血受热。一老人，性急作劳，两腿痛甚；一妇，性急味厚，病痛风数月；一少年患痢，服涩药效，致痛风。俱见《医要》。一人足跟痛，有痰，有血热，治用四物汤加黄柏、知母、牛膝之类。身虚痒痛，四物加黄芩煎，调萍末服。

凡治痛风，分在上、在下者治。因于风者，小续命汤极验；因于湿者，苍术、白术之类，佐以行气药；因于痰者，二陈汤加减用之。

诸痒为虚，盖血不荣肌腠，所以痒也。当以滋补药，以养阴血，血和肌腠，痒自不作矣。

伤食第五十一

恶食者，胸中有物，导痰补脾，二陈汤加白术、山楂、川芎、苍术。饮食所伤，强胃消食，气虚者，枳术丸。因酒为病，或呕吐，或腹胀，用葛花解酲汤。饮食多伤，为痞满不食，宽中进食丸。

一人因酒肉多发热，青黛、瓜蒌仁、姜汁，上三味，捣，每日以数匙入口中，三日愈。

一人因吃面，内伤吐血，热头痛，以白术一钱半，白芍药一钱，陈皮一钱，苍术一钱，茯苓五分，黄连五分，黄芩五分，人参五分，甘草五分。上作一服，姜三片，煎。如口渴，加干葛二钱。再调理，白术一钱半，牛膝二钱半，陈皮一钱半，人参一钱，白芍药一钱，甘草二分，茯苓五分。又复调胃，白术二钱，白芍药一钱半，人参一钱，当归一钱，陈皮炒一钱，黄芩五分，柴胡三分，升麻二分，甘草些少。

一人因吃面，遍身痛，发热，咳嗽有痰，用苍术一钱半，陈皮一钱，半夏一钱，羌活五分，茯苓五分，防风五分，黄芩五分，川芎五分，甘草二分。上作一服，姜三片，煎，半饥半饱时服。

一人老年，呕吐痰饮，胸大满，寒热，因伤食起，半夏、陈皮、茯苓导饮，白术补脾，柴胡、生甘草、黄芩退寒热，加苍术散表寒，缩砂仁定呕下气。伤食药，棠球三两，半夏一两，茯苓一两，连翘五钱，陈皮五钱，莱菔子五钱。上粥丸服。

痞第五十二

心下满而不痛，谓之痞。食积兼湿。心下痞，须用枳实、黄连。痞挟痰成窠囊，用桃仁、红花、香附、大黄之类。食已心下痞，橘皮枳术丸。

治痞满方

黄芩酒浸，一两　黄柏酒浸，一两　滑石五钱　甘草二钱

上末之，水丸，午后至夜，不食不睡。

治痞，**枳术丸**

白术二两　枳实一两　半夏一两　神曲一两　麦芽一两　山楂一两　姜黄五钱　陈皮五钱　木香二钱半

上末之，荷叶饭丸。

又枳术丸　助胃消食，宽中去痞满。白术四两，枳实二两。末之，荷叶烧饭为丸。

大消痞丸

黄连炒，六钱　黄芩六钱　姜黄一两　白术一两　人参　陈皮各二钱　泽泻二钱　甘草炙　砂仁各一钱　干生姜一钱　神曲炒，一钱　枳实炒，一两　半夏四钱　厚朴三钱　猪苓一钱半

上末之，蒸饼为丸。

饮食多伤，为久满不食，用宽中进食丸。心下痞，用消痞丸。食已不饿，皆属于寒，此戊土已衰，不能腐熟水谷所致，用丁香烂饭丸。忧郁伤脾，不思饮食，炒黄连、酒芍药、生莎末、青六末，用姜汁饼丸。湿痰气滞，不喜谷，三补丸加苍术、倍香附。

回令丸　泻肝火，行湿，为热甚之反佐，开痞结，治肝邪，补脾。

黄连六两　吴茱萸一两

上末之，粥丸。

一人，内多食积，心腹常膨胀。南星姜制一两，半夏瓜蒌制一两半，其法以瓜蒌仁研和，润之。香附便浸一两，青礞石硝煅一两，萝卜

子蒸五钱，连翘五钱，橘红五钱，麝香少许。上末之，曲糊丸。

一人饮酒，胃大满，发热，夜谵语，类伤寒，右脉不如左大，补中益气汤去芪、柴胡、升麻，加半夏。以芪补气作满，柴胡、升麻又升，故去也。服后病愈，因食凉物心痛，于前药加草豆蔻数粒。

一妇人痞结，膨胀不通，坐卧不安，用麦芽末酒调服，良久自通。

嗳气第五十三

胃中有火、有痰。

入方　南星、半夏、香附、软石膏，或汤或丸服之。一方炒山栀。

噫气吞酸，此系食郁有热，火气上冲动，以黄芩为君，南星、半夏为臣，橘红为佐，热多加青黛。

吞酸第五十四

湿热郁积于肝之久，不能自涌而出，伏于肺胃之间，必用粝食、蔬菜以自养，必用茱萸顺其性而折之，反佐法也。

咽酸方

茱萸五钱，去梗，煮少时，浸半日，晒干用　陈皮五钱　苍术七钱，米泔浸　黄连一两，陈壁土炒，去土　黄芩五钱，陈壁土炒，去土

上为末，神曲糊为丸。治吞酸。用黄连、茱萸，各炒，随时令造为使佐，苍术、茯苓为辅助，汤浸蒸饼为小丸，吞之，仍蔬菜自养则病易安。茱萸丸，治湿之带气者，湿热甚者，用为向导。上可治吞酸，下可治自利。六一散一料，吴茱萸一两，煮过。一方去茱萸，加干姜一两，名温清丸。又方六一散七钱，茱萸三钱，消痰。

一人数年呕吐酸水，时作时止，便涩肠鸣。白术、枳实、茱萸、苍

术、缩砂、陈皮、茯苓、香附、贝母、生甘草、白豆蔻、滑石。上煎服。

嘈杂第五十五

痰因火动，有食，有热。

栀子炒，并姜炒黄连不可无。食脘有热，炒山栀、黄芩为君，南星、半夏、陈皮、甘草为佐，热多者加青黛。肥人嘈杂，宜二陈加苍、白术、栀、芎。心腹中脘水冷气，心下嘈杂，肠鸣多唾，清水自出，胁肋急胀痛，不饮食，其脉弦迟细，半夏温肺汤。

细辛　陈皮　半夏　桂心　旋覆花　甘草　桔梗以上各五钱　赤茯苓三钱　芍药五钱　生姜七片

上作胃气虚冷主治。

劳瘵第五十六

此阴虚之极，痰与血病，多有虫者。虚劳身瘦属火，因火烧烁故也。肉脱甚者，难治；不受补者，亦难治。

治法以大补为主，四物汤加竹沥、童便、姜汁。一加炒柏。阳虚者，四君子加麦冬、五味、陈皮、炒柏、竹沥、童便、姜汁。虚劳即积热做成，始健可用子和法，后羸惫四物加减，送消积丸。热助气，不作阳虚，蒸蒸发热，积病最多。调鼎方、紫河车丸，治传尸劳瘵；青蒿煎治劳瘵二方俱见《医要》。传尸劳瘵，寒热交攻，久嗽咯血，日见羸瘦，先以三拗汤，次以连心散。

一男子劳弱，潮热往来，咳嗽痰血，日轻夜重，形容枯瘦，饮食不美，肾脏虚甚，参、芪、白术、鳖甲各一钱，当归、五味、炒芩、炒柏、软柴、地骨、秦艽、炒连、茯苓、半夏各五分，麦冬七分半，姜煎服，就送下三补丸。

一妇人劳瘵，四物加参、芪、柴胡、黄芩、鳖甲、地骨、干葛、五味、甘草，水煎服。虚劳大热之人，服芩、连寒药不得者，用参、芪、归、术、柴胡、地骨、麦冬、五味、秦艽、芍药、青蒿、半夏、甘草、胡黄连。上用生姜、乌梅煎服。

一人年三十五，患虚损，朝寒暮热，四君子汤加软柴胡、黄芩、当归、芍药、川芎、地骨皮、秦艽。

一人气血两虚，骨蒸寒热交作，大便如常，脉细数，少食，八物汤加柴胡、知母、黄柏。

诸虚第五十七

大补丸　去肾经火，燥下焦湿，治筋骨软。气虚补气药下，血虚补血药下。

黄柏酒炒，褐色为末

水糊丸服。

五补汤　补心、肝、脾、肺、肾。

连肉去心　干山药蒸　枸杞子　锁阳酒洗，等分

上为末，加酥油少许，白汤点服。

沉香百补丸

熟地六两，酒洗　黄柏酒炒　知母酒炒　人参各二两　杜仲炒　当归各三两　菟丝子四两，酒浸　沉香一两

上末之，蜜丸，盐汤下。

下焦补药，龙虎丸大效。

上甲醋炙，六两　药苗酒蒸，焙干，二两　侧柏二两　黄柏酒炒，半斤

知母盐、酒炒,二两　熟地黄二两　芍药二两　锁阳酒捣,五钱　当归酒浸,五钱　陈皮去白,二两　虎骨酒浸酥炙,一两　龟板酒浸,酥炙,四两

上末之,酒煮羊肉为丸。冬月加干姜。

补肾丸　治酒色痿厥之重者,汤使与大补丸同,冬月依本方,春夏去干姜。

干姜一钱　黄柏炒,一两半　龟板酒炙,一两半　牛膝酒焙,一两　陈皮半两,去穰

上末之,姜糊丸,酒糊丸亦可,服八九十丸。

补天丸　气血两虚甚者,以此补之,与补肾丸并行。虚劳发热者,又当以骨蒸药佐之。其方以紫河车洗净,以布拭干,同补肾丸捣细,焙干研末,酒米糊丸。夏加五味子半两。

虎潜丸　治痿与补肾丸同。

黄柏酒炒,半斤　龟板酥炙,四两　知母酒炒,三两　熟地黄二两　陈皮二两　白芍药二两　锁阳一两半　虎骨炙,一两　干姜半两

上为末,酒糊丸,或粥丸。一方加金箔十片,一方加生地黄,懒言语加山药。

补血丸

炒黄柏　酒炒知母　酥炙败龟板各等分　干姜三分之一

上为末,酒糊为丸。

补虚丸

参　术　山药　杞子　锁阳

为末糊丸。

补阴丸

侧柏二两　黄柏二两　山药二两　龟板酒炙,三两　黄连半两

苦参三两

上末之，冬加干姜，夏加缩砂，以地黄膏为丸。

又方

下甲二两 黄柏五钱 牛膝五钱 人参五钱 香附一两 白芍药一两 甘草三钱 缩砂三钱，春不用

上末之，酒糊为丸。

又方

下甲三两 黄柏一两

上地黄切细，酒蒸，擂碎为丸。

又方

酒板二两 黄柏七钱半 知母半两 人参三钱半 川牛膝一两

上为末，酒糊丸。

又方

酒板一两 黄柏半两 知母三钱 五味子二钱

上末之，酒糊丸。

抑结不散

下甲五两 侧柏一两半 香附二两

上末之，姜汁浸，地黄膏丸，空心服之。

三补丸 治上焦积热，泄五脏之火。

黄芩 黄连 黄柏。

上为末，炊饼为丸。

又方 治酒色过度，伤少阴。

黄柏炒，一两半 黄连炒，一两 条芩炒，半两 龟板酒炙，三两

上末之，冬加炒黑干姜三钱，夏加缩砂三钱，五味子半两。蒸饼

为丸，如桐子大，每服三十丸，食前白汤下。

治阴虚。

人参七钱　白术三钱　麦门冬半两　陈皮一钱　作一服，煎汤吞三补丸。

治体弱肥壮，血虚脉大。

龟板三两　侧柏酒蒸，七钱半　生地黄一两半　白芍药炒，一两　乌药叶酒蒸，七钱半

上末之，以生地黄煮为膏，捣末为丸，以白术四钱，香附一钱半，煎汤吞之。益少阴经血，解五脏结气，此方甚捷。山栀子炒，令十分有二分黑。为末，以姜汁入汤内同煎，饮之。

五补丸

枸杞子五钱　锁阳五钱　续断一两　蛇床微炒，一两　两头尖二钱半

上为细末，酒糊为丸，淡盐汤下三十六丸。

锁阳丸

龟板一两，酒炙　知母酒炒，一两　黄柏酒炒，一两　虎骨酒炙，二钱半　杜仲姜汁炒，半两　锁阳酒浸，半两　当归半两　地黄半两　牛膝酒浸，二钱半　破故纸二钱半　续断酒浸，二钱半

诸补命门之药，须入血药则能补精，阳生阴长之道故也。阳药盖散火多。

补心丸

朱砂二钱半　瓜蒌半两　黄连三钱　当归身尾三钱半

上末之，猪心血为丸。

宁心益志丸

人参　茯神　牡蛎　远志　酸枣仁　益智仁以上各五钱　辰砂二钱半

上末之，枣肉为丸。

安神丸

朱砂一钱　黄连酒制，一钱半　甘草炙，半钱　生地黄五分　当归一钱

上为末，炊饼丸。

男子补益脾胃、肾虚弱。

川附炮，一两　人参　白术　五味子　当归　续断　山茱萸去梗　破故纸　肉苁蓉酒浸　白芍药炒　莲肉各一两　菟丝子二两　鹿茸酥炙　沉香　肉桂各二钱

上末之，酒糊丸，空心，盐汤下。

补阴丸

熟地黄八两，酒洗　黄柏四两，酒洗　当归酒洗　菟丝子　肉苁蓉酒浸　知母酒洗　枸杞各三两　天门冬　龟板酥炙　山药各二两　五味子一两半

上末之，用参四两，芪八两，煎膏，再用猪肾酒煮，捣烂，同和为丸。

固本丸

人参　生地　熟地　天冬　麦冬各二两　黄柏　知母　牛膝　杜仲　龟板　五味　茯神　远志各一两

上末之，酒糊丸。脾胃怯加白术，明目加枸杞子。

寒热第五十八

寒热病，凡阴虚者难治。久病恶寒，当用解郁。恶寒，阳虚也，用人参、黄芪之类。甚者，少加附子，以行参芪之气。背恶寒之甚，脉浮大无力者，是阳虚。虚劳，冬月恶寒之甚，气实者可下，亦宜解表，用柴胡、葛根，用苍术恐燥。阴虚发热，四物汤加炒柏，兼气虚者加人参、白术、黄芪。阳虚发热，补中益气汤。湿痰夜发热，三补丸加白芍药。气虚发热，参苏饮。久病阴虚，气郁夜热，酒芍药一两二钱，香附一两，苍术五钱，片芩三钱，甘草一钱半，蒸饼为丸服。发热有休止，或夜发昼止，昼发夜止，或巳午间发，或申未间发，小柴胡加参、术，渴加瓜蒌根。如脉弱，服前药不减，补中益气汤倍加参、芪、归、术，多服自愈。发热恶寒宜解表，发热用柴胡，恶寒用苍术。气稍虚，骨蒸发热，或发寒，大便涩，脉实，能食，大便利则热除，柴胡饮子。气实表热能食，脉弦无汗而能睡者，或痰积寒热，小柴胡汤。

一人六月得患，恶寒，大便燥结，不敢见风，人肥实，起居如常，大承气汤。

一妇人恶寒，用苦参、赤小豆各一钱，为末，齑水吐后，用川芎、苍术、南星、酒芩，酒曲糊丸服之。

一男子年二十三，因饮酒发热，用青黛、瓜蒌仁，研入姜汁，日饮数匙，三日而愈。

一人天明时，发微寒，便热，至晚两腋汗出，手足热甚，则胸满拘急，大便实而不能食，似劳怯病者，脉不数，但弦细而沉，询知因怒气得者，但用大柴胡汤，惟胸背拘急不除，后用二陈汤加羌活、防风、黄芩、红花。

进士周本道年三十余，得畏寒病，服附子数百而病甚，求治。脉弦而似缓，予以江茶入姜汁，香油少些，吐痰一升许，减绵大半，及与防风通圣散去大黄、芒硝，加地黄，百余帖而安。周甚喜，予曰：未也，燥热已多，血伤亦深，须淡食以养胃，内观以养神，则水可生而火可降。彼方勇于仕进，一切务外，不守禁忌。予曰：若多与补血凉药亦可稍安，内外不静，肾水不生，附毒必发。病安之后，官于婺城，巡夜冒寒，非附子不可疗，而性怕生姜，只得猪腰子作片煮附子，三帖愈。予曰：可急归，知其附毒易发。彼以为迂。半年后，果疽发背而死。

一人年二十余，九月间发热头痛，妄言见鬼，医与小柴胡汤十余帖，而热愈甚。其形肥，脉弦大而数，左大甚，遂作虚治之。以人参、白术为君，茯苓、芍药为臣，黄芪为佐，加附子一片为使，与二帖证不减。或言脉数大，狂热，又大渴，附子恐误。予曰：虚甚，误投寒凉之药，人肥而左大于右，事急矣，非附子一片行参、术，乌能有急效乎？再与一帖，乃去附子而作大剂，与五十余帖，得大汗而愈。自又补养两月，气体犹未安。

一男子，年十九，凡农作不惮劳，忽一日大发热而渴，恣饮水数碗，次早热退，目不识人，言谬误，自言腹肚不能转侧，饮食不进，身转掉不能，又至二日来告急，脉两手涩而大，右为甚，于气海灸三十壮，用白术二钱，黄芪二钱，熟附一片，陈皮半钱，与十帖不效，反增发微渴，余证仍在，却进少粥，此气豁和而血未应也。于前药去附子，加酒归以和血，因有热，加人参一钱半，与三十帖而安。

郑兄年二十余，秋初发热，口渴妄言，病似鬼邪。八日后，两脉洪数而有力，形肥而白，筋骨稍露，脉搏手，必凉药所致，此劳倦病，温补自安。已得柴胡七八帖矣，未效，因与黄芪附子汤，冷与饮之。三帖后，微汗得睡，脉亦软，后又继之，以黄芪白术汤调补，十日安。又加陈皮，与半月而复旧。

吕亲善饮不固，且好色，年半百，一日大恶寒，发战，渴不多饮，脉大而弱，右关稍实略数，重则涩。盖酒热内郁，由表实而下虚也。以黄芪倍干葛煎汤与之，尽五六帖，大汗而安。

一妇人虚羸，盗汗恶寒，用吴茱萸鸡子大，酒三升浸半日，煮服。

面寒面热第五十九

面寒，是胃热，寒郁热也；面热，是火起，因郁而热也。人有病，面上忽见红点者，多死。

卷　五

咳血第六十

痰盛身热,多是血虚。入方:青黛、瓜蒌仁、诃子、海石、山栀。上为末,姜汁蜜丸,噙化。嗽甚者,加杏仁。后以八物汤调理。痰带血丝出者,用童便、竹沥。先吐红后吐痰,多是阴虚火逆痰上,四物汤起料,加痰火药。先痰嗽后见红,多是痰积热,降痰火为急。肥人咳嗽,发寒热,吐血,以琼玉膏。

一人因忧患病,咳吐血,面黧黑色,药之十日不效。谓其兄陈状元曰:此病得之失志而伤肾,必用喜解,乃可愈。即求一足衣食地处之,于是大喜,即时色退,不药而愈。所以言治病必求其本,虽药得其所病之气,宜苟不得其致病之情,则方终不效也。

呕血第六十一

火载血上,错经妄行。脉大者,发热、喉中痛者,是气虚,用参、芪、蜜炙黄柏、荆芥、生地黄、当归治之。呕血用韭汁、童便、姜汁,磨郁金,同饮。火载血上,错经妄行,用四物汤加炒山栀、童便、姜汁。山茶花、郁金末,入童便、姜汁、酒,治吐血。经血逆行,或吐,或唾衄,或血腥,以韭汁服,立效。痰带血丝出,用童便、竹沥,后用犀角地黄汤。又方,用韭汁、童便二物,另用郁金研细,入二物内,服之,其血自清。又方,治吐衄血上行,郁金为末,姜汁、童便、好酒调服。如无郁金,则以山茶花代之。吐血挟痰,吐出一碗两碗,只补阴降火,四物汤加降火剂之类。挟痰,用血药则泥而不行,治火即自止。吐血,火病也。或暴吐紫血一两碗者,无虑,吐出好。此热伤,血死于中,用四物汤加解毒汤之类。吐血不止,炒黑干姜末,童便调服。喉脘痰血,用荆芥散。舌上无故出血如线,槐花炒,研末,干糁之。胃中清血,非蓝实不除。山栀最清胃脘之血。吐血,觉胸中气塞上便吐紫血者,桃仁承气汤下之。治吐血,以交趾桂五钱,为末,冷水调服。痰涎带出血,此胃口中清血为热蒸而出。重者用山栀,轻者用蓝实。治吐血,以童便一分,酒半分,擂柏叶。温饮非酒不行。咳嗽吐血,鸡苏丸或作汤服。血妄行,解毒四物汤。甚者,入炒干姜数片。吐血,用童便调香附末或白芨末服之。吐血咳嗽,红花、杏仁去其皮尖、枇杷叶姜炙去毛、紫菀茸、鹿茸、炙桑白皮、木通各一两,大黄半两,用蜜丸,噙化。血从上出,皆阳盛阴虚,有升无降。阳盛阴虚,故血不得下行,因炎上之势而上出,脉必大而芤。大者发热,芤者血滞与失血。大法补水抑火,使复其位。四物汤加炒山栀仁、童便、姜汁、郁金、竹沥。《大全良方》四生丸甚妙。不咳不唾,血散见于口中,从齿缝、舌下来,每用益肾、泻相火治之,不旬日愈。

一壮年患嗽已见《医要》。

咯血第六十二

用姜汁、童便、青黛入血药中,用如四物汤、地黄膏、牛膝膏之类。传尸、劳瘵,寒热交攻,久嗽咯血,日见羸瘦,先以三拗汤与莲心散煎,万不失一。又治咯血,用黑豆、陈皮、甘草,煎服。

衄血第六十三

大抵与吐血同。大概是血被热气所逼，而随气上行，以散气退热、凉血行血为主。入方，以犀角地黄汤入郁金同用，犀角、赤芍药、牡丹皮、生地黄，如无犀角，升麻代之。经血错行，或血腥，或吐血、唾血，用韭叶汁服之，立效。大凡用犀角能解毒。衄血不止，以养胃汤煎服，一帖见效。鼻衄呕血，及伤寒强发少阴汗者，犀角地黄汤加黄芩。内伤病似伤寒证，汗下后，衄血大出不止，真武汤。若烦躁吸水，脉沉细而微，足冷，面脱白红色，此阳脱阴虚。

溺血第六十四

属热，血虚。

溺血属热，炒山栀煎服，或小蓟、琥珀。有血虚者，四物汤加牛膝膏。尿血，实者可下，当归承气汤下之，后以四物汤加炒山栀服之。妇女无故尿血，龙骨一两，酒调方寸匕。大抵溲血、淋血、便血，三者虽以前后阴所出之不同，然于受病则一也，故治法分标本亦一也。其散血止血无殊于数十品之间，惟引导佐使，各得其乡者，为少异耳。

下血第六十五

有热，有虚。

治血不可纯用寒凉药，当寒因热用，必于寒凉药中用辛味升温之药，如酒浸炒凉药，酒煮黄连丸之类。有热，四物汤加炒山栀、升麻、秦艽、胶珠。大肠湿热下血，久属虚，当温散，四物汤加炮干姜、升麻。又方，用白芷、五倍子末，饭丸。又方，干柿烧灰存性，米饮下二三钱。积热便血，苍术一两半，陈皮一两半，黄连、黄柏、条芩以上各七钱半，连翘五钱。上末之，以生地黄膏六两，搜丸。又方，苍术、地黄，上同擂碎为细末，以饭为丸，忌铁器。

治便血过多，四物汤加猬皮。又方，茄蒂烧灰存性，山栀炒，研末，饭丸，每服百丸，米汤清早下。便血人，久远伤血致虚，并麻风，面生癣疮。龟板、升麻、香附以上各五钱，白芍药一两半，侧柏一两，椿根皮七钱半。上末之，以粥为丸，用四物汤加白术、黄连、甘草、陈皮等，煎汤下之。脉缓大，口干，便血，月经紫色，劳伤而挟湿者，白术五钱，地黄五钱，黄柏炒，三钱，白芍药、香附、地榆以上各二钱，黄芩一钱。上末之，炊饼丸。治大便下血，效甚，《宣明方》地榆散。阳虚阴乏之人，久年便血，不时面带黄柏皮色者，理中汤加附子、百草霜，为丸服。

戴云：咳血者，嗽出痰内有血者是也；呕血者，呕全血也；咯血者，每咯出皆是血疙瘩也；衄血者，鼻中出血也；溺血者，小便出血也；下血者，大便出血也。虽有名色之分，俱是热证，但有虚实新旧不同，或妄言寒者，误也。

肠风第六十六

独在胃，与大肠出。多用黄芩、秦艽、槐角、升麻、青黛。有兼风者，苍术、秦艽、芍药、香附。

肠风方　苍术、滑石、当归、生地、黄芩、甘草。定肠痛多用之。

一方　大黄煨过，三钱　当归半两　桃仁三钱，去皮尖　猬皮一两，炙　黄连一两，炒　秦艽一两　槐角子一两　槟榔半两　皂角仁五

钱　黄柏　荆芥穗以上各五钱，炒　枳壳五钱

上为末，糊丸如梧桐子大，每服五十粒，食前白汤下。鲜血下者，加棕毛灰、蓬房灰。上专治脏毒下血。

肠癖下血，湿热两感，起居不节，为飧泄肠澼，凉血地黄汤。湿毒下血，当归和血散。肠风脱落，车局鸠五七个，火焙干，为末，醋调刷上。

痔漏第六十七

专以凉血为主。

漏疮，先服大剂补药，以生气血，参、芪、归、术、芎为主，外以附子末，津和作饼，如钱厚，安患处，灸之。只令微热，不可令痛，干则易之。再以干者研末，如前作饼，灸之，困倦且止，次日再灸，直至肉平为效。仍用前补气血药煎膏药贴，或用附子片灸之亦可。肢体上痈疽疮疖，久不收口者，亦宜此用法。

痔疮大法，用条芩凉大肠，人参、黄连、生地、槐角凉血生血，芎、归和血，枳壳宽肠，升麻升举。外用五倍、朴硝、桑寄生、莲蓬煎汤熏洗。肿者，用木鳖子、五倍子，为末，敷。一方，黄连一两，煎膏，更加等分芒硝，冰片一钱加入，痔疮敷上即消。原有痔疮，就肛门又生一块，皮厚肿作脓，就在痔孔出，作食积注下治之。黄连、阿魏、神曲、山楂、桃仁、连翘、槐角、犀角，作丸服之。痔头向上，是大肠热甚收缩而上，四物解毒加枳壳、白术、槐角、秦艽洗。用荆芥、朴硝、桑寄生，定痛、去风、解毒、凉大肠热。如肿，加五倍子、木鳖子。

痔漏，凉大肠血，宽大肠，枳壳去穰，入巴豆铁线缠，煮透去巴豆，入药用。丸子捣烂用，煎药晒干用。一方，漏疮，川芎五钱，细

辛、白芷以上各二钱半，上为末，每日作汤服之。病在下，则食前服；病在上，则食后服。看疮大小，取隔年黄麻根，刮去皮，捻成绳子，入孔中，至不可入则止，日浅。疮外药膏贴之。

一人肛门生痔后不收口，有针窍三孔，劳力有脓。黄芪、条芩、连翘、秦艽。上末之，曲丸。

治痔方　雄胆、片脑，和匀，贴之。

治翻花痔　用荆芥、防风、朴硝，煎汤洗之，次用木鳖子、郁金研末，入龙脑些少，水调敷。

又方　用大蒜一片，以头垢捻成饼子，先安头垢饼于痔头上，外安蒜片，艾灸之。

取朽骨久疽及痔漏中有孔者，取乌骨鸡胫骨，以上等砒霜实之，盐泥固济，火煅通红，取出，地上出火毒，去泥，以骨研细为末，饭丸如粟大，以纸捻送入窍内，更以膏药贴之。

梦遗第六十八

专主乎热。

脱精带下与梦遗同法。青黛、海石、黄柏。内伤气血，不能固守，以八物加减，吞椿根丸。思想而得，其病在心，宜安神带补。寒则坚凝，热则流通，故遗精专主乎热。用炒黄柏、蛤粉、青黛，梦遗加知母。梦遗带便浊，时作时止者，心虚也，真珠粉丸和《局方》定志丸。

一方　**补肾丸**

陈皮半两　黄柏炒，一两半　牛膝一两　败龟板酒炙，一两半　干姜二钱，春夏不用

上末之，姜汁糊为丸。

劳心太过者。郑叔鲁,年二十余,攻举业,夜读书,每四鼓犹未已,忽发病,卧间但阴着物,便梦交接脱精,悬空则无梦,饮食日减,倦怠少气。盖以用心太过,二火俱起,夜不得眠,血不归肾,肾水不足,火乘阴虚,入客下焦,鼓其精房,则精不得聚藏而欲走。故于睡卧之间,因阴着物,由厥气客之,遂作接内之梦。于是,上补心安神,中调脾胃,升举其阳,下用益精、生阴、固阳之剂,不三月而病安矣。

有阴邪所著者。蒋右丞子,每夜有梦,召予视之,连二日诊脉,观其动止,终不举头,但俯视不正当人,此盖阴邪相感。叩之,不肯言其所交之鬼状,因问随出入之仆,乃言一日至庙中,见一塑侍女,以手于其身摩之,三五日遂闻病此。于是,即令人入庙毁其像,小腹中泥土皆湿,其病自安。

精滑第六十九

专主乎湿热。

炒黄柏坚肾,知母降火,牡蛎、蛤粉燥湿。

一方　治精滑,良姜三钱,芍药、黄柏各二钱,烧灰存性,椿根白皮一两半,为末,糊丸,每服二十丸。

浊第七十

主湿热,虽有赤白之异,终无寒热之分。河间云:天气热,水则浑浊,寒则澄澈清冷。由此观之,浊之为病,湿热明矣。赤浊属血与热,白浊属气与痰。赤由小肠属火故也,白由大肠属金故也。小便浑浊,热也;赤者,心虚,多因思虑而得;白属肾虚,过于嗜欲而得。

治法燥湿降火,珍珠粉丸好。又有升提之法,甚妙。寒则坚凝,热则流通。大率皆是湿痰流注，宜燥中宫之湿，用二陈汤加苍术、白术，燥去其湿。赤者，乃是湿伤血，加白芍药，仍用珍珠粉丸加椿根皮、滑石、青黛等，以曲糊作丸。一方加干姜炒黑色，固而不走。

珍珠粉丸

珍珠二两　真蛤粉一斤　黄柏一斤，新瓦上炒赤色

上为末，丸如桐子大，每服百丸，空温酒送下。

脉弦者，是肝病，用青黛以泻肝。半苓丸治白浊。半夏炒，燥湿，茯苓分水一本作猪苓。白浊久不止，此系火不守耳。炒知母、炒黄柏、附子各等分，上末之，水丸。

虚劳者，用补阴丸，大概不用凉药、热药。若肥白人，必多湿痰，以二陈汤去其湿。胃弱者，兼用人参，以柴胡、升麻，升胃中之气。丸药用青黛、黄柏微炒褐色、滑石炒、干姜炒微黑色、蛤粉。上末之，为丸。胃中湿浊气，下流为赤白浊，用柴胡、升麻、苍白术，入二陈煎服。丸药宜用樗根末、蛤粉、干姜、炒黄柏。专主胃中浊气下流，渗入膀胱，青黛、蛤粉。

一方　治赤白浊。

黄柏炒黑，一两　生黄柏二钱半　海石三两　神曲半两

上末之，水丸。

有热者，黄柏、滑石、青黛之类。上为末，水丸。

燥湿痰方　南星、海石、神曲、半夏，各等分，为丸，青黛为衣。

张子原气血两虚，有痰，痛风时作，阴火间起，小便白浊，或带下赤白，方在前痛风中。治赤浊，五苓散合妙香散、二冬汤，下定志丸方，远志去心苗，二两，石菖蒲三两，人参三两，白茯苓去皮，三两。上末之，蜜丸，如桐子大，朱砂为衣，每服二十丸，食前米饮汤下，加至

三十丸。凡浊气即是湿痰，入方丸药，用青黛、樗皮末、蛤粉、滑石、干姜炒、黄柏炒褐色。上炒神曲糊为丸，仍用前燥湿痰丸子，亦能治带下病。

戴氏论云：滑石利窍，黄柏治湿热，青黛解热，蛤粉咸寒入肾，炒干姜味苦，领肺气下降，使阴血生，干姜盐制。

一人便浊，常有半年，或时梦遗，形瘦，作心虚主治，定志丸与珍珠粉丸同服。一人健忘、白浊，治法同。

尝闻之先生论云：白浊多因湿气下流膀胱而成。赤白浊，《灵枢经》所谓中气不足，溲便为之变是也。先须补中气，使升举之，而后分其脏腑气血、赤白虚实而治。与夫其他邪热所伤者，固在泻热补虚。设肾气虚甚者，或火热亢极者，则不宜峻用寒凉，必反佐治之，要在权量轻重而已。

淋第七十一

淋有五，皆属热，解热、利小便为主，山栀子之类，同虎杖、甘草煎汤服。小蓟汤治下焦热结血淋。又有肾虚极而淋者，当补肾精及利小便，不可独泻。淋证不可发汗，汗之必便血。老人亦有气虚者，人参、白术中带木通、山栀。亦有死血作淋者，牛膝膏，亦能损胃，不食不宜多服。治淋，山栀去皮，一两炒，白汤送下。治气虚淋，八物汤加黄芪同虎杖、甘草煎汤服，诸药中加牛膝。一方益元散加山栀、木通。夏月以茴香煎汤，调益元散服之。痰热阻滞中焦，淋涩不通，玄明粉。血气中有热者，八物汤加黄柏、知母。妇人、男人淋闭，血药不效者，川黄柏新瓦上焙，牡蛎火煅。上为细末，食前调服，或小茴香汤亦可。

小便不禁第七十二

小便不禁、遗失者，属热、属虚。东垣谓：肺气虚，宜安神养气，禁劳役。安神养气，用参、芪补之。不愈，则有热，加黄柏、生地。

小便不通第七十三

气虚、血虚、实热、有痰。

吐之，以提其气，气升则水自降下，盖气承载其水也。气虚，人参、黄芪、升麻等，先服后吐，或参芪药中探吐之。血虚，四物汤，先服后吐，芎归汤亦可探吐。痰多者，二陈汤加木通、香附，探吐。实热者，当利。

一妇人脾痛，后患大小便不通，此是痰隔中焦，气聚下焦，用二陈汤加木通，初服后，渣煎服探吐。气壮实热之人，八正散。大便动，小便自通。小便因热郁不通，赤茯苓、黄芩、泽泻、车前子、麦门冬、桂、滑石、木通、甘草梢。气虚痛者，加木香、黄芪；淋痛者，加黄柏、生地黄；夏月，调益元散。痰隔中焦，二陈汤煎，大碗顿服，调其真气而吐之。否则，用砂糖汤，调牵牛头末二钱服之。伤寒后，脱阳而小便不通，茴香调生姜自然汁，敷小腹上，服益志茴香丸并益元散服之。

一人燥热伤下焦，致小便不利，当养阴。当归、地黄、知母、黄柏、牛膝、茯苓、生甘草、白术、陈皮之类。

一妇人年五十，患小便涩，与八正散，则小腹转急胀，小便不通，身如芒刺。余以所感霖淫雨湿，邪在上表，因用苍术为君，附子佐之，发其表，一服即汗，小便即时便通。

一男子,年八十,患小便短涩,因服分利药太过,遂致闭塞,涓滴不出。余以饮食太过伤胃,其气陷于下焦,用补中益气汤,一服,小便即通。因先服多利药,损其肾气,遂至通后遗溺,一夜不止息,补其肾,然后已。

有热宜清,有湿宜燥,有气结于下宜升。有隔二、隔三之治。如因肺燥不能生水,则清肺金,此隔二;如不因肺燥,但膀胱有热,则直泻膀胱火,此正治;如因脾湿不运,精气不升,故肺不能生水,则当燥湿健脾,此隔三也。清肺用车前子、茯苓之类,泻膀胱用黄柏、知母之类,健脾燥湿,用苍术、白术之类。

又诸法治不通,则用吐法,盖气承载其水耳。吐之则气升,气升则水降。

大便秘结第七十四

有虚,有风,有湿,有火,有津液不足,有寒,有气结。

有此者,多面黄可候,切不可一例用硝、黄等药。巴豆、牵牛亦不宜例用。当审大法。阳方主润燥,阴方主开结。用郁李仁、桃仁、羌活、大黄、当归、麻子仁。上为细末,或少加木香、槟榔亦可。大肠燥结不通,润肠汤。一名当归润肠汤。幽门不通,上冲吸门噎塞,大便燥秘,通幽汤。又有脾胃中伏火,便秘干燥,不思饮食,及风结、血结,皆令闭塞也,以润燥和血,疏风自通,治以润肠丸。湿热为病,大便燥结,神芎丸。大便秘不通,燥结,活血润燥主之。有热者,大承气汤。胃中停滞寒冷之物,大便不通,心腹作痛者,备急丸。食伤太阴,气滞不运为病者,木香槟榔丸。大肠虚秘而热,白芍药一两半,陈皮、生地、当归身以上各一两,甘草五钱。上末之,粥丸,白汤下。论中有治腹胀而不通者,用杏仁、葱白、盐,于脐上摩之。又有皂荚,白梅肉,蜜丸纳之。或用其汁入蜜熬为丸,或用汁和糯米炒燥存性,以糖为丸;或止用蜜、乌梅肉,皆可纳肛门中,皆开风热燥结之药故也。

关格第七十五

关则不得小便,格则吐逆。此证多死,寒在上,热在下。必用吐,提其气之横格,不必出痰亦可。盖用二陈汤吐之,吐中有降之义。有中气虚不运者,补气药中升降,脉两寸俱盛,四倍以上。

戴云:关格者,谓膈中觉有所碍,欲升不升,欲降不降,饮食不下,此为气之横格。

痫证第七十六

痫不必分五等,专主在痰,多用吐法。有惊、有痰、有火。

大率行痰为主,入方,黄连、南星、半夏、瓜蒌。寻痰寻火,分多少治,无有不愈者。分痰与热,有热者,以凉药清其心;有痰者,必用吐药,后用东垣朱砂安神丸。大概此证必用吐,吐后用平肝之药,青黛、柴胡、川芎之类。一本或龙荟丸。假如痫因惊而得,惊则神出其舍,舍空则痰聚也。钱氏泻青丸、牛黄清心丸,俱治痫。

健忘第七十七

主心脾。宜归脾汤、定志丸。精神短少者,多用安神丸之类,亦有痰迷心窍者。

戴云:健忘者,为事有始无终,言谈不知首尾,此为病之名,非比生成愚顽不知世事者也。

怔忡第七十八

大概属血虚,有忧虑便动,属虚血少者多,时作时止者,痰因火动。瘦人多因是血少,肥人属痰。寻常者多是痰,真觉心跳者,是血少,四物汤、安神丸之类。怔忡者,心不安,惕惕然如人将捕者。

惊悸第七十九

血虚,用朱砂安神丸治之。一方治惊悸,定志丸加琥珀、郁金。痰迷心膈,治痰药皆可。

烦躁第八十

大率血少不能润泽,理宜养阴为最。治烦躁不得眠者,六一散加牛黄服之。内伤病似真伤寒,至五七日汗后复热,入夜烦躁,唤水者,补中益气汤加附子。内伤病似伤寒,三战后,劳乏烦躁昏倦,四君子汤加当归、黄芪、知母、麦门冬、五味子。如甚者,脉细数无序,三更后吃水,直到天明,此元气虚,用竹叶汤煎此药,大剂服之。内伤似伤寒,烦躁不绝声,汗后复热,脉细数,五七日不睡,补中益气加人参一两,用竹叶同煎,甚加麦门冬、五味子、知母。

火,入肺为烦,入肾为躁,俱在于上,皆心火为之。火旺则金烁水亏,惟火独在,故肺肾合而为烦躁。

心病第八十一

心气虚怯之人,怔忡或烦乱,或健忘,或失心后神痴不清,辰砂安神丸。心风气热痰盛者，滚痰丸。心病，郁金、猪牙皂角、白矾、蜈蚣。人壮气实，火盛癫狂者，可用正治，或朴硝冰水饮之。虚火盛狂者，以姜汤与之，若投冰水，立死。火急甚者，生甘草缓之，能泻火，参术亦可。凡气有余是火，不足是气虚。

一人，年壮肥实，心风痴，吐后与此：贝母、瓜蒌、南星、黄连各一两，郁金、天麻、青子、生甘草、枳实、连翘、苦参各半两，白矾、皂角各二钱，上作丸服。后用，蜈蚣黄赤各一条，香油炙黄，芎、防、南星、白附、白矾、牙皂各一两，郁金半两。上丸，朱砂为衣。癫狂病，癫属阴多喜，狂属阳多怒，脉实，死，虚者，可治。大概多因痰结心胸间，治当镇心神，开痰结。亦有中邪而为此疾者，则以治邪法治之。然《原病式》所论尤精，盖世以重阴为癫，重阳为狂，误也，大概皆是热耳。

块第八十二一名积瘕

块，在中为痰饮，在右为食积，在左为死血。气不能作块成聚，块乃有形之物，痰与食积、死血。

用药，醋煮海石、醋煮三棱，醋煮蓬术、桃仁、红花、五灵脂、香附、石碱，为丸，白术汤下。一本有针砂。瓦楞子能消血块，亦消痰。凡治块，降火消食积，积即痰也。行死血，块去必用大补。碱治痰积有块，用之洗涤垢腻。一方，治一切积聚癥瘕，用蜀葵根煎汤，去渣，再煎人参、白术、陈皮、青皮、甘草梢、牛膝成汤，入细研桃仁少许及玄明粉，热饮之。二服，可见积块下。病重者，补接之后，加减再行法。大法咸以软之，削以消之，行气开痰为要。一方贴积聚块，大黄二两，一本一两，朴硝一两，各为末，用大蒜捣和成膏，贴之，后干，用醋调再贴。块在皮里膜外，须补气药兼香附开之，兼二陈。

妇人死血、食积、痰饮成块，或在两胁，动作腹鸣，嘈杂眩晕，身热，时发时止，黄连一两，半两用吴茱萸同炒，半两用益智炒，去二药只用连，山栀半两，炒，台芎半两，炒，香附一两或作半两，童便浸，萝卜子一两半，炒，山楂肉一两，三棱五钱，蓬术半两，醋煮，桃仁半两，留尖去皮，青皮半两，或作麦皮曲半两。上为末，蒸饼丸。一方有神曲五钱，白芥子一两半，瓦楞子一两，醋煅。

凡积病，下亦不退，当用消积药，融化开则消。治胁痛有块，龙荟丸二钱半，片姜黄半两，桃仁半两。上末之，蜜丸。又方，龙荟丸和白鸽粪，能大消食积，或入保和丸。治块看在何部分。诸块虚，中块攻胀无可奈何，不可用攻战之药，四君子汤加半夏、陈皮，作大剂服之，候元气平复，却用攻药。治痞块，木鳖。一云：壳二十一个，用猿猪腰子劈开，煨热捣烂，入黄连末三钱，为丸，如绿豆大，每服三十丸。腹中脐下气作痛，木香、槟榔、三棱、莪术、青皮各半两，木通半两，黄连炒，半两，陈皮半两，缩砂仁、红豆各三钱，香附一两。血分肝经块痛，末子药服亦好，丸子尤好。当归半两，红花炒，一钱，桃仁二十个，去皮尖，玄胡索擂，半两，赤芍药半两，没药三钱，干漆半两，炒烟尽。或大便燥加熟大黄。凡人上中下有块，是痰，问其平日好食何物，以相制之药消之，吐后用药。

一人心胸痰满如一块，攻塞不开。白术一两，南星、贝母、神曲、山楂、姜黄、陈皮、茯苓以上各五钱，山栀半两，香附一两，萝卜子、皂角刺以上各三钱。上末之，姜饼丸。

一人小腹块，瓜蒌、贝母、黄芩、南星、白术各一两，一作各半两，香附醋煮一两，熟地黄、当归、玄胡索、桃仁以上各五钱，三棱、蓬术以上醋煮各五钱。上末之，曲丸。千金硝石丸、磨块三圣膏，贴块俱效。

尝记先生治一妇人，小腹中块，其脉涩，服攻药后脉见大，以四物汤倍白术、陈皮、甘草为佐使。脉充实，间与硝石丸两月，块消尽。

一人年六十，素好酒，因行暑中得疾，冷膝上，上脘有块，如掌牵引，胁痛不得眠，饮食减，不渴，已自服生料五积散三帖，六脉俱沉涩而小，按之不为弱，皆数，右甚，大便如常，小便赤。遂用大承气汤减大黄之半而熟炒，加黄连、芍药、川芎、干葛、甘草作汤，瓜蒌仁、半夏、黄连、贝母为丸，至十二帖，足冷退，块减半，遂止药，至半月病悉除。

积聚，当分阴阳。积者，其发有根，其痛有常处，脉结伏；聚者，其发无根，其痛无常处，脉浮结。由阴阳不和，脏腑虚弱，四气七情失常所致也。

茶癖第八十三

石膏、黄芩、升麻，上为末，砂糖调服之。

一人爱吃茶，白术、软石膏、片芩、白芍药、薄荷圆叶大者、胆星，研末，砂糖调作膏，食后津液化下。

疝第八十四

湿热痰积，流下作痛，大概因寒郁而作，即是痰饮、食积并死血。专主肝经，与肾经绝无相干，不宜下。

癞疝湿多，灸大敦穴。食积与瘀血成痛者，栀子、桃仁、山楂、橘核另一作枳实、吴茱萸，以生姜汁、顺流水作汤，调下。按之痛不定者，属虚。用桂枝、山栀炒、乌头必细切，炒为末，姜汁丸，姜汤服三五十丸，以劫痛。

治诸疝方，定痛速效。橘核五十个，山栀炒、山楂炒、吴茱萸炒，湿胜者加荔核，等分，丸服之。凡治癞要药，不痛者，苍术一两，南星一两，白芷一两，散水，山楂一两，川芎三钱，枳子另一作枳实三钱，半夏三钱。上为末，神曲糊丸。有热加炒山栀一两，坚硬加朴硝半两，秋冬加吴茱萸三钱半。一作二钱半。

治疝，荔核、枸橘核，烧灰为末，酒下。治诸疝发时，海石、香附，二味为末，以生姜汁调下，亦治心痛。治疝，橘核、桃仁、栀子、吴茱萸、川乌，上研末，煎服之。枳核散单止痛，枸橘核能治木肾。疝病有水气、湿热两种，而肿者又有挟虚而发者，当用参术为君，佐以疏导之药，其脉沉紧豁大者是。或问，治一人病后饮水，患左丸痛甚，灸大敦，适有摩腰膏，内用乌、附、丁、麝香，将以摩其囊上。抵横骨端，多湿帛覆之，痛即止，一宿肿亦消。予旧有柑橘积后，山行饥甚，遇橘、芋食之，橘动旧积，芋复滞气，既时右丸肿大，寒热。先服调胃药一二帖，次早注神，使气至下焦，呕逆觉积动，吐复，吐后，和胃气，疏通经络乃愈。

治木肾方　采雄楮树叶，晒干为末，酒糊为丸，空心盐汤下。外以一法，枇杷叶、野紫苏叶、苍耳叶、水晶葡萄叶、椒叶，浓煎汤熏洗。治木肾不痛，南星、半夏、黄柏酒炒、苍术盐炒、山楂、白芷炒、曲炒、滑石、吴茱萸、昆布、枸橘。疝病、黄病久者，皆好倒仓。疝气作痛，小便秘涩，五苓散加川楝子，为细末，空心服二钱。

有人请问下部癞气不痛之方，彼时实许之矣。细思，若非痛，断厚味与房事，不可用药，惟促其寿。若苍术、神曲、白芷、山楂、川芎、枳子、半夏，皆要药也。其药皆鄙贱之物，以启其慢心，人不能断欲，以爱护其根本，反陷其病。陈彦正之祸，得罪多矣。且其药随时月令,况更换君臣佐使,由是不敢僭,宁犯食言之罪。因笔及之。

治疝痛方

山楂炒,四两　枳核　茴香　山栀以上炒,各二两　柴胡一两　牡丹皮一两　桃仁炒,一两　大茴香炒,一两　吴茱萸炒,半两

上作丸服。

治疝时作急痛方

苍术盐炒　香附盐炒　黄柏酒炒,为君　青皮　玄胡索　桃仁为臣　茴香为佐　益智　附子盐炒　甘草为使

上为末,作汤服后,一痛过,再不复作。

治肾气方

茴香　破故纸以上各五钱　吴茱萸盐炒,五钱　胡芦巴七钱半

上为末,用萝卜子擂汁为丸,盐汤下。

肥人肿疝作痛者,外热内寒,五苓散加茴香。一人癞疝,山栀、山楂、枳实、香附、南星、川楝子以上各一两,海藻、桃仁以上七钱半,吴茱萸二钱半。上末之,姜饼丸。一人疝痛心痛,山栀炒,二两,香附一两,苍术、神曲、麦芽以上各五钱,半夏七钱,乌头、石碱以上各三钱,桂枝一钱半,春去之。上末之,炊饼丸,如绿豆大。每服百丸,姜汁盐汤下。一人疝,痛作腹内块,痛止则块止。三棱醋煮,一两,蓬术醋煮,一两,神曲、麦芽,以上各一两,炒,姜黄一两,南星姜制,一两,白术二两,木香、沉香各三钱,黄连一两,同吴茱萸炒去茱萸不用,香附三钱,萝卜子五钱,蒸,桃仁五钱,山栀、枳核以上炒,各五钱。上末之,姜饼丸。

劫药神妙,乌头细切炒,栀子仁炒,宜加减用此。盖湿热因寒郁而发,用栀子仁以去湿,用乌头以破寒郁,况二味皆下焦之药,而乌头又为栀子所引,其性急速,不容停留胃中也。

耳第八十五

耳聋、耳鸣，有痰、有火、有气虚。

耳聋，少阳、厥阴热多，皆属于火，宜开痰散风热，通圣散、滚痰丸之类。

大病后耳聋，须用补阴与降火，有阴火动而耳聋者同法，四物汤加黄柏之类。一方，雄鼠胆汁滴入耳中。聋病，必用龙荟、四物养阴，亦有湿热痰者，槟榔、神芎。耳中闵闵然，亦是无阴者。耳因郁而聋，以通圣散，内大黄用酒煨，再用酒炒三次，然后入诸药，通用酒炒。多饮酒之人耳鸣，木香槟榔丸。

耳鸣因酒过者，用大剂通圣散加枳壳、柴胡、大黄、甘草、南星、桔梗、青皮、荆芥。不愈，四物汤。耳鸣必用当归龙荟丸，食后服。气实人，槟榔、神芎下之。耳湿肿痛，凉膈加酒炒大黄半两，酒浸黄芩、防风、荆、羌，吹以脑多麝少。湿加白枯矾。耳脓不干，轻粉、黄柏末、海螵蛸吹入。

耳烂，贝母末干糁。耳中出脓，用桃花散。其方以枯白矾、胭脂各一钱，麝香一字。上末之，用绵杖子蘸药捻之，取干。耳热暴痛，枯白矾吹入耳中，青箬烧灰，吹入尤妙。

鼻第八十六

酒齄鼻，血热入肺，以四物汤加陈皮、酒红花、酒炒黄芩，煎，入好酒数滴就调，炒五灵脂末服之，效。又方，用桐油入黄连，以天吊藤烧油热敷之。

或问：酒齄病为名，必饮热酒所致乎？曰：不然。非饮酒者亦病之。盖鼻者,肺之窍,而足阳明挟鼻上至目内眦,其位居面之中,中又属土,为呼吸气息出入之门户,然气血之精明皆上注于面,入于其窍,是故胃中湿热与中焦所化之血,上输其肺,随呼吸之息熏蒸鼻端,凝结皮肤,遂成红赤,甚则盈面,不独在鼻也。予尝用凌霄花为末,和密陀僧,用唾调敷,甚验。又方,用苍耳叶酒蒸,为末,调服,最解热毒。

治鼻渊　南星、半夏、苍术、白芷、神曲、酒芩、辛夷、荆芥。

鼻息肉,胃中有食积,热痰流注,治本当消食积,外以蝴蝶矾二钱、细辛一钱、白芷半钱,纳鼻中,每用少许。

面鼻得冷而黑,须用清热化滞,滋生新血,血能自运,色乃可改,以四物汤酒制过,加酒片芩、陈皮、生甘草、酒红花、生姜煎,下五灵脂末,饮之。气弱形肥者,加酒黄芪亦效。

脚气第八十七

须用提其湿在下之药,随气血用。入方,生地黄酒洗、黄柏酒炒、苍术盐炒、黄连、白术、防已、槟榔、川芎、木通、陈皮、甘草梢、犀角屑。有热加芩、连,有痰加竹沥、姜汁,大热及时令暑热加石膏。大便实难者加桃仁;小便涩者,加杜牛膝。有食积流注,用苍术、黄柏、汉防已、南星、川芎、白芷、犀角、槟榔,上末为丸。血虚加牛膝、败龟板,曲糊丸。如常肿者,专主乎湿热,朱先生另有方。有脚气冲心者,乃血虚而有火上行,宜四物汤加炒黄柏,再于涌泉穴用附子为末,津拌,如小钱大,贴之,以艾火灸,泄引其热。转筋,皆属血热,左金丸降肝火。脚气肿者,枳实、大黄、当归、羌活。肢节烦痛,肩背沉重,胸膈不利,及遍身疼痛下注于足胫肿痛,当归拈痛汤。

诸湿客于腰膝重痛，足胫浮肿，除湿丹。

乳香 没药以上各一两，研 牵牛头末半两 槟榔 威灵仙 赤芍药 泽泻 葶苈 甘遂以上各二两 大戟三两 陈皮六两，去白

上末之，糊丸。

脚气从湿从下，以治湿治气，紫苏、炒柏、芍药、木瓜、泽泻、木通、防己、槟榔、苍术、枳壳、甘草、香附、羌活。痛多加木香，肿多加大腹皮，发热加黄连。脚弱筋痛，牛膝二两，白芍一两半，酒柏、知母、甘草炒各五钱，酒糊丸服。湿痰脚气，大便滑泄，苍术二两，防风、槟榔、滑石各一两，香附八钱，川芎六钱，条芩、木通各四钱，甘草三钱。或丸、或散，皆可。

健步丸方

生地一两半 归尾 陈皮 芍药 牛膝 苍白术各一两 茱萸 条芩各五钱 大腹皮三钱 桂枝二钱

为末，作丸，每服百丸，通草汤食前下。

一妇人足痛肿者，生地、炒柏、南星、芎、苍、牛膝、龙胆、红花，酒洗。

一人筋动于足大指，渐渐上至大腿，至腰结了，奉养厚，因饮□□□湿热伤血，四物加黄芩红□□□。

一男子，年近三十，厚味多怒，秋间于髀枢左右发痛，一点昼静夜剧，痛处恶寒，或渴或不渴，膈或医与治风药，无血补药，至次春，膝渐肿痛甚，食减形瘦，至春末，膝肿如碗，不可屈伸，脉弦大颇实，寸涩，□□□皆数短，其小便数少，遂作饮食痰积，在太阴阳明治之。其详第十九条下。

卷　六

痿第八十八

有热、湿痰、血虚、气虚。

专主养肺气，养血清金，不可作风治。

湿热，东垣健步丸加芩、柏、苍术。

健步丸方

羌活　柴胡以上各五钱　滑石五钱，炒　甘草炙，五钱　天花粉酒洗，五钱　防风二两　泽泻三钱　防己酒洗，一钱　川乌一钱　苦参酒炒，一钱　肉桂半钱

上末之，酒糊丸，每服七十丸，空心，煎愈风汤下。

湿痰，二陈加苍术、白术、芩、柏、姜汁、竹沥。血虚，四物加芩、柏、苍，下补阴丸。气虚，四君子加芩、柏、苍术之类。亦有死血者，亦有食积妨碍不得降者，大率属热，用参、术、四物、黄柏之类。壮人痿，凉膈散；老人并虚人痿，八味丸。

一村夫背伛偻而足挛。见《医要》。

《素问》痿有五等，诸痿皆起于肺，热入五脏，散为诸症，大抵只宜补养。若以外感风邪治之，宁免虚虚实实之祸乎？或问治痿之法，取阳明一经何也？先生曰：诸痿生于肺热，只此一句便见治法大意。经曰：东方实，西方虚，泻南方，补北方。以此，因就生克言补泻，而大经大法不外于此。盖东方木，肝也；西方金，肺也；南方

火,心也;北方水,肾也。五行之中,惟火有二,肾虽有两,水居其一,阳常有余,阴常不足,故经曰:一水不胜二火,理之必然。金,体燥而居上,主气,畏火者也;土,性湿而居中,主四肢,畏木者也。火性炎上,若嗜欲无节则水失所养,火寡于畏而侮所胜,肺金得火邪而热矣;木性刚急,肺受邪热,则金失所养,木寡于畏而侮脾,土得木邪而伤矣。肺热则不能管摄一身,脾热则四肢不为用,而诸痿之病作矣。泻南方,肺金清而东方不实,何脾伤之有?补北方则心火降,而西方不虚,何肺伤之有?故阳明实则宗筋润,能束骨而利机关矣。治痿之法无出于此。络氏亦曰:风火相炽,当滋肾水。东垣取黄柏为君,黄芪等补药为辅佐,而无一定之方。有兼痰积者,有湿多者,有热多者,有湿热相伴者,有挟寒一作气者,临病制方,其善于治痿乎!虽然药中肯綮矣,若将理失宜,圣医不治也。天产作阳,厚味发热,先哲格言。但患痿之人,若不淡泊食味,吾知其必不安全也。大补丸去肾经火,燥下焦湿,治筋骨软。如气虚用补气药下,血虚用补血药下,并不单用。补肾丸、虎潜丸皆治痿,服法与大补丸同。黄柏、苍术,治痿之要药也。

一人阳痿,知母、黄柏以上各炒,一两,枸杞一两,牛膝酒浸,一两,杜仲姜炒,一两,人参一两,山药一两,龟板、虎骨以上炙,一两,续断酒洗,一两,锁阳二两,当归二两,菟丝子、五味子、陈皮以上各五钱,白术一两。一方有苁蓉二两,去白术、陈皮。上末之,糊丸。

一人年二十余,前阴玉茎挺长肿而痿,皮塌常润,磨股不能行,两胁气上,手足倦弱。先以小柴胡大剂,加黄连行其湿热,次略与黄柏降其逆上之气,其肿收减及半,但茎中有一块硬未消,遂以青皮一味为君,少加散气一作散风之剂,末服。外以丝瓜汁调五倍末,敷之而愈。

痉第八十九

大率与痫相似，比痫为虚，治宜带补。气虚有火，兼有痰，人参、竹沥之类，切不可作风治而兼用风药。

治酒多风搐

白术五钱　人参二钱半　甘草三钱　陈皮　苍术以上各一钱　天麻细切，酒浸，一钱　白芍药酒浸，一钱　防风五分　川芎五分

上为末，作丸。如小便多，加五味子。

手足心热第九十

属热郁，用火郁汤。

葛根　柴胡　白芍药以上各一两　甘草炙，一两　防风五钱　升麻一两

每服三钱，入葱白三寸，煎，稍热服。

又方　栀子、香附、白芷、苍术、半夏、川芎，上末之，面糊丸。

火郁，手足心发骨蒸，草还丹。

手足麻木第九十一

麻是气虚，木是湿痰死血。东垣云：麻木，气不行也，当补肺中之气。

一妇人，体肥气郁，舌麻眩晕，手足麻，气塞有痰，便结，凉膈散加南星、香附、台芎开之。

厥第九十二

有阳厥，有阴厥。阳衰于下即寒，阴衰于下即热。《原病式》中

详之。以气血虚为主，有痰有热。

治痰，白术、竹沥；治热，承气汤；因外感，解散加姜汁酒。

气虚脉细，血虚脉大如葱管，热厥，脉数，外感脉浮，实痰脉弦。

一妇人年三十余，面白形长，心中常有不平事，忽半夜诞子，才分娩便晕厥不知人，遂急于气海灼火十五壮而苏，后以参术等药，两月而安。

一妇人年十九，气怒事不发，一日忽大发，叫而欲厥，盖痰闭于上，火起于下而上冲，始用香附五钱，生甘草三钱，川芎七钱，童便、姜汁煎服。后又用青黛、人参、白附子为丸，少愈不除，后用大吐乃安。吐后用导痰汤，加姜炒黄连、香附、生姜，下龙荟丸。

诸目疾第九十三

至宝膏　治暴发热壅有翳者，甚效。

用蕤仁去油、硼砂各一钱，辰砂三分，冰片一分

共为极细末，蜜调点之。

治烂眶眼，用薄荷、荆芥、细辛，等分，为粗末，烧取烟尽，点眼，其法如香烧之，以青碗涂蜜少许，覆烟上，待烟尽为度，以磁器收藏。凡眼有风热多泪者，皆可点之。

平风止泪散　歌曰：风热泪更兼疼，苍附芎辛荷芷停。木贼夏枯防国老，煎汤服饵即安宁。

又方点药，用寒水石捶碎，以童便浸七日，晒七日，再浸七日，研末，每一两加真轻粉五分，再研极细，又夜露七宿，晒七日，临用加冰片少许，点之。

治血虚眼，用生熟地黄丸。生、熟地黄各二两，石斛、玄参各一

两,末之,蜜丸。

冬月眼暴发痛,亦当解散,不可用凉药。

黑睛有翳,皆用黄柏、知母。眼睛痛,知母、黄柏泻肾火,当归养阴,羌活引经。眼中风泪,食后吞龙荟丸数粒,日三服。

一人病眼,至春夏便发,当作郁治。黄芩二两,酒浸,南星姜制,二两,香附、苍术以上便浸,二两,连翘二两,山栀炒,一两,导芎便浸,一两半,陈皮酒浸,半两,草龙胆酒蒸,半两,萝卜子半两,青黛半两,柴胡三钱。上末之,曲糊丸。

一人眼内陷,生地、熟地各一斤,杏仁四两,石斛、牛膝以上各半斤,防风六两,枳壳五两。蜜丸服之。

治暴发血热壅肿作痛,四物汤加草龙胆、防己、防风、羌活。眼眶涩烂,因风而作,用风药燥之。柴胡散,柴胡、羌活、防风、生地黄、赤芍药、甘草、桔梗、荆芥。劳役,饮食不节,内障昏暗,蔓荆子汤。治内障,四物汤加酒炒黄芩、黄连、黄柏,并服蔓荆子汤。血弱,阴水虚,阳火旺,瞳子散及损视物昏花,用熟地黄丸,又名滋阴地黄丸。暴发赤肿,用守真散热饮子。大便秘结加大黄,痛加当归、地黄,烦而少卧加栀子。岁久眼发,灸大指甲外本节横纹尽七壮,住火,饮黄土蜜水。

骨鲠第九十四

桑螵蛸挂干,为末吹之。

解鱼骨鲠方,用沙糖、白炭灰末、紫苏叶、滑石末,上和丸,绵裹含之。口中咽津液,其骨自下。

咽喉第九十五

喉痹，大概多是痰热，治以李实根一片噙口内，更用李实根研水，敷项上一遭，立有效。李实根须新采园中者。重者，用桐油探吐之。一用射干，逆流水吐。缠喉风属痰热，宜用桐油以鹅翎探吐之。治咽痛，荆芥、当归、桔梗、甘草，煎汤嗽服。喉干燥痛，四物汤加桔梗、荆芥、黄柏、知母，立已。咽喉热痛，甘桔汤加荆芥，有热加黄芩、枳壳。半边头痛，鼻流不绝，咽痛，甘桔汤加荆芥、薄荷、枳壳、麻黄，服后汗而解。在半边肿者，加紫苏，冬有风寒郁在半边者，可用噙药，霜梅、僵蚕、白矾和丸，绵裹噙化。喉痹方，以白梅入蜒蚰令化，噙梅于口内。治风热喉痹，先以千缗汤，后以四物汤加黄柏、知母，养阴则火降。又方，以猪牙皂角末、霜梅为丸，噙化。又方，茜草一两，作一服，降血中之火。又方，焰硝半钱，枯矾一钱，硼砂一钱，共为细末，用杜牛膝捣汁，调下。

润喉散　治气郁夜热，咽干哽塞。

桔梗二钱半　粉草一钱　紫河车四钱　香附子三钱　百药煎一钱半

上为细末，敷口内。

咽喉生疮损了，不用生姜折辣痛，又能散不收。

咽痛必用荆芥，阴火炎者必用玄参。咽痛，硼砂或和胆矾、僵蚕、白矾为末，霜梅捣和，噙之。治一切咽喉痛，用倒摘刺根，净洗，入些少好醋同研，滴入喉中、耳中，痒即愈。

咽喉生疮并痛，属热，多是虚火游行无制，客于咽喉。实火，用人参、黄柏蜜炙、荆芥；虚火，用人参、竹沥。热用黄连、荆芥、薄荷、硝石，以蜜调噙。血虚者，以四物汤加竹沥。

治喉痹，或有鼻中垂血丝，结成小血珠垂在咽喉中，用杜牛膝，即鼓槌草直而独条者，捣碎，用好米醋些少和研，取汁三五滴滴入鼻中，即破。

一人体肥，膏粱饮酒，常劳倦发咽痛，鼻塞痰嗽，凉膈散加桔梗、荆芥、南星、枳实。

杜清碧通神散，治喉痹，吐出风痰甚效。方见风条下。

喉风吐剂，僵蚕、牙皂、白矾为末，黄齑汁调灌，探吐。

针法　以三棱针于少商穴刺之，出血立愈。

口疮第九十六

服凉药不愈者，此中焦气不足，虚火泛上无制，理中汤，甚者加附。

实热口生疮，凉膈散、甘桔汤、赴筵散。

口糜烂，野蔷薇根煎汤漱之。

酒色过度，劳倦不睡，舌上光滑而无皮者，或因忧思损伤中气，不得睡卧，劳倦者，理中汤加附子，冷饮之。

口疮，若因中焦土虚且不能食，相火冲上无所阻碍，用理中汤者，参、术、甘草以补土之虚，干姜以散火之熛，甚者加附子。又方，黄连、青黛、黄柏为末，噙。

治满口白烂，荜茇一两，厚黄柏一两，火炙。上为末，用米醋煎，数沸后，调上药，漱。再时，用白汤漱口即愈，重者二次。

一人唇上生疮，以白荷花瓣贴之。

治重舌，用好胆矾研细，贴之。

天疱疮第九十七

用通圣散及蚯蚓泥，略炒，蜜调，敷患处为妙。若从肚腹上起者，里热发外，还服通圣散。

齿痛第九十八

牙痛，用南星为末，霜梅盦过，取其引涎，以荆芥、薄荷散风热，青盐入肾入骨，常擦噙之。

蛀牙，以芦荟、白胶香，为末，塞孔中。

阳明风热牙痛，大黄、香附各烧灰存性，等分，入青盐少许，上为细末，无时擦之。

牙齿疏阔，用白羊胫骨烧灰存性一两，升麻一钱，黄连半钱，为末擦之。

口噤牙关不开，霜梅蘸白矾、僵蚕末，一擦便开。

寒热肿牙痛，调胃承气汤加黄连。

虫蛀牙，用蟾酥。

牙痛，用梧桐律，少加麝香，擦之。牙大痛，必用胡椒、荜茇，能散其中浮热，监以升麻、寒水石，佐以辛凉薄荷、荆芥、细辛之类制之。又方，用凉药使痛不开，宜从治，荜茇、川椒、薄荷、荆芥、细辛、樟脑、青盐。牙痛甚者，防风、羌活、青盐入内，细辛、荜茇、川椒定痛。又方，蒲公英烧灰、香附、白芷、青盐。

阴虚牙出鲜血，气郁，以四物汤加牛膝、香附、生甘草节、侧柏叶。

牙肿痛，升麻、白芷、防风、荆芥、薄荷、甘草、桔梗之类。

上牙痛，灸三里穴；下牙痛，灸三间穴。

虫蛀牙，用巴豆熏之。否，用玉线子、绿豆粉半两，人言一钱，麝香半钱。

固齿方

羊胫骨烧灰存性，二钱　当归二钱　白芷　猪牙皂角　青盐以上一钱

上为末，擦之。

脱肛第九十九

气热、气虚、血热、血虚。

气热者，黄芩条子者六两，升麻一两。为末，曲丸。气虚者，补气，用人参、黄芪、川芎、当归、升麻之类。血虚，四物汤。血热者，凉血，以四物汤加炒黄柏。一方治脱肛，用五倍为末，托而上之。一次未收，至五七次必收，乃止。

瘿气第一百

先须断厚味，用海藻一两二钱，黄连一两。上为末，以少许置掌中，时时舐之，津液咽下，如消三分之二，须止后服。

吐虫第一百一

用黑锡炒成灰，槟榔末同和，米饮下。

肺痈第一百二

已破，入风者，不可治。搜风汤吐之，出《医垒元戎》。本方止有搜脓汤方。收敛疮口，同合欢皮并饮白蔹浓汤。

肺痿者,服人参平肺散。治肺痿,专在养肺、养气、养血、清金。

尝治一妇人,年二十余,胸膺间溃一窍,于口中所咳脓血与窍相应而出,以人参、黄芪、当归补气血剂,加退热排脓等药。

肠痈第一百三

作湿热食积治。大肠有痰积、死血流注,用桃仁承气汤加连翘,秦艽。

近肛门破者,入风难治,用防风之类主之。

乳痈第一百四

入方,青皮、瓜蒌、橘叶、连翘、桃仁留尖、皂角刺、甘草节破,多参、芪。乳栗破,少有生者,必大补。人参、黄芪、川芎、当归、青皮、白术、连翘、白芍药、甘草。一方有瓜蒌。乳岩未破,加柴胡、台芎。

治乳有小核,南星、贝母、甘草节、瓜蒌以上一两,连翘、青皮以上五钱。

乳痈奶劳焮肿,煅石膏、烧桦皮、瓜蒌子、甘草节、青皮。

治吹奶,金银花、天荞麦,紫葛藤各等分,上以醋煎洗,或以金银花一味亦可。

乳痈,用生地黄汁敷,热即易之,无不效。又方,老瓜蒌一个,捣,酒一斗,煮四升,日三服。

又方,诗曰:女人吹奶是如何?皂角烧灰蛤粉和。热酒将灰调一字,须臾拍手笑呵呵。又方,益母草捣,盦之,或干末,水调涂。又方,浓磨鹿角汁涂之。又方,瓜蒌子炒为末,临睡酒服二钱。

乳头破裂,丁香末敷,如燥,以津调。

妇人产后，患乳痈，白芷、当归须、连翘、赤芍药、荆芥穗、青皮各五分，贝母、天花粉、桔梗各一钱，瓜蒌半个，甘草节一钱半。上水煎，半饥半饱服，细细呷之。有热，加柴胡、黄芩。忌酒肉椒料。敷药，用南星、寒水石、皂角、贝母、白芷、草乌、大黄为末，醋调涂。

乳房，阳明所经。乳头，厥阴所属。乳子之母，或厚味，或忿怒，以致气不流行，而窍不得通，汁不得出，阳明之血，热而化脓。亦有儿之口气焮热，吹而结核。于初起时，便须忍痛揉令软，气通自可消散。失此不治，必成痈疖。若疏厥阴之滞，以青皮；清阳明之热，以石膏；行去污血，以生甘草节；消肿毒，以瓜蒌子，或加青橘叶、没药、皂角刺、金银花、当归头，或散，或汤加减，佐以少酒，仍加艾火三二壮于肿处，甚效。勿妄用针刀，引惹拙病。又有积忧结成瘾核，有如鳖棋子，不痛不痒，十数年方为疮陷，名曰奶岩，以其凹似岩穴也，不可治矣。若于始生时，便消释病根，使心清神安，施以治法，亦有可安之理。予侄妇，年十八时得此证，性急、脉实。所难者，后故耳，遂以青皮单煮汤与之，间以加减四物汤，两月而安。

骑马痈第一百五

用大粉草带节四两，长流水一碗，以甘草炙，淬浸水尽，为末，皂角灰少许，作四服，汤调，顿服，大效。又方，甘草节、白芷、黄连各等分，㕮咀，水煎。破者，龙骨、枯白矾、赤石脂，敷。

一人上嗽，下肾痈破，玄参、黄柏炒、青黛、犀角、山楂、甘草节、神曲、麦蘖、桃仁、连翘。上末之，作丸。

治便毒方，山栀、大黄、乳香、没药、当归各五分，瓜蒌仁二钱，代赭石一钱。上作一服，煎。又方，木鳖子、大黄、瓜蒌仁、草龙胆、桃仁，上浓煎，露一宿，清早顿温服。又方，白僵蚕，槐花，共为末，酒调服之。一方加酒大黄。又方，蠡实根三寸，同生姜等分，研细，热汤调，空心服，又方，大黄、牡蛎各二钱半，瓜蒌一个去皮，甘草一钱。上剉，作一帖，水煎，空心服。

附骨痈第一百六

热在血分之极，初觉时，先以青皮、甘草节，后当养血。初腿肿，以人参、黄芪、茯苓各二钱，瓜蒌仁四十八粒，作二帖，入竹沥热饮之。环跳穴痛不已，防生附骨痈。详见《医要》。

肿毒第一百七

铁圈散　治痈疽肿毒。

乳香　没药各半两　大黄　黄连　黄柏　南星　半夏　防风　羌活　皂角　甘草节　草乌　阿胶另入，以上各一两

上末之，醋调成膏，沙石器火熬黑色，鹅翎敷之患处。寒者热用，热者寒用。

疔疮根深，须用针刀镟破头上，以蟾酥敷之，后用药饵。野菊为末，酒调，饮醉睡觉，即痛定热除，不必去疔，自愈也。

隔皮取脓法　治诸般肿毒。

驴蹄炒，一两，细切　荞麦面炒，一两　白盐半两　草乌四钱，去皮

上为末，水调，捏作饼子，慢火炙微黄色，出火毒，研末，醋调成膏，用白纸摊贴患处，水自毛窍而出，其肿自退。

治天蛇头，用野紫苏即黄丝草、金银花藤即羊儿藤、五叶紫葛藤、天荞麦，切细，十分好米醋浓煎，先熏后洗。又方，用人粪杂黄泥捣

之,裹在患处,即安。

治天火丹,用曲蟮泥炒,研细,香油调敷。又方,雉鸡毛及鹅毛烧灰,香油调敷皆可。治一切疔疮,紫梗菊,根、茎、叶、花,皆可,研碎取汁,滴口中饮之。

白蜡,禀收敛已见《医要》。治痈疽,以露蜂房一层,入白矾在内,安石上,以火溶,飞过,为末,油调敷之。

一方,粪浸甘草,大治肿毒,其详在冬温条下。

凡治痈疽,当分经络,六阳经、六阴经,有多气少血,有多血少气,不可一概论也。少阳多气少血,肌肉难长,理宜预防,驱毒利药亦难,轻用。

予之从叔,多虑神劳,年近五十,左膊外侧红肿如栗。予曰:勿轻视。且先与人参浓汤,得微汗,乃佳。与数十帖而止。旬余,值大风拔木,疮上起一红线,绕背抵右肋,予曰:必大料人参汤加芎术补剂。与之,两月而安。

李兄子,年三十,连得忧患,且好色,又有劳,左腿外侧廉一红肿如栗,一医与承气汤两帖下之矣,又一医教以解毒汤下之,予乃视之曰:脉大实。后果死。

臀居小腹之后,又在下,此阴中之至阴,其道远,其位僻,虽太阳多血,然气难久远,血亦罕到。中年后生者,须预补之。若无积补之功,其祸多在疮成痂之后,或半年间乃病,粗工不察,或致失手。慎之!戒之!

治痈肿当分肿疡而施治,不可遽以五香、连翘汤等用之。未溃之前,托里带散;已溃之后,补气补血。用手按肿上,热则有脓,不热则无脓。

结核第一百八

治大人、小儿，或在项上，或在颈，在胫，在身，在臂。如肿毒者，多在皮里膜外，多是痰注，作核不散，问其平日好食何物，吐下后，用药散结。在头项，僵蚕炒、大黄酒浸、青黛、胆星，为末，蜜丸，噙化。在颏颊下生痰核，二陈汤加连翘、防风、川芎、皂角刺、酒芩、苍术、僵蚕。

一妇人，年四十余，面白形瘦，性急，因有大不如意，三月后房下胁骨作一块，渐渐长掩心，微痛膈闷，饮食减四分之三，每早觉口苦，两手脉微而短涩。详见四卷血气为病条。

瘰疬第一百九

气血痰热，用椹子。黑熟者，捣烂熬膏，汤调服。红者，晒干为末服，亦效。又方，用大田螺，连肉烧灰存性，为末，入麝香少许，湿则干糁，干则油调敷。又方，用夏枯草，大能散结气，而有补养厥阴血脉之功，能退寒热。虚者，尽可倚仗；若实者，以行散之药辅佐之，外施艾灸，亦渐取效。

破伤风第一百十

破伤风，血凝心，针入肉游走，三证如神方，鸦翎烧灰一钱，研细酒服。防风、全蝎之类，皆是要药。破伤风多死，非全蝎不开，用十个末之，酒下，日三次。

破伤风发热。

瓜蒌仁九钱　滑石一钱半　南星　苍术　炒柏　赤芍药　陈皮

以上各一钱　黄连　黄芩　白芷以上五钱　生甘草些少

上㕮咀，生姜三片，煎服。

臁疮第一百十一

膏药方　乳、没、水银、当归各五钱，川芎、贝母各一两，黄丹二两半，麻油六两。上㕮咀，除黄丹、水银外，先将余药用麻油熬黑色，去渣，下黄丹、水银，又煎黑色，用桃、柳枝搅成膏。又方，用生龙骨、血竭、赤石脂，三味共一两，血余如指大，黄蜡一两，白胶香一两，香油量用。上先以香油煎三五沸，去血余，入黄蜡、白胶香，却入龙骨、血竭、赤石脂，搅匀，安在水盆内，候冷取起，以磁器盛之。每遇一疮，捻一薄片贴疮口，以竹箬贴在外，三日后翻过再贴，仍服活血药。又方，用沙糖水煮冬青叶三五沸，捞起，石压干，将叶贴在疮上，日换二遍。又方，以头垢烧灰，和枣肉捣作膏，先以葱椒汤洗净，以轻粉糁上，却用前药膏，以雨伞纸作膏贴之。又方，蛤粉、腊茶、苦参、青黛、密陀僧。上先以河水洗净疮，却以腊月猪脂调敷。又方，地骨皮一两，甘草节半两，白蜡半两。上以香油四两，入地骨皮、甘草，文武火熬熟，去渣，入黄丹一两半，并白蜡，紧火熬黑，白纸摊贴。又方，用冬青叶醋煮过，贴之。

妇人脚胫臁疮，多主血凝，服《局方》中补损黄芪丸。臁疮方，轻粉、定粉、瓦粉、玄明粉，上等分，为末，无根水调涂碗底，以北熟之艾五两熏之，艾尽为度。上为细末，用羯羊脚筒骨髓调涂油纸上，葱椒汤洗过，贴之，绯帛缠定。又方，黄连一两，切，水二盏，煎一盏，去渣，用油纸一张入内，煮干，取出以黄蜡磨刷过，缚疮上。

攧扑损疮第一百十二

姜汁、香油各四两，入酒调服。用苏木以活血，黄连以降火，白术以和中，童便，煎服，妙。在下者，可下。但先须补托，后下瘀血。在上者，宜饮韭汁或和溺吃，切不可饮冷水，血见水寒则凝，但一丝血入心即死。

接骨散

没药五钱　自然铜五两，醋淬　滑石二两　龙骨三钱　赤石脂三钱　麝香一字另

上为末，好醋没头，煮多为上，俟干就炒，燥为度，临卧时入麝香在内，抄放舌上，温酒下，病分上下，分食前后。若骨已接尚痛，去龙骨、赤石脂，而服多尽好，极效。

又方，冬瓜皮、阿胶等分，炒干，为末，以酒调服，醉为度。

治攧伤骨折入血黯者，滑石六分，甘草一分，为末，人参汤调饮之。次用生姜自然汁一盏，好米醋一盏，用独子肥皂四个，敲破，挼于姜汁、米醋之中，以纱滤去柤，煎成膏药贴之，遍身者亦可。

杖疮第一百十三

黄柏、生地黄、紫荆皮，皆要药也。治血热作痛，凉血去瘀血为先，鸡鸣散之类，生地黄、黄柏为末，童便调敷，或加韭汁。不破者，以韭菜、葱头捣碎，炒，热贴，冷则易之。

膏药，用紫荆皮、乳香、没药、生地黄、黄柏、大黄之类。又方，以木耳盛于木杓内，沸汤浸烂，搅，水干，于沙盆擂细，敷疮上。又方，以生苎麻根嫩者，不拘多少，洗净同盐擂，敷疮上，神效。伤重者，多用

盐。又方,以大黄、黄柏为末,生地黄汁调敷,干再敷上,甚妙。

短朵第一百十四

海金沙、滑石、甘草,粥丸服。别用煎药,就吞绛宫丸五十粒。此与治瘰疬法同。

绛宫丸方

连翘一两　川芎一两　当归一两,酒洗　麦芽　山楂各一两　桃仁一两　芦荟一两　甘草节一两　芸苔子一两　黄连一两半,酒洗　南星一两半　片芩一两半　升麻一两半　海藻一两半,酒洗　羌活五钱　桔梗五钱　防风半两　白术二两　大黄一两,酒蒸三次

上为末,曲糊丸。已破者,加人参一两。膏药用甘草节、僵蚕煎。

冻疮第一百十五

用煎熟桐油,调密陀僧末敷之。

下疳疮第一百十六

用蛤粉、腊茶、苦参、青黛、密陀僧。上先以河水洗疮净,却以腊月猪脂调敷。又方,用头发以盐水洗去油,再用汤洗,晒干烧灰,先以清水泔洗净疮,却用发灰研细,敷上,即时结靥。

一人旧患下疳疮,夏初患自利,膈微闷,得治中汤,遂昏闷若死,两脉皆涩重略弦似数,此下疳之重者,与当归龙荟丸五帖,利减,又与小柴胡去半夏,加黄连、芍药、川芎,煎,五六帖而安。

汤火疮第一百十七

用腊月猪脂涂黄柏,炙干为末,敷之。又方,用虎杖为末,水调

敷。又方,柿漆水,鹅翎蘸扫数次。

金疮第一百十八

治金疮并治狗咬方,五月五日午时,用石灰一斤,韭一斤,同捣细研作汁,和成饼,为末,敷之。又方,治金疮,五倍子、紫苏各等分为末,敷之。又方,白胶香三钱,龙骨一钱,为末,敷之。又方,五倍子、灯心草各烧灰成性,等分,为末,敷之。一方,用大粉草剉碎,入青竹中,浸粪缸内,干末敷之。其详在冬温条下。

疯狗咬第一百十九

治疯狗咬,取小儿头发,炒新香附、野菊,碾细,酒调服尽,醉而止。

狗咬方,用紫苏口嚼碎,涂之。又方,用烰炭打碎,为末,敷之。

疮癣第一百二十

治癣疮方,用轻粉、雄黄、蛇床子、川槿皮,共为末,将癣刮破,醋磨,羊蹄根汁调涂。治癣疮方,用芦荟、大黄,为末,敷之。又方,用羊蹄、秃菜根,好醋磨敷。又方,用巴豆、蓖麻子皆去壳,各十四个,斑蝥七个,以香油二两,熬黑色,去渣,入芦荟末三钱,白蜡五钱,慢火再熬成膏,瓷器收贮。用时将癣微刮破,然后涂药,过夜略肿则愈。

治大人、小儿疥疮,猪牙皂角去皮、白矾枯过、轻粉、胡椒各少许,共为末,加樟脑烛油同捣匀,临晚搽擦。若是樱桃疮、脓窠疮,去胡椒。

疮有三种:脓疱疮,治热为主。

黄芩　黄连　大黄　寒水石　蛇床各三钱　硫黄　黄丹各五分　枯矾一钱　无名异　白芷各七分　槟榔一个　轻粉一钱二分　木香如痛用少许

上末，香油调敷。

砂疮，杀虫为主。

芜荑二钱　剪草一钱　蛇床子二钱　白矾一钱　枯矾一钱　吴茱萸一钱　苍术半两　厚朴皮五分　雄黄五分　寒水石二钱　黄柏一钱　轻粉十盏

上为末，油调搽。

癞疥疮，春天发焦疥，开郁为主，宜抓破敷。

白矾二钱　吴茱萸二钱　樟脑五分　轻粉十盏　寒水石三钱五分　蛇床子三钱　黄柏一钱　大黄一钱　硫黄一钱　槟榔一个

上为末，油调搽敷。

疥疮。

芜荑半两　管仲一两　枯白矾五钱　软石膏五钱　大黄五钱　硫黄二钱半　雄黄二钱半　樟脑半两，另入

上末之，香油调敷，须先洗疮去痂，敷之。

疮药，脓窠，治热燥湿为主，用无名异；干痒，开郁为主，用吴茱萸。虫疮如癣状，退热杀虫为主，用芜荑、黑狗脊杀虫。白矾除痒，樟脑透肉一分、雄黄、硫黄、水银三味杀虫。松香头上多加，大黄、方解石一分、黄连、蛇床，定痒杀虫。松皮灰，脓肿湿多加；肿多加白芷开郁；痛多加白芷、方解石；虫多加藜芦、斑蝥；痒多加飞矾；湿多加香油调；阴囊疮多加茱萸；干疥出血多加大黄、黄连，猪脂调；虫多随意加锡灰、芜荑、槟榔杀虫；红色加黄丹；青色加青黛。疮在

上，多服通神散；疮在下，多在脏，须用下；脚肿，用血分湿热药。

治湿多疮药。

牡蛎二两　蛇床一两　白芷一两　川椒三钱　寒水石五钱　轻粉二十盏　雄黄五钱　吴茱萸二钱半

上为细末，香油调敷。

贴人身灸疮不收口膏药，黄连、甘草节、白芷、丹油。

疥药　蛇床一两　硫黄一钱半　轻粉二十帖　青矾一钱半　明矾一钱　黄丹一钱半　五倍一钱半，略炒黄色

上为细末，香油调敷，忌见灯火，大效。

疥疮药　用硫黄、肉豆蔻，为末，香油调敷。

治马鞍上打破成疮，鸡卵清摊作膏药，贴之，令其愈后自脱。

治癣方　川槿皮、槟榔，先抓破，用好醋磨涂。

又方，治肾囊湿痒，用密陀僧、干姜、滑石，为末，糁上。

又方，先以吴茱萸煎汤洗，次用后药。

茱萸五钱　寒水石三钱　黄柏一钱半　大黄二钱半　樟脑三钱　蛇床子三钱　轻粉一盏　枯矾三钱　硫黄二钱　槟榔三钱　白芷三钱

上为末，敷之。

治头疮方　猪油二钱半，半生半熟　雄黄二钱半，水银二钱半

上研和匀，敷疮上。

又方　川芎　酒芩各五钱　芍药五钱，酒　陈皮五钱　白术五钱，酒　当归一两半，酒　天麻七钱半，酒　苍耳七钱半　黄柏四钱，酒　粉草四钱，酒　防风三钱

上末之，水荡起煎服，日四五次服之，服了睡片时。

蛊毒第一百二十一

治九里蜂毒，即瓠蜂是也。用皂荚钻孔，贴在蜂叮处，就皂荚孔上，用艾灸三壮，即安。

治蜈蚣咬，用全蝎，灸如九里蜂法。

治一切蛇，用金线重楼，以水磨少许，敷咬处，又为细末，酒调饮之。又方，用乌桕树叶、鱼腥草、地菘即皱面草、草决明，但得一件，细研，敷咬处，亦佳。

治蜈蚣毒，嚼人参涂之。又方，蜘蛛，按伤处，效，急将蜘蛛投水中，以活其命。

中毒第一百二十二

解蕈毒，用木香与青皮等分，作汤饮之。

解众药毒，用五倍子二两重，研细，以无灰酒温调，服之，如毒在上即吐，在下即泻。

食毒马、牛肉，用大甘草四两研末，以无灰酒调服尽，病人须臾大吐大泻，如渴，不可饮水，饮水必死。

又方，治蕈毒，石首鱼头，服之，即白鲞头也。

胡气第一百二十三

治胡气方，硇砂、密陀僧、明矾、铜青、白附、辰砂，上先以皂角汤洗二三次，后敷上，不过三次全好。又方，于前药中加黄丹、水银，用白梅肉蘸末擦之。又方，飞黄丹、密陀僧、枯白矾，以蒸饼蘸末擦之。

卷七　妇人科

经病第一

经水，阴血也。阴必从阳，故其色红，禀火色也。上应于月，其行有常，名之曰经。为气之配，因气而行。成块者，气之凝；将行而痛者，气之滞；来后作痛者，气血俱虚；淡色者，亦虚，血少而有水，以混之也；错经妄行者，气之乱；紫者，气之热；黑者，热之甚也。今见紫黑作痛者、成块者，率指为风冷所乘，而行温热之剂，误矣。设或有之，亦千百中之一二耳。经水黑者，水之色。紫者，黑之渐，由热甚，必兼水化。此亢则害，承乃制也。经候将来而作痛者，血实也，一云气滞，用桃仁、香附、黄连之类。未及期而作痛者，亦气滞也。过而作痛者，虚中有热也。四物加芩、连。一云气血虚也，八物汤加减。过期而作痛者，亦虚而有热也。不及期而来者，血热也，一云气血俱虚，四物加芩、连之类，肥人兼痰治。过期者，血少也，芎、归、参、术及痰药。经不调而血水淡白者，宜补气血，参、术、芎、归、黄芪、香附、芍药，腰痛加胶珠、艾叶、玄胡索。经水过期，紫黑有块者，血热也，必作痛，四物加香附、黄连之类。经水过期，淡色者，痰多也，用二陈汤加川芎、当归。经水紫色成块者，热甚也，四物汤加黄连之类。经事过期不行，杜牛膝捣汁大半钟，以玄胡索末一钱，香附末、枳壳末各半钱，调，早服。临经之时肚痛，用抑气散，其方以四物汤加陈皮、玄胡索、牡丹皮、甘草。如痛甚者，豆淋酒。痛少,童便煮莎,入炒条芩,为丸子服。经水黑色,口渴倦怠,形短色黑,脉不匀似数,用炒黄芩三钱,甘草二钱,赤芍药、香附各五钱,作丸服。又方,伏龙肝、百草霜,末之糊为丸。有痰多占住血海地位,因而下多者,目必渐昏,肥人如此,用南星、香附、川芎、苍术、作丸服。肥人不及日数而多者,痰多血虚有热,南星、白术、苍术、黄连、香附、川芎,末之,为丸。血枯经闭者,四物汤加桃仁、红花。肥人身躯脂满,经闭者,导痰汤加川芎、黄连,不可用地黄,泥膈故也,如用,以生姜汁炒之。

交加地黄丸 治妇人经水不调,血块气痞,肚腹疼痛。

生地黄一斤 老生姜一斤 玄胡索 当归 川芎 白芍药各二两 没药 木香各一两 桃仁去皮尖 人参各一两半 香附子半斤

上为末,先以姜汁浸地黄,姜渣以地黄汁浸,各以汁尽为度。上十一味作一处,日干,为细末,醋糊为丸,空心,姜汤下。

月水不通,厚朴三两,水三升,煎一升,分三服,空心服。经水不通,皆因寒搏于内,四物汤加蓬术制、干姜各一块,生姜三片,煎服。室女去干姜。

经候多如崩者,四物汤一帖,香附末三钱,炮干姜一块,甘草少许,粟米百余粒,煎,分二服,空心服。

经候行先腹痛,《局方》七气汤送来复丹半帖。

经水去多不能住者,以三补丸加莎根、龟板、金毛狗脊。经水过多,黄芩炒、白芍药炒、龟板炙各一两,黄柏炒三钱,椿皮七钱半,香附二钱半,上末之,酒糊丸。

经血逆行,或血腥,或唾血,或吐血,用韭菜汁服,立效。

一人积痰伤经不行,夜则妄语,以瓜蒌子一钱,黄连半钱,吴茱萸十粒，桃仁五个，红曲些少，砂仁三钱，山楂一钱。上末之，以生姜汁炊饼丸。

一人阴虚，经脉久不通，小便短涩，身体疼痛，以四物汤加苍术、牛膝、陈皮、生甘草。又，用苍莎丸加苍耳、酒芍，为丸，煎前药吞之。

因热经候先行，于常时用四物汤加芩、连、香附。

经行之先作痛者，小乌沉汤加枳壳、青皮、黄芩、川芎。气实者用之，上煎，空心服。

胎孕第二

一妇人但有孕，至三个月左右必堕，其脉左手大而无力，重则涩，知其血少也。以其妙年，只补中气，使血自荣。时初夏，教以浓煎白术汤，下黄芩末一钱，与数十帖，得保全而生。因思之，堕于内热而虚者，于理为多，曰热曰虚，当分轻重。盖孕至三月上，属相火，所以易堕，不然，何以黄芩、熟艾、阿胶等为安胎药耶？

妇人经候三月，验胎法：川芎生末，空心，浓汤调下一匙，腹中微动，是有胎。

产前，当清热养血。产妇胎前八、九个月，因火动胎，逆上作喘者，急可用条芩、香附之类为末，调下。将条芩更于水中，取沉重者用。

固胎　地黄半钱　当归身尾　人参　白芍药　陈皮以上各一钱　白术一钱半　黄芩　川芎各半钱　黄连　炒柏各少许　甘草三分　桑上羊儿藤七叶，圆者，即金银藤　糯米十四粒

上㕮咀，煎服。血虚不安者，用阿胶；痛者，用缩砂。

束胎丸 第八九个月服之。

黄芩夏一两,春秋七钱,冬半两,酒炒 陈皮一两 白术二两,忌火 茯苓七钱半,忌火

上为末,粥丸。

束胎饮

大腹皮三钱 人参半钱 陈皮半钱 白术一两 白芍药一钱 紫苏茎叶一钱 炙甘草三分 当归身尾一钱 或加枳壳、缩砂仁

上作一帖,入青葱五叶,黄杨树叶梢七个,煎,食前服。于第八九个月服十数帖,甚得力。或夏加黄连,冬不必加,春加川芎,或有别证,以意消息之。

第九个月服:

黄芩一两,怯弱人不宜凉药,减半用 枳壳炒,七钱半 白术一两 滑石七钱半。临月十日前小便少时,加此一味

上为末,粥丸,桐子大,每服三十丸,空心热汤下,不可多服,恐损元气。中加炙甘草二分,煎,食前服,亦名束胎饮。

达生散 九个月服起亦不妨,服三五十帖,腹不痛而易产。

黄芩 人参 白术 滑石 枳壳 黄杨头 香附米 陈皮 甘草 大腹皮 紫苏 白芍药

春加川芎,气虚倍参、术,气实倍香附、陈皮,血虚倍当归、地黄,形实倍紫苏,性急倍黄连,热多倍黄芩,湿痰倍滑石、加半夏,食积倍加山楂,食后易饥倍黄杨头,有热加芩,夏亦加之,有痰加半夏,腹痛加木香、官桂、盐以黄芩,冬月不用芩。

安胎丸 白术、黄芩、炒曲,用粥丸。

黄芩安胎,乃上中二焦药,能降火下行也。缩砂安胎,治痛行

气故也。产前安胎，白术、黄芩，妙药也。茺蔚子活血行气，有补阴之妙，故名曰益母草，胎前无滞，产后无虚，以其行气中有补也。

妊娠四五月，忽腹绞痛，大枣十四个，烧焦为末，童便调下。胎动不安，或但腰痛，或胎转抢心，或下血不止，艾叶鸡子大、酒四升，煮二升，分二服，大妙。

胎动腹痛，子死不知，服此药，活则安，死则下。当归四两，川芎九两，酒四升，煮三升，服之。

胎气不和，上凑心腹，胀满疼痛，谓之子悬。又治临产惊恐气结、连日不下。一方紫苏饮，用紫苏连茎一两，当归七钱，人参、川芎、白芍药、陈皮各半两，甘草三钱，大腹皮半两，姜四片，葱七寸。煎，空心服。

妊娠冲动，胎不安，缩砂不以多少，慢火炒熟去皮，为末，热酒调下，觉腹中胎动处极热，即胎安，神效。

胎死腹中，其母气绝，水银三两，服之。又，益母草汁服之立下。倒产，子死腹中，当归末，酒调服。子死腹中，母欲气绝，以伏龙肝为末，水调服，又方，朱砂一两，水煎数沸，为末，酒调服，立效。

日月未满欲产，捣菖蒲汁二升，灌喉中。

妊娠，从脚连腹肿满，小便不利，微渴，猪苓五两为末，熟水服方寸匕，日三服。妊娠咳嗽，贝母炒为末，砂糖和末丸，夜含化，妙。

妊娠伤食，难为用药，惟木香丸、白术散稳当，须忌口。

经聚而孕成者，恐有胎气不安，或腹微痛，或腰间作痛，或饮食不甘美，以安胎饮疗之。

白术一钱　人参半钱　当归一钱　白芍药一钱　熟地黄一钱　川芎五分　陈皮五分　甘草三分　缩砂二分　紫苏三分　条芩五分

上作一帖，姜一片，水煎，食前服。此药五七个月后，常服数帖，可保全产妇始终；七八个月服此药，或加大腹皮、黄杨头七枚，尤妙。

坐褥之月，全身当归一钱，川芎一钱，白芷五分，条芩一钱，陈皮一钱，香附一钱，甘草三分。上煎汤，调益元散一钱，体虚人加人参一钱。

子悬，腹胀及肚痛、胎痛，护胎，紫苏饮。

子肿，湿多，山栀炒，一合，米汤吞下。《三因方》中有鲤鱼汤治妊娠腹大，间有水气者。白术五两，白芍药、当归各三两，茯苓四两。上剉，以鲤鱼一尾，修事如食法，煮取汁，去鱼不用，每服四钱，入鱼汁一盏，生姜七片，陈皮少许，煎服。

初觉有妊，雄黄一两，缝绛囊带之，转女为男。又方，始以弓弩弦缚腰间，满二月解却，转女为男，秘法不传。

胎漏属气虚、血虚、血热。

妊娠安胎，大麦蘖二两，水一盏半，煎一盏，温服，分三服，或用蜜调亦可。又方，四物汤加牛膝、蓬术、炮官桂、红花，等分，用水七分，煎至一半，空心服。又方，枣一个，入韶粉一指大，湿纸包，煨热，空心，无灰酒嚼下，一日三四枚，亦下死胎。

下死胎方，以佛手散煎，加麝香当门子三粒，大黄末一钱，重者加瓦上焙虻虫、水蛭末服。

子肿，鲤鱼汤加参、术、五苓散。

恶阻，从痰治，多用二陈汤入白术末，水丸，随所好汤水下。又方，香附子二钱，砂仁、茯苓、甘草各一钱，喜辛，加丁香，为末，干服。怀孕爱物，乃一脏之虚。假如肝脏虚，其肝止能养胎，无余用也，不能荣肝，肝虚故爱酸物。

胎热，将临月，以三补丸加香附炒、白芍药，炊饼丸。又，抑热，以三补丸用地黄膏为丸。

有孕八九月，必须顺气，枳壳、紫苏茎。

一妇人年近三十，怀孕两月，病呕吐，头眩目晕，不可禁持，以参、术、芎、陈皮、茯苓之药，五七日愈沉重，脉弦，左为甚，而且弱。此是恶阻病，因怒气所激，肝气既逆，又挟胎气，参术之补，大非所宜。只以茯苓汤下抑青丸二十四粒，五帖稍安。其脉略有数状，口干苦，稍食少粥则口酸，盖因膈间滞气未尽行，教以川芎、陈皮、山栀、生姜、茯苓，煎汤下抑青丸五十粒，十余帖，余证皆平，食及常时之半，食后觉易饥。盖由肝热未平，则以白汤下抑青丸二十粒，至二十日而安。脉之两手虽平和而左弱甚，此胎必堕，此时肝气既平，参术可用矣。遂以始之参术等兼补之，预防堕胎以后之虚，服之一月，其胎自堕，却得平稳无事。

一妇人形瘦性急，体本无热，怀孕三月，当盛夏，渴思水，因与四物汤加黄芩、陈皮、生甘草、木通，数帖而安。其后得子，二岁，顿有痎疟，盖孕中药少，胎毒未消，若生疮疥，其病自痊已而验。

黄芩乃安胎之圣药也，俗人不知，以为寒而不敢用，谓温药可养胎，殊不知以为产前当清热，清热则血循经不妄行，故能养胎。

产前用四物汤，若血虚瘦弱之人勿用，芍药能伐肝故也。如壮盛者，亦可用之。

产难，气血虚故也。《格致余论》甚详，《大全良方》有药可选用之。产难之由，有八九个月内不谨者，亦有气滞而不能转运者。

产妇产毕，须令有力妇人坐于床上，令产妇靠定，坐三两时，待恶露尽，方可睡下。不然，恶血入心，即死矣。又，灸法治妇产难，于妇人右脚小指尖头上,用熟艾炷如小麦,灸五壮,即下。

催生方,用白芷、百草霜、滑石,为末,芎归汤下。亦治胞衣不下,姜汁或酒调。《妇人大全良方》别有药。

易产方,用益母草,六月带根,晒干,为末,蜜丸,弹子大,临产时熟水化下,或熬成膏服之,亦妙。

催生方,白芷、百草霜,等分为末,坐褥之际,白汤调服,或与益元散同服,尤妙。又,治横生逆产,以童便滴醋调下,更以滚汤浸之,只于一服,顷刻活两人之命。又方,车前子为末,酒调二钱服。逆产,子死腹中,当归末酒调服。催生方,煎佛手散调益元散,临时服。

寸金散,治产难,败兔笔头一枚,烧灰研细,藕汁一盏调下,立产。如产妇虚弱,恐藕汁动风,即用银盏盛,于火上顿热饮。又方,用油、蜜、小便三味,打匀,下产难,或调益母草末,尤妙。产难方,缩砂醋煮,香附、枳壳、甘草、滑石,汤调服。脉细匀者,易产;浮大缓者,气散难产。生产如拖船过堰一般。又牛膝膏、地黄膏治产难。

临产下利,栀子不以多少,烧灰细末,空心热水调一匕,甚者不过五服。当产,寒月,脐下胀满,手不可犯,寒入产门故也,服仲景羊肉汤,二服愈。

催生方,将产时吞下马槟榔,须臾儿生,两手各掌一粒而出。世之难产者,往往见于郁闷安逸、富贵奉养之人,贫贱者鲜有之。

古方瘦胎饮一方,恐非至论。予族妹,苦于难产,遇胎则触去之,予甚悯焉。视其形肥而勤于女工,知其气虚,久坐不运而愈弱,儿在胞胎因母气虚不能自运耳。当补其母之气,则儿健易产。令其有孕至五六个月来告,遂于《大全良方》紫苏饮加补气药,与之十数帖,因得男甚快。因以此方,随母之性禀与时令加减服者,无不应，临褥时不觉痛，产母亦无病，因名其方曰达生散云。

产后第三

至哉坤元，万物资生，理之常也。初产之妇，好血未必亏，污血未必积，脏腑未必寒，何以药为？饮食起居，勤加调护，何病之有？或有他病，当求起病之因，病在何经。气病治气，血病治血，何《局方》不审，而海制黑神散之方哉？予每见产妇之无疾者，必教以却去黑神散，与大鸡子、火盐诸般肉食，且与白粥将理，间以些少石首鱼煮，令甘淡食之，至一月之后，方与少肉，鸡子亦须豁开煮之，大能养胃祛痰。

产后调理药

当归一钱　川芎一钱　白芷　官桂　莪术　牡丹皮俱五分　茯苓一钱　甘草三分

上煎服之。腹痛加玄胡索，发热加黄芩、柴胡，食不进加缩砂、陈皮。

清魂散　治产后血晕，苏木半两，人参一两，童便。上三味，以水酒共煎服。

产后血晕，乃虚火载血，渐渐而来，用鹿角烧灰，出火毒，研极细末，好酒调，灌下即醒，行血极快。又方，韭叶细切，盛于有嘴瓶中，以热醋沃之，急封其口，以嘴塞产妇鼻中，可愈冒眩。

产前母滞，产后母虚。产后当大补血，虽有杂证，以末治之。产后一切病，不可发表。

产后补虚　人参　白术各一钱　黄芩半钱，一本作黄芪　陈皮五分　川芎五分　炙甘草三分　当归身尾五分　有热加干姜三分，茯苓一钱。

产后消血块　滑石三钱　没药三钱　麒麟竭二钱，无麒麟竭，牡丹皮代之，用一钱。

上为末，醋糊丸。

产后恶露不下，以五灵脂为末，神曲糊丸，白术、陈皮汤下。麒麟竭、五灵脂，消产后血块极好。产后恶露不尽，小腹痛，用五灵脂、香附末，和醋为丸，甚者入桃仁不去尖。

产后腹痛发热，必有恶血，当去之。

产后发热，增损四物汤。产后七八日，因大惊恐而发热、呕逆、吐痰甚多，呕则汗出，八物汤加黄芪，小腹并痛加桂。

产后中风，切不可作风治。产后中风，用荆芥穗炒、当归等分，为末，每服二三钱，豆淋酒下，亦治血晕。

产后血迷血晕，服清魂散。泽兰叶、人参各二钱半，荆芥一两，川芎半两，甘草二钱。上末之，汤酒各半调服。产后腹痛，或自利者，服青六丸，用补脾补血药汤送下。

产后泄，用白术、川芎、茯苓、干姜、黄芩、滑石、陈皮、白芍药炒，㕮咀，煎服。

产后大发热，必用干姜，轻用茯苓，淡渗其热，一应苦寒发表之药，皆不可用。或曰：大热而用于姜，何也？曰：此热非有余之热也，乃阴虚生内热耳，故以补阴药大剂补之。而干姜能入肺利肺气，入气分引血药生血，勿独用，必与补阴药同用，此造化自然之妙，非天下之至神，其孰能与于此？产后发热恶寒者，皆血气虚，左手脉不足，补血药多于补气药；右手脉不足，补气药多于补血药。产后恶寒发热，腹痛者，当去恶血。益母草即茺蔚子，治胎前产后诸病。

产后如服四物汤，勿用白芍，以其酸寒伐生发之气也，壮盛者亦可用。

产后无乳，通草、瞿麦、桔梗、青皮、柴胡、白芷、赤芍药、天花粉、连翘、甘草，水煎，食后带饱细呷，以一手摩乳房。

产后恶寒发热，无乳者，无子当消乳。麦芽二两，炒，研末，汤调，作四帖服。

产后水肿，必用大补气血为主，少佐苍术、茯苓，使水自利。产后败血乘虚流注经络，腐坏成水，四肢面目浮肿，切不可用导水气药，先用五皮散加牡丹皮三五服，次以《局方》调经散二三十帖，效，其血自行而肿消也。

五皮散　五加皮、地骨皮、生姜皮、桑白皮、茯苓皮，加牡丹皮煎服。

调经散　当归、肉桂、琥珀各一钱，麝香、细辛各五分，没药一钱，赤芍一钱。上末五分，姜汁少许，温酒调服。

产后血不止，蒲黄三两，水三升，煎一升服。产后血晕，心闷气绝，红花一两。上研为末，分二服，酒二盏，煎一盏，并服。口噤者，斡开灌之。

产后诸风，苍耳草汁半盏，温服，牙痛亦可治。

产后遍身起粟米粒，热如火，桃仁烂研，腊月猪脂敷之。

产后血晕欲绝者，半夏末，水丸，如大豆大，入鼻孔中，即苏。

下死胎及生子后胞衣未下，麝香半钱，官桂末三钱，温酒送下，须臾如手推出。

一人小产，有形物未下，四物汤加硝。

一妇人年十八，难产，七日后产，大便泄，口渴气喘，面红有紫斑，小腹痛胀，小便不通，用牛膝、桃仁、当归、红花、木通、滑石、甘草、白术、陈皮、茯苓煎汤，调益母膏，不减，后以杜牛膝煎浓膏一碗，饮之，至一更许，大下利一桶，小便通而愈，口渴，四君子汤加当归、牛膝，调益母膏。

一妇人产后，惊忧得病，头重，心胸觉一物重坠，惊怕，身如在波浪中，恍惚不宁，用枳实、麦芽、神曲、贝母、便莎各一钱半，姜黄一钱半，半夏二钱，桃仁、牡丹皮、瓜蒌子各一钱，红花五分。上末之，姜饼丸。服后胸物消，惊恍未除。后用辰砂、郁金、黄连各三钱，当归、远志、茯神各二钱，真珠、人参、生甘草、菖蒲各一钱半，牛黄、熊胆、沉香各一钱，红花五钱，金箔一片，胆星三钱。上末之，猪心血丸，服后惊恍减。后用枳实、半夏、姜黄、山楂、神曲、麦芽、陈皮、山栀各五钱，白术一两。上末之，姜饼丸，服此助胃消食痰。后用牛黄二钱，菖蒲二钱半，朱砂、郁金各三钱，远志、琥珀各二钱半，真珠、红花、沉香各一钱，黄连、人参、胆星、当归各五钱。上末之，猪心血丸，服此镇心安神。后用干漆三钱，炒烟尽，三棱、莪术各七钱半，苍术、青皮、陈皮、针砂各一两，厚朴、当归各半两，生香附二两。上末之，炊饼丸。设此方不曾服。倒仓后，服煎药，白术四钱，陈皮、黄芩、白芍药、香附子各二钱，茯苓一钱半，当归、麦门冬、青皮各一钱，枳壳六分，沉香、生甘草各五分。上分作六帖，除胸满，清热淡渗。

治妇人儿枕痛，浓煎唐球子，入砂糖，调服，立效。

胎前产后，多是血虚。

一妇人，年近三十余，正月间新产，左腿右手发搐，气喘不得眠，口鼻面部黑气起，脉浮弦而沉涩，右手为甚。意其脾受湿证，遂问：怀胎时曾大渴思水否？彼云：胎三月时，尝喜汤茶水。遂以黄芩、荆芥、木香、滑石、白术、槟榔、陈皮、苍术、甘草、芍药，至四服后，加桃仁，又四服，腹有漉漉声，大便下者，视皆水晶块，大者如鸡子黄，小者如蝌蚪，数十枚，遂搐定喘止。遂于药中去荆芥、槟榔、滑石，加当归身、茯苓，与其调理血脉，服至十帖而安。

尝见尿胞因收生者之不谨，以致破损，而得淋沥病。徐氏妇壮年得此，因思肌骨破伤在外者且可补完，胞虽在腹，恐亦可治。诊其脉虚甚，因悟曰：难产之人，多是血虚。难产之后，气血尤虚。因用峻补之药，以术、参为君，桃仁、陈皮、黄芪、茯苓为佐，而煎以猪羊胞中汤，于极饥时与之。每剂用一两，至一月而安。恐是气血骤长，其胞可完，若稍迟缓，恐难成功。

血气为病第四

一妇人，死血、食积、痰饮成块，或在两胁间动，或作腹鸣，嘈杂眩晕，身热时发时止。方见第五卷块条下。

治妇人血海疼痛，当归一钱，甘草、木香各五钱，香附二钱，乌药一钱半，作一帖，水煎，食前服。女人血气痛，酒磨莪术服之。

一妇人血块如盘，有孕难服峻剂，香附四两醋煮，桃仁一两，去皮尖，海石醋煮二两，白术一两，神曲糊为丸。

女人血气刺心，痛不可忍，木香末，酒调服。血气入脑，头旋闷不知人，苍耳嫩心，阴干，为末，酒调服之。

一妇人腹中癥瘕作痛者，或气攻塞，用香附一两，醋煮，当归一两，白三棱一两，炮，黑三棱一两，炮，黑莪术一两，没药、乳香、川芎各五钱，昆布、海藻以上各一两，炒，槟榔五钱，青皮一两，去瓤，干漆五钱，炒尽烟，木香、沉香、缩砂各五钱。上为末，米醋打糊为丸，如桐子大，每服六七十丸，空心，白汤、盐汤随下。忌生冷油腻。

治血气腰腹痛，当归、玄胡等分，为粗末，每服三钱，姜三片，煎服。

治一切瘀血为病方，香附四两，醋煮，桃仁、瓦楞子二两，醋煮一日一夜，煅，牡丹皮、大黄酒蒸、当归、川芎、红花各五钱。上为末，炊饼丸。

月水不通，腹中撮痛，台乌二两，当归、莪术各一两，为末，空心，酒下二钱。

一妇人两月经不行，腹痛发热，行血凉血，经行病自愈，四物汤加黄芩、红花、桃仁、香附、玄胡索之类。

一妇人年四十余，面白形瘦，性急，因有大不如意，三月后乳房下肋骨作一块，渐渐长掩心，微痛，膈闷，饮食减四分之三，每早觉口苦，两手脉微短而涩。予知其月经不来矣，为之甚惧，勿与治，思至夜半，其妇尚能出外见医，梳妆言语如旧，料其尚有胃气，遂以人参、术、归、芎，佐以气药，作一大服，昼夜与四次，外以大琥珀膏贴块上，防其块长，得一月余，服补药百余帖，食及平时之半。仍用前药，又过一月，脉渐充，又与前药，吞润下丸百余粒，月经行，不及两日而止，涩脉减五分之四，时天气热，意其经行时必带紫色，仍与前药加三棱，吞润下丸，以抑青丸五十粒佐之。又经一月，忽块已消及一半，月经及期，尚欠平时半日，饮食甘美如常，但食肉不觉爽快，予令止药，且待来春木旺时，再为区处。至次年六月，忽报一夜其块又作，比旧又加指半，脉略弦，左略怯于右，至数平和，自言饱食后则块微闷，食行却自平。予意必有动心事激之，问而果然。仍以前药加炒芩、炒连，以少许木通、生姜佐之，去三棱，煎汤，吞润下丸，外以琥珀膏贴之，半月经行，气块散。此是肺金因火所烁，木稍胜土，土不能运，清浊相干，旧块轮廓尚在，皆由血气未尽复也。浊气稍留，旧块复起，补其血气，使肺不受邪，木气伏而土气正，浊气行而块散矣。

一婢，性沉多忧，年四十，经不行三月矣，小腹当中一块，渐如炊饼，脉皆涩，重稍和，块按则痛甚，试扪之高半寸，与《千金》硝石丸。至四五次，彼忽自言乳头黑且有汁，恐是孕。予曰：涩脉，无孕之理。又与两帖，脉稍大豁。予悟曰：太峻矣。令止药，以四物汤倍白术，以陈皮、炙甘草为佐，至三十帖，候脉充，再与硝石丸四五次，忽自言块消一晕，便令勿与。又半月，经行痛甚，下黑血近半升，内有如椒核者数十粒，而块消一半。又来索药，晓之曰：块已破，勿再攻，但守禁忌，次月经行，当自消尽。已而果然。

崩漏第五

气虚、血虚、血热、血崩。

东垣有治法，但不言热，其主在寒，学者宜再思之。经曰：阴虚阳搏，谓之崩。观此可知矣。急则治其标，白芷汤调百草霜，甚者，棕榈皮灰，极妙。后用四物汤加甘草、生姜调理。因劳者，用参芪带升补药；因寒者，干姜；因热者，黄芩。崩过多者，先用五灵脂末一服，当分寒热。五灵脂能行能止。

一妇血崩，用白芷、香附等分为末，作丸服。又方，用生狗头骨，烧灰存性，酒调服，或入药服之。又方，五灵脂半生半熟为末，酒调服。

气虚血虚者，皆以四物汤加参芪。

漏下乃热而虚，四物汤加黄连。

治崩漏，四物汤加香附、白芷、黄芩、阿胶、干姜。

又有血热崩者，用大剂解毒汤。

治血崩，四物汤调苍耳灰，服之。

有大惊恐而崩漏者，多因气所使而下，香附炒至黑，一钱，白芍药一钱，炒，川芎五分，熟地黄一钱，黄芪五分，白术一钱，地榆五分，蒲黄五分，炒，人参五分，升麻三分，当归一钱，煎服。甚者，调棕毛灰一钱服。

崩中，血不止，生蓟根汁服半升，定止。又方，香附炒焦黑色，为末，二两，连翘五个，烧灰为末，每服三钱，陈米汤调送《局方》震灵丹十数粒。又方，黄芩为末，烧秤捶淬酒调下。

无故尿血，龙骨末之，酒调下方寸匕。

淋涩第六

诸淋不止，小便赤涩，疼痛转胞，用酸浆草嫩者洗净，绞汁一合，酒一合，和空心服之，甚妙。

小便涩病，牛膝五两，酒三升，煮半升，去滓，作三服。亦兼治血结坚痛。

血淋，竹茹一握，煎汤，空心温服，立效。

转胞第七

过忍小便，致令转胞，滑石末，葱头汤，调下二钱。

一妇人，年四十，怀妊九个月，转胞，小便不出三日矣。下脚急肿，不堪存活，其脉悴，右涩而左稍和。盖由饱食而气伤，胎系弱不能自举，而下遂压着膀胱，转在一偏，气急为其所闭，所以窍不能出也。转胞之病，大率如此。予遂制一方，补血养气，既正胎系，自举而不坠，方有可安之理。用人参、当归身尾、白芍药、白术、带白陈皮、炙甘草、半夏、生姜，浓煎汤，与四帖，至次早天明，以四帖药滓作一服煎，强令顿饮之，探喉令吐出此药汤。小便大通黑水后，遂以此方加大腹皮、枳壳、青葱叶、缩砂仁，作二十帖与之，以防产前产后之虚，果得就蓐平安，产后亦健。

一妇人怀胎，患转胞病，两脉似涩，重则弦，左稍和，此得之忧患，涩为血少气多，弦为有饮。血少则胎弱，而不能自举；气多有饮，中焦不清而隘，则胎知所避而就下，故喜坠。以四物汤加参、术、半夏、陈皮、生甘草、生姜，煎，空心饮，随以指探喉中，出药汁，候少顷气定，又与一帖，次早亦然，至八帖，安。此法恐不中，后又治数人，亦效，未知果何如也。

带下赤白第八

主湿热，赤属血，白属气属痰。

带漏俱是胃中痰积流下渗入膀胱，宜用升举，无人知此。肥人多是湿痰，海石、半夏、南星、苍术、炒柏、川芎、椿根皮、青黛。瘦人带病少，如有带者，是热，黄柏、滑石、椿皮、川芎、海石、青黛，作丸服。又方，椒目为末，米饮调下。甚者，上必用吐，以提其气；下用二陈汤加苍术、白术，仍用瓦楞子。又云，赤白带皆属于血，但出于大肠、小肠之分。一方，黄荆子炒焦为末，米饮调，治白带，亦治心痛。

罗先生或十枣汤，或神佑丸，或玉烛散，皆可用。虚者不可峻攻,实者可用此法。血虚者,加减四物汤。气虚者,以人参、陈皮、白术,间与之。湿甚者,固肠丸,樗根白皮二两炒,滑石一两,为末,研,粥为丸。相火动者,诸药中加少炒黄柏。滑者,加龙骨、赤石脂。滞者,加葵花。性躁者,加黄连。寒月少入姜、附。随机应变,必须断厚味。又方,用良姜、芍药、黄连各二钱半,烧灰,入椿皮一两。上为末,粥丸,米饮下。痰气带下者,苍术、香附、滑石、蛤粉、半夏、茯苓。

一妇人,白带兼痛风,半夏、茯苓、川芎、陈皮、甘草、苍术米泔浸、南星、黄柏酒洗晒干、牛膝酒洗。

一妇人,上有头风鼻涕,南星、苍术、酒芩、辛夷、川芎;下有白带,南星、苍术、黄柏炒焦、白术、滑石、半夏、牡蛎粉。

粉白带方

龟板　枳子各二两　炒柏一两　白芍药七钱半　香附五钱　干姜二钱半　山茱萸　苦参　椿皮各五钱　贝母三钱半

上末之,酒糊丸。

赤白带方

酒炙龟板二两　炒柏一两　炒姜一钱　枳子二钱半

上末之,酒糊丸,日服二次,每服七十丸。

有孕白带方

苍术三钱　白芷二钱　黄连炒,一钱半　黄芩三钱,炒　黄柏一钱,炒　白芍药二钱半　椿根皮一钱半,炒　山茱萸一钱半

治结痰白带,以小胃丹,半饥半饱,津液下数丸,候郁积开,恰宜服补药。白术一两,黄芩五钱,红白葵花二钱半,白芍药七钱半。上末之,蒸饼丸,空心煎四物汤下二十丸。

白带,须用滑石、南星、黄柏、条芩。

固肠丸,治湿气下利,大便血,白带,去肠胃陈积之候。用此以燥下湿,亦不可单用,看病作汤,使椿白皮炒为末,糊丸。

又方　凉而燥。

椿白皮四两　滑石二两

为末,粥丸。

治白带,因七情所伤而脉数者。

黄连五钱,炒　扁柏五钱,酒蒸　黄柏五钱,炒　香附一两,醋炒　白术一两　白芷二钱,烧灰存性　椿皮二两,炒　白芍药一两

上粥丸服。

治赤白带,湿胜而下者。

苍术一两,盐炒　白芍药一两　枳壳三钱　椿白皮三两,炒　干姜二钱,煨　地榆五钱　甘草三钱　滑石一两,炒

上末之,粥丸,米饮下。

治妇人赤白带下,先以四物汤加减与之,次用破旧漆器烧灰存性,为末,无灰酒调五钱,空心,一服止。

又方　治带病年深,久不瘥者。

白芍药三两　干姜五钱

上炒黄色为末,空心,米饮服二钱。

带病,漏下五色,羸瘦者,烧鳖甲令黄色为末,空心米饮调二钱。

一妇人,体肥带下,海石四两,南星、黄芩、苍术、香附各三两,白术、椿根皮、神曲各一两半,当归二两,白芷一两二钱,川芎一两二钱半,茯苓一两半,白芍药,黄柏各一两,滑石一两半。上末之,神曲糊丸。

带下病，主乎湿热。白葵花治白带，赤葵花治赤带。带下病，多者与久者，当于湿热药中兼用升举。性躁者，加黄连。

子嗣第九

肥者不孕，因躯脂闭塞子宫，而致经事不行，用导痰之类。瘦者不孕，因子宫无血，精气不聚故也，用四物养血养阴等药。

予侄女形气俱实，得子之迟，服神仙聚宝丹，背发痈疽，证候甚危，诊其脉数大而涩急，以四物汤加减百余帖，补其阴血。幸其质厚，易于收救，质之薄者，悔将何及！

断胎法第十

用白面曲一升，无灰酒五升，煮至三升半，绢滤去滓，分三服。候前月期将来日，晚间一服，次早五更一服，天明又一服，经即行，终身绝孕矣。

妇人杂病第十一

大凡一应杂病，与男子同治。

妇人阴肿，用枳实半斤，剉，炒令热，故布帛裹熨，冷则易之。阴中恶疮，好硫黄末敷之，极妙，湿泡可加铅粉。又方，枯矾为末，敷之。男阴亦用此也。

妇人隐处疼痛，炒盐，以青布裹熨之。

阴冷，用母丁香为末，缝纱囊如小指大，实药末，纳阴中，愈。温中药，蛇床子末，白粉少许，和匀如枣大，绵裹纳之。

小便出大便，五苓散分利水谷。

梦与鬼交,鹿角末,酒调服。

妇人发不黑,芭蕉油涂之。

妇人风瘙痒、瘾疹痒不止,用苍耳花果子为末,豆淋酒饮二三钱。

《大全良方》论妇人梦与鬼交通者,由脏腑虚,神不守,故鬼气得为病也。其状不欲见人,如有对语,时独言笑,时或悲泣是也。脉息迟伏,或为鸟啄,皆鬼邪为病。又,脉来绵绵,不知度数者,颜色不变,此亦是其候也。夫鬼无形,感而遂通,盖以心念不正,感召其鬼,附邪气而入体,与神相接,所以时见于梦。故治之之法,大抵用朱砂、麝香、雄黄、鬼箭、虎头骨,辟邪之属,可愈也。

卷八　小儿科

钱氏方，乃小儿方之祖，其立例极好。医者能守而增损之，用无不验。

治小儿杂病，其药品与大人同者多，但不可过剂耳，兹故不赘。

乳下小儿，常湿热多。小儿食积、痰热、伤乳为病，大概肝与脾病多，小儿易怒，肝病最多，肝只有余，肾只不足，病因有二，曰饱、曰暖。小儿冬月易受寒，夏月易受热。

初生第一

儿在胎中，口有恶物，生下啼声未出，急用绵裹指拭净，后用甘草法。小儿初生，休与乳，取甘草一指节长，炙脆，以水二合煎，蘸儿口中，可蚬壳止。儿当快吐胸中恶汁，待后儿饥渴，更与两服，不吐，尽一合止。得吐恶汁后，儿智慧无病。儿生三日，开肠胃，研粳米浓水饮，如乳儿，先与豆许含之，频与二豆许，六七日，可与哺之。儿生下时，以猪胆一个，水五升，煎四升，澄清，浴儿，无疮疥。生下不饮乳，小便不通，乳汁三合、葱白一寸，分四破，银石器煎浓，灌之立愈。小儿生下七日，忽患脐风撮口者，百无一活。凡此时，当舌上有泡子如粟米状，以温汤蘸帛干擦破便安，如神。生下舌有膜，如榴子连于舌根，令儿语言不发，可摘断，微有血。如血不止，烧发灰渗之。又，白矾灰、釜底墨，酒调敷。生十日，口噤，牛黄少许，细研,淡竹沥调一字,猪乳和酒,滴入口中。儿生百日之内,伤风鼻塞,服药不退,乃是出浴时被风吹,所以有此。用天南星末,姜汁调,贴囟门上,鼻不塞去之。

急慢惊风第二

镇惊丸　镇惊宁神,退热化痰止嗽。

珍珠一钱　琥珀三钱　金箔十片　胆星五钱　牛黄二钱　麝香五分　天竺黄　雄黄各三钱　辰砂三钱半

上末之,姜糊丸,梧子大,每服六丸,薄荷、姜、蜜汤下。

大天南星丸　治急慢惊风,涎潮发搐,牙关紧急,口眼相引等症。

胆星五钱　天麻　人参　防风各二钱半　牛黄　乳香各一钱　朱砂二钱　全蝎十四枚　麝香一钱　脑子五分

炼蜜为丸,芡实大,荆芥、薄荷汤下。

急慢惊风,发热口噤,手足心伏热,痰热、痰嗽、痰喘,并用涌法,重剂用瓜蒂散,轻剂用苦参、赤小豆末,复用酸齑汁调服之。后用通圣散蜜丸服之,间以桑树上桑牛,阴干研末服,以平其风。桑牛比杨牛,则色黄白者是。

治小儿惊而有热者,人参、茯苓、白芍药酒炒、白术、生姜煎服。夏月加黄连、生甘草、竹叶。

世有一药,通治二惊,切不可妄用。惊有二证:一者热痰,主急惊,当宜泻之;一者脾虚,乃为慢惊所主,多死,治当补脾。急者只宜降火、下痰、养血;慢者只用朱砂安神丸,更于血药中求之。东垣云:慢惊先实脾土,后散风邪。

黑龙丸 治急慢二证。

胆星一两 礞石一两 辰砂三钱 芦荟 天竺黄各五钱 蜈蚣一钱半，烧灰 僵蚕五钱 青黛五钱

上以甘草膏和丸，如鸡头大。急惊用姜、蜜、薄荷汤化下，慢惊用桔梗白术汤化下。

小儿未满月，惊欲作，中风即死，朱砂新水调，浓涂五心，神验。惊风，用全蝎一个，去翅足，薄荷四叶，裹合，于火上炙令叶焦，同研为末，作四服，汤下。大人风涎，只作一服。

胎中受惊，未满月发惊，用朱砂研细，用牛黄少许，猪乳汁调稀，抹入口中，入麝香尤妙。初惊，用防风导赤散，生干地黄、川芎、木通、防风、甘草等分，用三钱，竹叶煎服。次用宁神膏，麦门冬去心一两，净麝香一钱，茯苓、朱砂各一两。上为末，炼蜜丸小饼子，临卧薄荷汤化下，夜一饼。

老医尝言，小儿惊搐，多是热证。若便用惊风药，白附子、全蝎、僵蚕、川乌之类，便是坏证。后有医科惊药，只用导赤散加地黄、防风，进三服，导去心经邪热，其搐便止，次服宁神膏，神效。

治急慢惊风，夺命散。痰涎潮壅，滞于咽间，命在须臾，服此无不愈，神效不可尽述。青礞石一两，入坩锅内，同焰硝一两，炭火煅通红，硝尽为度，候冷，药如金色，取研为末。急惊风痰发热者，薄荷自然汁调服；慢惊风脾虚者，以青州白丸子研，煎成稀糊，入蜜调下。治急慢惊风垂死者，亦可教灸法，男左女右，于大指上半肉半甲，如筋头大艾灸三壮，却用辰砂、薄荷、轻粉各半钱，全蝎一个去翅，巴豆一粒去油尽。同为末，每服半字，用米糕屑煎汤调服。如牙关紧

者，挑开灌之，口吐涎痰，腹中泻，即愈。吐泻后成慢惊，昏睡，手足搐搦，以金液丹五钱，青州白丸子三钱，同研为末，生姜、米饮调下三分。惊风，母子俱可服四君合二陈，加薄荷、天麻、细辛、全蝎。

日月丹　治小儿急慢惊风。

朱砂一两　轻粉一两　蜈蚣一条

上为末，青蒿节内虫为丸，如黍米大，每一岁一丸，乳汁送下。

小儿急慢惊风，热痰壅盛，发热。北薄荷叶、寒水石各一两，青黛、白僵蚕、辰砂以上各一钱，全蝎二枚，炒，猪牙皂角五分，炒，槐角五分，防风半钱，梢。上为末，灯心汤调乳汁灌之。

角弓反张，眼目直视，因惊而致，南星、半夏、竹沥、姜汁灌之，灸印堂。

急慢惊风致死者，母丁香一粒，口嚼细，人中白刮少许，以母中指血调，擦牙上即苏。又方，用白乌骨雄鸡血抹唇上，立苏。

疳病第三

治疳病腹大，胡黄连一钱，去果子积，阿魏一钱半，醋浸，去肉积，神曲二钱，去食积，炒黄连二钱，去热积，麝香四粒。上为末，猪胆丸，如麻子大，每服二十丸，白术汤下。

香蟾丸　治疳，消虫积、食积、肉积腹胀。

三棱炮　蓬术炮　青皮　陈皮　神曲炒　麦蘖炒　龙胆草　槟榔各五钱　胡黄连　川楝子　使君子　黄连各四钱　白术一两　木香二钱　干蟾五个

上为末，将蟾醋煮，烂捣，再入醋，糊为丸，粟米大，每服二十丸,米饮下。

肥儿丸 治小儿诸疳积病。

芦荟另研,三钱 胡黄连三钱 神曲炒,四钱 黄连炒 白术 山楂炒,各五钱 芜荑炒,二钱半

上为末,猪胆丸,粟米大,每服十五粒。

芦荟丸 治五疳羸瘦,虫咬肚疼腹胀。

芦荟 胡黄连 木香各二钱半 槟榔二枚 青黛二钱 芜荑一钱 麝香一字 使君子廿枚 干蟾一个,酒炙 青皮去穰切,二钱半,用巴豆十个同炒焦,去豆不用

上猪胆丸黍米大,米饮下十五粒。

治疳黄食积,白术、黄连、苦山楂,等分为末,曲糊丸,白汤下十五粒。

疳羸,用五疳保童丸五帖,加芜荑二钱,使君子、苦楝根各三钱,同为末,粥糊丸,麻子大,每服三十丸,米饮下。又方,端午日取虾蟆眉脂,以朱砂、麝香末和丸,麻子大,空心,乳下一丸。

疳泻,用赤石脂末,米饮调服半钱。

脑疳,眉痒,毛发作穗,面黄瘦,用鲫鱼胆滴鼻中,三五日效。

走马疳,蚕退纸烧存性,入麝香少许,为末,蜜和,敷,加枯矾少许尤妙。

牙疳,龙骨三钱,轻粉五分,铜绿五分,麝香一字,枯矾二钱。上研细,敷之。牙疳,口内并牙龈烂,轻粉一钱,枯矾二钱,柏末三钱。先以帛蘸水洗拭患处令净,用药干糁上。

一富家子,年十四岁,面黄善啖易饥,非肉不食,泄泻一月,脉之

两手皆大。惟其不甚疲倦,以为湿热当疲困而食少,今反形瘦而多食,且不渴,此必病虫作痢也。视大便,果蛔虫所为。予教去虫之药,勿用去积之药,当愈。次年春夏之交,泻,腹不痛,口干,此去年治虫不治疳故也。遂以去疳热之剂,浓煎白术汤与之,三日而泻止半,复见其人甚瘦,教以白术为君,芍药为臣,川芎、陈皮、黄连、胡黄连,入少芦荟为丸,煎白术汤下之。禁食肉与甜物,三年当自愈。

痘疹第四

分气虚、血虚补之。气虚,用参、术、苓、甘,加解毒药;血虚,四物加解毒药。酒炒黄连是解毒药,但见红点便忌。升麻葛根汤,发得表虚也。吐泻少食为里实,里实而补,则结痈。陷伏倒靥灰白,为表虚,或用烧人中黄子和方。黑陷甚者,烧人屎。红活绽凸,为表实,表实复用表药,则溃烂不结痂。吐泻、陷伏二者俱见,为表里俱虚。

痘疮初出,或未出时,见人有患者,宜预服此药,多者可少,重者可轻。其方用丝瓜近蒂者三寸,连瓜子皮,都烧灰存性,为末,砂糖拌干吃,入朱砂末亦可。解痘疮毒方,丝瓜、升麻、酒芍药、生甘草、棠求、黑豆、犀角、赤小豆。又方,解痘疮已出未出,皆可用朱砂为末,蜜水调服,多可减少,少者可无。小儿痘疮泄泻发渴,切不可与蜜水、西瓜、红柿生冷之物,可进木香散,陈文中小儿方内求之。

疮疹未发出证的,以胭脂涂眼眶,不生痘疮。

痘疮脓溃沾衣者,可用腊月黄牛粪烧灰挹睡,免生痘疮痈。头面豆痂剥去,脓血出,以真酥油润之,免成癣。

痘斑疮,心躁眠不安,升麻煎汁,棉蘸洗拭。

痘疮，气虚而发不出者，黄芪、人参、酒芍药、当归、川芎、酒红花如豆许、木香、紫草。气实痰郁而不发者，苍术、白芷、防风、升麻、黄芩、赤芍药、连翘、当归须。血热而发得势甚者，下焦或疮无皮，口渴，天花粉、黄芩、芍药、葛根、甘草、石膏、滑石。血气俱弱而黑陷者，酒芍药、人参、黄芪、白芷、木香、桂皮、川芎、当归。血为湿，头靥而灰白者，红花、苏木、白术、苍术、芍药、当归、川芎，加酒少许。发后为外恶气所伤而倒靥，人参、芍药、连翘、黄芪梢、甘草梢、白芷、酒当归、川芎、木香少许。

凡痘疮，须分人之清浊，就形气上取勇怯。黑陷二种，气虚而不能尽出者，用酒炒黄芪、人参、酒紫草。颜色正，如上法。欲成就，却淡色不正者，用芎、归、芍药、红花、酒之类。欲成就，却紫色，属热，用升、葛、芩、连、桂、翘之类，甚者犀角屑，大解痘毒。炉灰白色，静者，怯者，作寒看；齐者，勇者，躁者，焮发者，作热看。全白色，将靥时，如豆壳，盖因初起时饮水过多，其靥不齐，俗呼为倒靥，不妨，但服实表之剂，消息以大小便。如大便秘则通大便，如小便闭则通小便。有初起烦躁谵语，狂渴引饮，若饮水，则后来靥不齐，急以凉药解其标，如益元散之类亦可用。痒塌者，于形色脉上分虚实。实则脉有力，气壮，虚则脉无力，气怯。虚痒，以实表之剂加凉血药。实痒或大便秘者，以大黄寒凉药少与之，下其结粪。气怯轻者，用淡蜜水调滑石末，以羽润疮上。疏则无毒，密则有毒，用凉药解之，虽十数帖亦不妨，后无害眼之患。疮干者，便用退火；湿者，便用泻湿。退火用轻剂，荆芥、升麻、干葛之类。泻湿乃肌表间湿，用风药，白芷、防风之类。

痘疮伤眼，必用山栀、决明、赤芍药、当归须、黄芩、黄连、防风、连翘、升麻、桔梗为末，作小剂调服。如无光，过百日后，气血复当自明。

痘痈，多是表实血热所成，分上下治，一日不可缓也。成脓必用出，凉药为主。赤芍药、甘草节、连翘、桔梗，上引用升麻、葛根，下引用槟榔、牛膝，助以贝母、忍冬草、白芷、瓜蒌之类。大便燥，用大黄；发热，用黄芩、黄柏。

痘疮黑，属血热，凉血为主；白属气虚，补气为主；中黑陷而外白起得迟，则相兼而治。初起时自汗，不妨，盖湿热熏蒸而起故也。痘分气、血、虚、实，以日子守之，多带气血不足处。虚则黄芪，生血活血之剂助之，略佐以风药；实则白芍药、黄芩为君，白芷、连翘佐之。若属寒者，陈氏方亦可用。已发未发，并与参苏饮为当。

调解之法，大率活血调气，安表和中，轻清消毒。温凉之剂，二者得兼而已，温如当归、黄芪、木香辈，凉如前胡、干葛、升麻辈，佐之以川芎、芍药、枳壳、桔梗、木通、紫草、甘草之属。初起时自汗不妨，盖湿热熏蒸而然。痘痈敷药，贝母、南星、僵蚕、天花粉、白芷、草乌、大黄、猪牙皂角等分，寒水石倍用。上为末，醋调敷。

一男子，年二十余，患痘疮靥谢后，忽口噤不开，四肢强直，不能舒屈，时绕脐痛，痛一阵则冷汗出如雨，痛定则汗止，时止时作，其脉弦紧而急如直弦状。询知此子极劳苦，意其因劳倦伤血，且山居多风寒，乘虚而感之，后因痘出，其血又虚，当用温药养血，辛凉散风，遂以当归身、白芍药为君，以川芎、青皮、钩藤为臣，白术、陈皮为佐，甘草、桂皮、南木香、黄芩为使，加以红花少许，煎服而愈。

予从子六七岁时，出痘身热，微渴自利，医用木香散加丁香十粒。予观其出迟，固因自利而气弱，然其所下皆臭滞，盖因热蒸而下，恐未必寒,急止之,已投一帖矣。与黄连解毒汤加白术,近十帖以解之。利止,痘亦出,其肌常微热,手足生痈,又与凉补,一月,安。

一人,年十七,出痘,发热昏倦甚,脉大而似数,与参、术、芪、归、陈皮,大料浓汤饮之,二十帖,痘出。又与二十帖,则脓疱成,身无全肤,或用陈氏本方与之。予曰:但虚无寒。又与前方,至六十帖而安。

吐泻第五

小儿吐泻,以钱氏益黄散、白术散为主,随证加减。

小儿夏月吐泻,益元散最妙。

小儿吐泻不止,恐成慢惊,钱氏五泻五补药俱可用。

治吐泻及黄疸,三棱、莪术、陈皮、青皮、神曲、麦芽、黄连、甘草、白术、茯苓。上末,米汤调服。伤乳食吐泻者,加山楂;时气吐泻者,加滑石;发热者,加薄荷。

吐泻腹痛,吐乳泻青,亦是寒,调脾胃。平胃散入熟蜜,加苏合香丸相半,名万安膏,米饮下。

万安丸 壮胃进食,止吐泻。

白术 茯苓 人参各一钱半 陈皮 苍术 厚朴 猪苓 泽泻各五钱 干姜三钱 官桂二钱 甘草二钱半

上为末,炼蜜丸,梧桐子大,每服五丸,食前米汤化下。

痢第六

小儿痢疾,黄连、黄芩、陈皮、甘草,煎服。赤痢加桃仁、红花,白痢加滑石末。

治小儿食积，利下纯血。炒曲、苍术、滑石、白芍药、黄芩、白术、陈皮、甘草、茯苓，煎汤下保和丸。

小儿久利不止，水谷不消，枳壳为末，米饮调服二钱。

小儿赤痢，青蓝捣汁，每服半盏。

诸虫第七

蛔虫攻心，薏苡仁根浓煎汁服。又方，使君子以火煨，任意食之，以壳煎汤送下。

蛔虫疼痛，汤氏方云：诗云：本为从来吃物粗，虫生腹内瘦肌肤，盛吞甜物多生痛，怕药愁啼肉渐枯。形候只看人中上，鼻头唇下一时乌，沫干痛定虫应退，取下蛔虫病却无。其方用安神散，干漆二钱，炒令烟出，雄黄五钱，麝香一钱。上为末，三岁半钱，空心，苦楝根汤下。凡取虫之法，须是月初服药，虫头向上，药必效。

治寸白虫，以东行石榴根一握，洗，剉，水三升煎至半碗以下，五更初温服，如虫下尽，粥补之。

化虫丸

鹤虱炒　槟榔　胡粉　苦楝根各五钱　白矾半生半枯，共三钱

上为末，糊丸，小豆大，每服三十丸，酒浆生油下。

又，治蛔虫咬心，吐水，鹤虱为末，蜜丸，空心，蜜汤或醋汤下三十丸。

治蛔虫方，以楝树根为君，佐以二陈汤煎服。

小儿冬月吐蛔虫，多是胃寒胃虚而出，钱氏白术散加丁香二粒。

治虫丸

胡黄连一钱　槟榔一钱　陈皮一钱　神曲　郁金　半夏　白术各二钱　雷丸一钱

上为末，糊丸。

腹胀第八

萝卜子、紫苏梗、干葛一作干姜、陈皮等分，甘草减半，食少加白术煎服。小儿食积腹硬，必用紫苏、萝卜子。

腹痛第九

小儿好食粽，成腹痛，用黄连、白酒药服，愈。或为末，作丸。

黑龙丸　治小儿腹痛。

伏龙肝一两　人参　茯苓　白术　百草霜各五钱　甘草二钱　干姜三钱

上粥糊丸，如桐子大，每服五丸，陈皮汤下。

诸积第十

宣药　治小儿诸般积滞。

莪术　青皮　陈皮各五钱　芫花三钱　江子十五粒，去油另研　槟榔五钱

为末，入江子霜，用醋为丸，如粟米大，每一岁七粒，姜汤下。

消积丸　去小儿积块。

石燕五钱，七次醋淬　木鳖子五钱，去油　密陀僧一两　丁香　腻

粉各四钱

上神曲糊丸，如粟米大，每服十五丸，米汤下。

乳儿疟疾痞块，川芎二钱，生地黄、白术各一钱半，陈皮、半夏、黄芩各一钱，炒，甘草。上作一帖，姜三片，煎就，下甲末五分。

小儿食积，胃热熏蒸，用白术一两，半夏、黄连各五钱。上末之，加平胃散和匀，粥丸，每服一二十丸，白汤下。

风痰喘嗽第十一

白附丸，止嗽化痰退热，用半夏二钱，南星一两，白附子五钱，白矾四钱。上为末，姜汁糊丸，如梧桐子大，每服八九丸，薄荷姜汤下。

紫金丹　治小儿痰积咳嗽，祛风镇惊。

半夏一两　南星　铁孕粉　白附子各五钱　枯矾二钱

上末之，神曲糊丸，桐子大，每服四丸，姜汤下。

又方，治风痰，南星半两切，白矾半两研，水厚一指浸，晒干，研细末，入白附子二两，飞面为丸，如鸡豆大，每服一丸或二丸，姜、蜜、薄荷汤下。

风涎潮塞不通，用不蛀肥皂角炙，一两，生白矾五钱，腻粉半钱，即轻粉也，水调灌服一二钱，但过咽则吐涎矣。白矾者，分膈下涎也。

治小儿痰喘，痰盛，枳、桔、大腹、二陈汤服之。

小儿咳嗽，用生姜四两，煎汤沐浴。小儿咳嗽，六脉伏，五味子、人参、茯苓、桑皮、黄芩、甘草。

小儿因伤风邪，喘嗽而发热，肺气不平，麻黄、桔梗、紫苏、枳壳、半夏、黄芩、甘草、茯苓，数帖，愈。

痫狂第十二

小儿痫狂,用甘遂末一钱,猪心血和,煨熟,加朱砂末一钱,捣为丸,麻子大,每服十数粒。

小儿多热,狂言欲作惊,以竹沥饮之,大人亦然。

小儿蓦然无故大叫作声者,必死,是火大发,其气虚甚故也。

夜啼第十三

小儿夜啼者,邪热乘心,黄连以姜汁炒、甘草、竹叶,煎服。又,用灯心灰涂乳上,令小儿吮之。

肠寒多啼成痫者,当归末,乳汁调灌。又方,以鸡窠草安卧席下,毋令母知。又方,以干牛粪如掌大,着席下。又方,儿啼不止,如鬼状,用蝉蜕下半截,去上半截,为末,炒,一字,薄荷汤下。

小儿惊哭不止有泪,是肚痛,用苏合香丸,酒服。如是天吊,用天吊藤膏。

一方治夜啼,用人参一钱半,黄连一钱半,姜汁炒,炙甘草五分,竹叶二十片,姜一片,水煎。

口糜第十四

一方,苦参、黄丹、五倍子、青黛等分。又方,江茶、粉草为末,敷。

小儿口疮,白矾末糁之。

小儿白屑满口,状如鹅口,用发缠指,蘸井水拭舌上,煅黄丹亦可敷。

口噤第十五

搐鼻药，用郁金、藜芦、瓜蒂等分，为末，用水调，搐鼻内。

中风第十六

小儿中风，苏合香丸，姜汁灌之，次用《局方》省风汤、小续命汤，加麝香，依法煎服。又方，先以酒化苏合香丸，加姜汁少许灌之，次用八味顺气散，后用小续命汤。甚者，只用木香、天南星、生姜十片，煎服。无南星，木香浓煎服。

小儿中风，《局方》术附汤，生姜二十片，调苏合香丸，并进多服。或气短头晕，手足厥逆者，以前药送养正丹五十丸至百丸，必效。小儿三岁，中风不效者，松叶一斤，酒一斗，煮取三升，顿服，汗出立瘥。

历节风第十七

忽患病手足挛痛，昼静夜剧，此历节风也。先进苏合香丸，次用生乌药顺气散及五积散，水、酒各半盏，煎服，入麝香一字。

腰痛腿痛，口眼㖞斜，半身不遂，手足不能屈伸，中气中风，气顺则风散，用白术四两，面煨，沉香五钱，天麻一两，天台乌药三两，青皮、白芷、甘草、人参各五钱，一云三钱，上姜三片，紫苏五叶，煎，空心服，名顺气散，甚妙。

大风历节，手指拘挛，痛不可忍，苍耳茎、叶、根、实皆可为末，丸服。

赤游丹毒第十八

赤游在上，凉膈在身，用二蚕沙细研，以剪刀草根捣自然汁，调匀，先涂腹上，却涂患处，须留一面出处，患处移动为效，剪刀草根即野慈姑。治赤游风，用伏龙肝和鸡子清，敷，内用赤土水调服。

治赤溜，生地黄、木通、荆芥、芍药、桃仁，苦药中带表之类，以芭蕉油搽患处，一作以芭蕉捣涂患处，主热伤血也。

小儿天火丹，齐腰起者，名赤溜，用蚯蚓泥，油调敷。

治冷风丹，车前子叶捣汁，调伏龙肝敷之，或服，尤妙。

治小儿丹毒，以蓝靛敷之。又方，用寒水石、白土，为末，米醋调敷，冷即易之。

治丹毒恶疮，五色无常，干姜末蜜调敷之。又方，地龙屎水调敷之，或以水中苔焙干，末敷，淬水饮，良。

诸热丹毒，水磨蜣螂，功胜紫雪。又，丹毒，水调芒硝涂之。

赤游，上下至心即死，急捣芭蕉根汁煎涂之。

身体痿痹第十九

十月后，小儿精神不爽，身体痿痹，伏翼烧灰，细研，粥饮下半钱，日五服。若炙香熟哺亦好。

小儿头项软，五加皮末酒调，敷项骨上。

身热第二十

小儿身热，白芍药炒、香附、滑石各一两，甘草三钱，黄芩一钱。上作四服,每用姜三片,水盏半,煎,乳母服。

盗汗潮热,黄连、柴胡等分,蜜丸,如鸡豆大,酒化二丸。

小儿身热,白芷煎汤浴之,仍避风。苦参汤亦可。

小儿一月至五月,乍寒乍热,炮冬瓜绞汁服,亦止大人渴。

小儿肌肤发热,升麻、葛根、芍药、白术、甘草、黄芩、柴胡、茯苓,煎汤灌之。

小儿痰热骨蒸,陈皮二钱,半夏二钱,甘草五钱,茯苓三钱,升麻二钱,葛根、白芍药各一钱半,人参一钱,五味子三十粒。上作三帖,姜、枣煎服。

解颅第二十一

因母气虚与热多也,以四物合四君,有热加酒连、生甘草,煎服,外以白蔹末敷,软帛紧束。

小儿杂病类第二十二

外肾肿硬及阴疮,地龙末,津调涂。脱囊,即肿大,用木通、甘草、黄连、当归、黄芩,煎服。又方,紫苏叶末,水调敷之,荷叶裹之。阴囊肿痛,生甘草汁调地龙粪,轻轻敷之。中蚯蚓毒,阴囊肿痛,以蝉蜕半两,水一碗,煎洗,其痛立止,以五苓散服之。

脱肛,东北方壁土泡汤,先熏后洗。

木舌及重舌,用针刺去血,即愈。戴云:木舌者,肿硬不和软也。又言:此类盖是热病。用百草霜、滑石、芒硝,为末,酒调敷之。

吃泥,胃气热也,用软石膏、黄芩、甘草、白术,煎服。

龟胸，用苍术、酒炒黄柏、酒炒芍药、陈皮、防风、威灵仙、山楂、当归。又，痢后加生地黄。龟背，用龟尿点其背上骨节，其法以龟放荷叶上，候龟头四顾，急以镜照之，其尿自出。

治胎痢，用鸡蛋敲去清，留黄，入黄丹一钱，将黄泥固济，煨火中，候干，用米饮调下。

治白泻，雄黄一钱，炒熟面八钱，和匀，姜汤调服。

治白秃疮，用通圣散去硝，酒制为末，调服出汗。

鳝攻头，先用墙上风露草、苍耳草，煎汤，炭火淬入，洗后搽药，以松香为主。

治癞头，用腊月马脂搽之。又方，治癞头，用红白炭调长流水，令热洗之，又服酒制通圣散末，大黄另用酒炒，外以胡荽子、悬龙尾即梁上尘、伏龙肝、黄连、白矾，为末，调敷。又方，用松树厚皮烧灰二两，白胶香二两，熬沸倾石上，黄丹一两，水飞，枯矾一两，软石膏一两，研细，黄连、大黄各五钱，轻粉四盏。上末之，熬熟油调敷，疮上须先洗去痂，乃可敷之。

小儿头疮，用苦竹叶烧灰，和鸡子白调敷。又方，用木香三钱，黄连一两，槟榔、雄黄各半两。上为末，湿则干糁，干则以油调敷之。

小儿初生多啼哭，脐中忽出血，白石脂细末贴之，未愈，炒过再贴，不得揭剥，冷贴。

治小儿脐久不干，当归焙末糁脐，或脓出清水，或尿入成疮皆可。又方，用白枯矾为末敷之，或用伏龙肝加黄柏末敷。又方，用白矾、白龙骨煅，等分，为末敷，或用少许绵子灰亦可。

断乳方第二十三

山栀子三个，烧存性，雄黄、朱砂、轻粉各少许，共为末，生麻油调匀，儿睡着时以药抹两眉，醒则不食乳矣。

杂方第二十四

治黄疸，用香油一盏，熬熟，入绿矾一两，红枣一斤去核，捣，入锅内，同拌匀透，取出擂烂得所，为丸，如梧桐子大，每服七丸，随分汤汁送下。但不用茶，一日七次。

治痔，用鱼虎子一个，黄泥裹，煅过为末，空心米饮下。又方，用猪脏头一个，纳胡荽缚之，煮熟，露一宿，空心服之。

治鳝攻头，用鸡子壳煅存性，为末，香油调围涂之。

治疝，用陈年鹅子壳为末，空心酒服。

治脏毒，用花箸烧灰，煮酒调下。又方，柿花连蒂，烧灰酒服。

治乳疬，用青皮、陈皮为末，食后或汤或酒调服。

治转食呕吐，用猪肚带连屎，用生炭火煅过为末，枣肉为丸，服之。

治瘰疬，车前草一大握，汤内捞过，姜、醋拌吃，后以枸杞根煎服之。

稻芒入喉中，取鹅涎灌之，立出。

诸骨入肉不出，煮白梅肉烂研，和象牙末厚敷骨刺处，自然出。

医案拾遗第二十五

一人年三十六，平日好饮酒，大醉一时晕倒，手足俱麻痹，用黄芪一两，天麻五钱，水煎，加甘蔗汁半盏服。

一人患中风，双眼合闭，晕倒不知人，四君子汤加竹沥、姜汁，服之愈。

一人患中风，四肢麻木，不知痛痒，乃气虚也。大剂四君子汤加天麻、麦冬、黄芪、当归。

一人好色有四妾，患中风，四肢麻木无力，半身不遂，四物汤加参、芪、术、天麻、苦参、黄柏、知母、麦冬、僵蚕、地龙、全蝎。

一人患中风，满身如刺疼，四物加荆芥、防风、蝉蜕、蔓荆子、麦门冬。

一人年四十二，十指尽麻木，面赤麻，乃气虚证，补中益气汤加木香、附子各半钱，服之愈。又加麦冬、羌活、防风、乌药，服之全愈。

一人年二十九，患中风，四肢麻木，双足难行，二陈加参、术、当归、黄柏、杜仲、牛膝、麦冬。

一人年五十六，好饮酒，患伤寒，发热口干，似火烧，补中益气汤加鸡距子、当归、川芎、芍药、地黄汁、甘蔗汁。

一人年三十四，患伤寒，发热，身如芒刺痛，四物汤加参、芪、术、生地、红花。

一人患伤寒，腰疼，左脚似冰，小柴胡加黄柏、杜仲、牛膝。

一人患伤寒，发热如火，口干饮水，小柴胡去半夏加干葛、天花粉。

一人年二十九，患伤寒，头疼，胁疼，四肢疼，胸膈疼，小柴胡汤加羌活、桔梗、香附、枳壳。

一人年三十六，患伤寒，咳嗽，夜发昼可，作阴虚治之，补中益气加天冬、麦冬、贝母、五味。

一人患伤寒,冷到膝,补中益气汤加五味子,倍用人参,服之愈。

一人年三十,患湿气,四肢疼痛,两足难移,补中益气加牛膝、杜仲、黄柏、知母、五味子。

一人五十三岁,患发热如火,此人平日好酒色,补中益气汤加黄柏、知母、多用参、术。

一人患虚损,咳嗽吐血,四物汤加参、术、黄芩、款花、五味、黄柏、知母、贝母、天冬、麦冬、桑皮、杏仁。

一人患虚损,发热盗汗,梦遗,四物汤加参、术、黄芪、地骨皮、防风。

一人患虚损,身发潮热,四肢无力,小柴胡合四物,加芪、术、麦冬、五味。

一人年四十六,能饮酒,患虚损证,连夜发热不止,四物汤加甘蔗汁、鸡距子、干葛、白豆蔻、青皮。

一人虚损,吐臭痰,四君子加白芷、天冬、麦冬、五味、知母、贝母。

一人患虚损,四肢如冰冷,补中益气汤加桂心、干姜各一钱。

一人五十一岁,患虚损,咳嗽,吐血如红缕,四物汤换生地,加黄柏、知母、黄芩、贝母、桑皮、杏仁、款花、天冬、麦冬、五味、紫菀、小蓟汁一合,白蜡七分。

一老人口极渴,午后躁热起,此阴虚,老人忌天花粉,恐损胃。四物去芎,加知、柏、五味、参、术、麦冬、陈皮、甘草。

一人患虚损,一身俱是块,乃一身俱是痰也。二陈汤加白芥子研入，并姜炒黄连同煎服之。

一人患虚损，大吐血，四物汤换生地黄，加大黄、人参、山茶花、青黛。

一人患虚损，手足心发热不可当，小柴胡汤加前胡、香附、黄连。

一人年六十，患虚损证，身若麻木，足心如火，以参、芪、归、术、柴胡、白芍药、防风、荆芥、羌活、升麻、牛膝、牛蒡子。

一妇人产后泄泻不禁，用人参五钱，白术七钱，附子一钱半，二服而愈。

一人患泄泻，四肢强直，昏不知人，呼不回顾，四君子汤加木香、附子、干姜、乌药，服之愈。

一人患泄泻，手足如冰，身如火，四君子加附子、干姜、芍药、泽泻，六帖愈。

全集八

本草衍义补遗

本草衍义补遗

石钟乳

为剽悍之剂。经曰:石钟乳之气悍。仁哉言也!天生斯民不厌药,则气之偏,可用于暂而不可久,夫石药又偏之意者也。自唐时太平日久,膏粱之家,惑于方士服食致长生之说,以石药体厚气厚,习以成俗,迨至宋及今,犹未已也。斯民何辜,受此气悍之祸,而莫知能救?哀哉!《本草》赞服有延年之功,而柳子厚又从而述美之,予不得不深言也。唐本注云:不可轻服,多发渴淋。

硝

属阳金,而有水与火土,善消化驱逐,而经言无毒,化七十二种石,不毒而能之乎?以之治病,以致其用,病退则已。若玄明粉者,以火煅而成,当性温,曰长服、多服、久服,且轻身固胎,驻颜益寿,大能补益,岂理也哉!予观见一二朋友,不信予言而亡,故书此为戒云。仙经以朴硝制伏为玄明粉,硝是太阴之精华,水之子也,阴中有阳之药也。

白滑石

属金,而有土与水,无甘草以和之勿用。燥湿,分水道,实大腑,化食毒,行积滞,逐凝血,解燥渴,补脾胃,降妄火之要药也。凡使有多般,勿误使,有黄滑石、绿滑石、乌滑石、冷滑石,皆不入药。又青黑色者勿用,杀人。惟白滑石似方解石,色白,于石上尽有白腻纹者佳。

铅丹

属金，而有土与水火，丹出于铅而曰无毒，又曰凉，予观窃有疑焉。曾见中年一妇人，因多子，于月内服铅丹二两，四肢冰冷强直，食不入口。时正仲冬，急服理中汤加附子，数帖而安，谓之凉而无毒可乎？铅丹，本谓之黄丹，化铅而成。别有法，唐本注炒锡作，然经称铅丹，则炒锡之说误矣。亦不为难辨，盖锡则色黯暗，铅则明白，以此为异尔。

浆水

味甘酸而性凉，善走化滞物，解消烦渴。宜作粥，薄暮啜之，解烦去睡，调理脏腑。妇人怀妊，不可食之，食谱所忌也。

自然铜

世以为接骨之药，然此等方尽多。大抵骨折，在补气、补血、补胃，俗工惟在速效以罔利，迎合病人之意。而铜非煅不可用，若新出火者，其火毒、金毒相扇，挟香热药毒，虽有接骨之功，燥散之祸甚于刀剑，戒之。石髓铅，即自然铜也。凡使勿用方金牙，其方金牙真似石髓铅，若误饵，吐煞人。

二术

《本草》不分苍白，议论甚多，《四家本草》言之详矣。如古方平胃散，苍术为最要之药，《衍义》为气味辛烈，发汗尤速。其白术味亦微辛苦而不烈，除湿之功为胜。又有汗则止，无汗则发，与黄芪同功，味亦有辛，能消虚痰。

荪

无剑脊如韭叶者是。菖蒲有脊，一如剑刃，而绝无韭叶之细，未知孰是？

山药

属土，而有金与水火，补阳气，生者能消肿硬。经曰：虚之所在,邪必凑之而不去。其病为实,非肿硬之谓乎！故补血气则留滞自不容不行。山药,即薯蓣也。《本草》不言山药,言薯蓣者,盖上一字犯今英庙讳,下一字曰蓣,唐代宗名预,故改下一字为药,如此则尽失当日之本名。恐以山药为别物,故书之。又干之意者,盖生湿则滑,不可入药,熟则只堪啖,亦滞气也。

菊花

属金,而有土与水火,能补阴,须味甘者。若山野苦者勿用,大伤胃气。一种青茎而大,作蒿艾气,味苦不堪咽者,名苦薏。丹溪所言苦者勿用,语曰苦如意是也。惟单叶花小而黄,味甘,应候开者佳,《月令》菊有黄花者也。

甘草

味甘,大缓诸火,黄中通理厚德,载物之君子也。下焦药少用,恐大缓不能直达。此草能为众药之王,经方少不用者,故号国老之名。国老,即帝师之称也,为君所宗,是以能安和草石,解百药毒。

人参

入手太阴,而能补阴火,与藜芦相反。若服一两参,入芦一钱,其一两参虚费矣,戒之。海藏云:用时须去芦头,不去令人吐。萧炳云:人参和细辛密封,经年不坏。

薏苡仁

寒则筋急,热则筋缩,急因于坚强,缩因于短促,若受湿则弛,弛因于宽而长。然寒与湿,未尝不挟热,二者皆因于湿热,外湿非内湿有以启之,不能成病。故湿之病因,酒面为多,而鱼与肉继以成之者,甘滑、陈久、烧炙、辛香、干硬,皆致湿之因,宜戒哉！丹溪先生详矣。又若《素问》言,因寒则筋急,不可更用此也。凡用之须倍于他药,此物力势和缓,须倍用即见效。盖受寒使人筋急,受热使人筋挛,若但热而不曾受寒，亦能使人筋缓，受湿则又引长无力也。

菟丝子

未尝与茯苓相共，种类分明，不相干涉，女萝附松而生，遂成讹而言也。《本草》云：续绝伤，补不足，强阴坚骨，主茎中寒，精自出，溺有余沥，鬼交泄精。

肉苁蓉

属土，而有水与火，峻补精血，骤用反致动大便滑。河西自从混一之后，人方知其真形，何曾有所谓鳞甲者。以酒洗净去黑汁，作羹，黑汁既去，气味皆尽。然嫩者方可作羹，老者苦，入药少则不效。

防风、黄芪

人之口通乎地，鼻通乎天，口以养阴，鼻以养阳。天主清，故鼻不受有形而受无形为多；地主浊，故口受有形而兼乎无形。王太后病风，不言而脉沉，其事急，若以有形之汤药，缓不及事，令投以二物汤，气熏蒸如雾满室，则口鼻俱受，非智者通神不可回也。

蓝

属水而有木，能使散败血分归经络。

决明子

能解蛇毒。贴脑止鼻洪，作枕胜黑豆，治头痛，明目也。

芎

久服致气暴亡，以其味辛性温也，辛甘发散之过欤。《局方》以沉、麝、檀、脑、丁、桂诸香作汤，较之芎散之祸，孰为优劣，试思之。若单服既久，则走散真气，既使他药佐使，又不可久服，中病便已，则乌能至此也？《春秋》注云：麦曲鞠芎，所以御湿。详见楚子伐萧。

五味子

属水而有木与金，今谓五味，实所未晓，以其大能收肺气，宜其有补肾之功，收肺气非除热乎？补肾非暖水藏乎？食之多致虚热，盖收补之骤也，何惑之有？又云：火热嗽必用之。《尔雅》云：菋，一名茎藸。又五味，皮肉甘酸，核中苦，都有咸味，此五味具也。

栝蒌实

属土而有水，《本草》言治胸痹，以味甘性润，甘能补肺，润能降气。胸有痰者，以肺受逼，失降下之令，今得甘缓润下之助，则痰自降，宜其为治嗽之要药也。又云：洗涤胸膈中垢腻，治消渴之细药也。雷公云：栝蒌，凡使皮、子、茎、根，效各别。其栝并蒌样全别，若栝自圆，黄皮厚蒂，小苦；其蒌唯形长，赤皮蒂粗，是阴。人服其实，《诗》所谓果蓏之实，正谓此也。根亦名白药，其茎叶疗中热伤暑最效。

苦参

属水而有火，能峻补阴气，或得之而致腰重者，以其气降而不升也，非伤肾之谓。治大风有功，况风热细疹乎？

郁金

《本草》无香，属火属土与水，性轻扬，能致达酒气于高远也，正如龙涎无香，能散达诸香之气耳。因轻扬之性，古人用以治郁遏不能散者，恐命名因于此始。《周礼》云：凡祭祀之祼，用郁鬯。又《说文》曰：芳草也，合酿之以降神。

肉豆蔻

属金与属土，温中补脾，为丸。日华子称其下气，以其脾得补而善运化，气自下也，非若陈皮、香附之驶泄。《衍义》不详其实，漫亦因之，遂以为不可多服。云：多服则泄气，得中则和平其气。

大黄

属水属火，苦寒而善泄，仲景用之，以心气不足而吐衄者，名曰泻心汤。正是因少阴经不足，本经之阳亢甚无辅者，以致血妄行飞越，故用大黄泄去亢甚之火，使之平和，则血归经而自安。夫心之阴气不足，非一日矣。肺与肝俱各受火而病作，故芩救肺，连救肝。故肺者阴之主，肝者心之母，血之舍也。肝肺之火既退，宜其阴血复其旧。《衍义》不明说，而曰邪热因不足而客之，何以明仲景之意，开后人之盲聩也！

葶苈

属火属木，性急善逐水，病人稍涉虚者，宜远之。且杀人甚捷，何必久服而后致虚也。葶苈有甜苦两等，其形则一。经既言味辛苦，即甜者不复更入药也。大概治体皆以行水走泄为用，故不可久服。

附子

《衍义》论五等同一物，以形象命名，而为用至哉，斯言犹有未善。仲景八味丸，附子为少阴之向导，其补自是地黄，后世因以附子为补，误矣。附子走而不守，取健悍走下之性，以行地黄之滞，可致远。亦若乌头、天雄，皆气壮形伟，可为下部药之佐，无表证其害人之祸，相习用为治风之药，杀人多矣。治寒、治风有必用者，予每以童便煮而浸之，以杀其毒，且可助下行之力，入盐尤捷。又堕胎为百药之长，慎之。

半夏

属金属土，仲景用于小柴胡汤，取其补阳明也，岂非燥脾土之功。半夏，今人惟知去痰，不言益脾，盖能分水故也。又诸血证禁服。仲景伤寒渴者去之，半夏燥津液故也。又妊妇姜炒用之。

常山

属金而有火与水，性暴悍，善驱逐，能伤其真气，切不可偃过多也。病人稍近虚怯，勿可用也。惟雷公云老人与久病切忌之，而不明言其害。《外台秘要》乃用三两作一服，煎，顿服，以治疟。予恐世人因《秘要》之言，而不知雷公之意云。常山，蜀漆苗也。

羊蹄草

属水，走血分，叶似荬，甘而不苦，多食亦令人大腑泄滑，亦取为菜。羊蹄，经不言根，《图经》加根字。今人生采根用，摩涂癣疥，立效。俗呼为秃菜。又诗云言采其蓄，正谓此草。

苎

属水而有土与金，大补肺金而行滞血，方药似未曾用，故表而出之。或恶其贱。其根善能安胎，又汁疗渴甚验。

牵牛

属火，善走，有两种，黑者属水，白者属金，若非病形与证俱实者，勿用也。稍涉虚，以其驱逐之致虚，先哲深戒之。不胀满，不大便秘者，勿用。

蓖麻

属阴，能出有形质之滞物，故取胎产胞衣，剩骨胶血者用之。其叶治脚风肿。又油涂叶，炙热熨囟上，止鼻衄效。

荔子肉

属阳，主散无形滞之气，故消瘤赘赤肿者用之，苟不明者，则措用之而不应。

灯心

属土，火烧为灰，取少许吹喉中，治急喉痹甚捷。小儿夜啼，亦用灯心烧灰，涂乳上与吃。

威灵仙

属木,治痛之要药。量病稍涉虚者,禁用。采得流水声响者,知其性好走也。采不闻水声者,佳。痛风在上者服之,此药去众风,通十二经脉,朝服暮效。《衍义》治肠风。根性快,多服疏人五脏真气。

五倍子

属金与水,噙口中,善收顽痰有功,且解诸热毒。口疮,以末掺之,便可饮食。即文蛤也。其内多虫,又名百虫疮。

金樱子

属土而有金与水,经络隧道,以通畅为和平,昧者取涩性为快,遂熬为煎食之。食之自不作靖,咎将诸执? 沈存中云:止遗泄取其温且涩,须十月熟时采,不尔便令人利。

萱草

属木,性下走阴分,一名宜男,宁无微意存焉。俗谓之鹿葱。又嵇康《养生论》云:合欢蠲怒,萱草忘忧。

茯苓

得松之余气而成,属金,仲景利小便多用之,此暴新病之要药也。若阴虚者恐未为相宜。其上有菟丝,下有茯苓之说,甚为轻信。又宋王微《茯苓赞》:皓苓下居,彤纷上荟,中状鸡凫,具容龟蔡。神侔少司,保延幼艾,终志不移,柔红可佩。

琥珀

属阳,今方用为利小便以燥脾土,有功。脾能运化,肺气下降,故小便可通。若血少不利者,反致其燥急之苦。茯苓、琥珀二物,皆自松出,而所禀各异。茯苓生成于阴者也,琥珀生于阳而成于阴,故皆治荣而安心利水也云。

松

属阳金，用其节炒焦，治筋骨间病，能燥血中之湿也。花多食，能发上焦热病。其花上黄粉名松黄。拂取似蒲黄，酒服，轻身疗病。又树皮绿衣，名艾蒳，合和诸香烧之，其烟团聚，青白可爱。

柏

属阴与金，性善守，故采其叶随月建方，以取得月令之气也。此补阴之要药，其性多燥，久得之大益脾土，以涩其肺。其柏子仁出乾州者佳。

桂

虚能补，此大法也。仲景救表用桂枝，非表有虚，以桂补之。卫有风寒，故病自汗，以桂枝发其邪，卫和则表密，汗自止，非桂枝能收汗而治之。今《衍义》乃谓仲景治表虚，误矣。《本草》止言出汗，正《内经》辛甘发散之义，后人用桂止汗，失经旨矣。曰官桂者，桂多品，取其品之高者，可以充用而名之，贵之之辞也。曰桂心者，皮之肉厚，去其粗厚而无味者，止留近其木一层，而味辛甘者，故名之曰心，美之之辞也。何必置疑著此桂，固知三种之桂，不取菌桂、牡桂者，盖此二种性止温而已，不可以治风寒之病。独有一字桂，经言甘辛大热，正合《素问》辛甘发散为阳之说。又《别说》云：以菌桂养精神，以牡桂利关节。又有一种柳桂，乃桂之嫩小枝条也，尤宜入治上焦药用也。

枫香

属金而有水与火，性疏通，故木易有虫穴。其液名曰白胶香，为外科家要药。近世不知，误以松脂之清莹者，甚失《本经》初意也。枫树上菌，食之令人笑不止，以地浆解之。

竹沥

《本草》大寒，泛观其意，以与石膏、芩、连等同类，而诸方治产后、胎前诸病，及金疮口噤，与血虚、自汗、消渴、尿多，皆阴虚之病，无不用，缩手待尽，哀哉！《内经》曰：阴虚发热。大寒而能补，正与病对。薯蓣寒而能补，世或用之。惟竹沥因大寒置疑，是犹因盗嫂受金，而弃陈平之国士也。竹沥味甘性缓，能除阴虚之有大热者。大寒者，言其功也，非以气言，幸相与可否？若曰不然，世人吃笋，自幼至老者，可无一人因笋寒而有病。沥即笋之液也，况假于火而成者，何寒如此之甚？

合欢

属土而有水与金，补阴之有捷功也。长肌肉，续筋骨，概可见矣，而外科家未曾录用，何也？又名夜合，人家多植庭除间，蠲人之忿。

凌霄花

治血中痛之要药也，且补阴捷甚，盖有守而独行，妇人方中多用，何哉！云：紫薇即凌霄花也，善治酒齇热毒，甚良。

龙脑

属火，世知其寒而通利，然未达其暖而轻浮飞扬。《局方》但喜其香而贵细，动辄与麝同用，为桂附之助。人身阳易于动，阴易于亏，幸思之。

墨

属金而有火，入药甚助补性。墨当松烟为之者，入药能止血，及产后血运、崩中、卒下血，醋摩服之。又主眯目，物芒入目，摩点瞳子。又鄜延界内有石油，燃之烟甚浓，其煤可为墨，黑光如漆，松烟不及。其识文曰：延川石液者是，不可入药，当附于此。

秦椒

属火而有水与金,有下达之能,所以其子名椒目者,正行渗,不行谷道。世人服椒者,无不被其毒。以其久,久则火自水中起,谁能御之？能下水肿湿。凡使以蜀椒为佳。子谓椒目,治盗汗尤效,又能行水。

杉材

属阳金而有火,用节作汤,洗脚气肿。言用屑者,似乎相近。又云:削作柿,煮洗漆疮,无不瘥。

榧实

属土与金,非火不可,多啖则热矣。肺家果也,引火入肺,则大肠受伤,识者宜详。其子治寸白虫。又五痔人,常如果食之愈,过多则滑肠。

诃子

下气,以其味苦而性急喜降。经曰:肺苦急,急食苦以泻之。谓降而下走也。气实者宜之,若气虚者似难轻服。诃子,即诃梨勒也。六路黑色肉厚者良,此物虽涩肠,又泄气,盖其味苦涩。又其子未熟时,风飘堕者,谓之随风子,尤珍贵,小者益佳。治痰嗽,咽喉不利,含三五枚,殊胜。又云:治肺气因火伤极,遂郁遏胀满,盖其味酸苦,有收敛降火之功也。

胡椒

属火而有金,性燥,食之快膈。喜食者,大伤脾、胃、肺气,积久而大气则伤,凡痛气疾大其祸也。一云:向阴者澄茄,向阳者胡椒也。

椰子

属土而有水,生海外极热之地,土人赖此解夏月暍渴,天之生物,盖可见矣。多食动气也。

发

补阴之功甚捷。此即乱发也。烧灰研末，调方寸匕，治鼻衄欲死者，立效。更以末吹鼻中甚验。

人尿

尝见一老妇，年逾八十，貌似四十，询之，有恶病，人教之服人尿。此妇服之四十余年，且老健无他病，而何谓性寒不宜多服欤？降火最速。人尿须童男者良。又产后即温饮一杯，厌下败血恶物，不致他病也。又热劳方中亦用之。

犀角

属阳，性走散，比诸角尤甚。痘疮后用此散余毒，俗以为常。若不有余毒而血虚者，或以燥热发者，用之祸至，人故不知。凡用须乌色未经汤水浸煮入药，已经浸煮不入药。用鹿取茸，犀取尖，其精锐之力尽在是矣。汤散用则屑之为末，取屑，以纸裹于怀中，良久，合诸色药物，绝为易捣。

羚羊角

属木，入厥阴经为捷，紫雪方中用之近理。羚羊角，今昔取有挂痕者。陈藏器云：取其耳听之，集集鸣者良。亦强出此说，未尝遍试也。今将他角附耳，皆集集有声，不如挂痕一说尽矣。然多伪之，不可不察也。

犬

世俗言虚损之病，言阳虚而易治，殊不知人身之虚，悉是阴虚。若果虚损，其死甚易，敏者亦难措手。夫病在可治者，皆阴虚也。《衍义》书此方于犬条下，以为习俗所移之法，惜哉！犬肉不可炙食，恐致消渴；不与蒜同食，必顿损人。

鸡

风之为病,西北气寒,为风所中人者,诚有之矣。东南气温,而地多湿,有风病者,非风也,皆湿生痰,痰生热,热生风也。经曰:亢则害,承乃制。河间曰:土极似木。数千年得经意,河间一人耳。《衍义》云:鸡动风者,习俗所疑也。鸡属土,而有金与木火,性补,故助湿中之火。病邪得之,为有助而病剧,非鸡而已,与夫鱼肉之类,皆能助病者也。《衍义》不暇及也。又云:鸡属巽,助肝火。

鲫鱼

诸鱼皆属火,惟鲫鱼属土,故能入阳明而有调胃实肠之功。若得之多者,未尝不起火也,戒之。又云:诸鱼之性无德之伦,故能动火。鲫鱼合蓴作羹,主胃弱不下食,作鲙,主久赤白痢。

白僵蚕

属火而有土,属火与木,得金气僵不化。治喉痹者,取其火中清化之气,从以治相火,散浊逆结滞之痰耳。僵蚕,然蚕有两三番,惟头番蚕白色而条直者为佳。其蚕蛾则第二番者,以其敏于生育。四月取自死者,勿令中湿,中湿有毒,不可用。

虾蟆

属土与水,味甘性寒,南人多食之。《本草》明言可食,不患热病,由是病人喜食之矣。《本草》之义盖是或炙或干,或烧或灰,和在药剂用之,非若世人煮为羹,入盐酱而啜其汤。此物湿化,火能发湿,久则湿以化热,此七气原自然有火也。《衍义》谓:解劳热之谓也,非羹之谓也,戒之!凡用,五月五日取东行者良。又取眉间有白汁谓之蟾酥。以油单裹眉,裂之酥出单上,收之入药。又人患齿缝中出血,以纸纴子蘸干蟾酥少许,于血出处按之,立止。

蚯蚓

属土而有水与木,性寒,大解诸热毒,行湿病。凡使白颈自死者良，然亦应候而鸣。此物有毒，人被其毒，以盐水浸咬处，又以盐汤饮之，立瘥。若治肾脏风下产病，不可阙也，仍须盐汤送。王荆公所谓寡壤太牢俱有味，可能蚯蚓独清廉者也。

马刀

与蛤蚌、蛳蚬大同小异，属金而有水、木、土。《衍义》言其冷，而不言湿，多食发疾。以其湿中有火，久则气上升而下降因生痰，痰生热，热生风矣，何冷之有？

葡萄

属土而有水与木、火，东南食之多病热，西北食之无恙。盖性能下走渗道，西北气厚，人之禀厚耳。俗呼其苗为木通，逐水利小肠为佳。昔魏玄帝诏群臣说葡萄，云：醉酒宿醒，掩露而食，甘而不饴，酸而不酢，冷而不寒，味长汁多，除烦解渴，他方之果，宁有匹之？

杏仁

属土而有水与火，能坠，亦须细研用之。其性热，因寒者可用。其实不可多食，能伤筋骨。

枣

属土而有火，味甘性缓。经曰：甘先入脾。《衍义》乃言益脾。脾，土也。经言补脾，未尝用甘，今得此味多者，惟脾受病，习俗移人，《衍义》亦或不免。小儿患秋痢与虫，食之良。

樱桃

属火而有土，性大热而发湿。《本草》调中益脾，日华子言令人吐，《衍义》发明其热，能致小儿之病。旧有热病与嗽喘，得之立病，且有死者矣。司马相如赋云：山朱樱，即樱桃也。又《礼记》谓之啥桃，可荐宗庙。又王维诗云：才是寝园春荐后，非关御苑鸟衔残。

橘柚

属木而有土与水,《本草》于条下,叙功用至五十余字,皆言橘皮之能,非橘柚之谓也。橘柚并言,穰有浆者而名,橘之大者曰柚,则厚于橘。《衍义》以柚为橘,有无穷之患,何至是之甚耶?其橘核,炒,去壳,为末,酒调服,治肾疝腰痛,膀胱气痛,甚良。

柿

属金而有土,为阴,有收之义焉。止血,治嗽,亦可为助。此物能除腹中宿血,又干饼治小儿痢尤佳。

石蜜

甘喜入脾,其多之害,必生于脾,而西北人得之有益,东南人得之未有不病者,亦气之厚薄不同耳。虽然东南地下多湿,宜乎其得之为害也;西北地高多燥,宜乎其得之为益也。石蜜今谓之乳糖也,川浙最佳。用牛乳汁、沙糖相和煎之,并作饼坚重。《本草》云:石蜜除众病,和百药。

糖

多食能生胃中之火,此损齿之因也。非土制水,乃湿土生火热也。食枣多者,齿病龋,亦此意也。

乌芋

即经中凫茨,以其凫喜食之,茨草之别名,故俗为之葧脐,语讹耳。有二等,皮厚,色黑,肉硬白者,谓猪葧脐;皮薄泽,色淡紫,肉软者,谓羊葧脐。并下石淋,效。

胡桃

属土而有火,性热,《本草》言其平,是无热也。下文云能脱人眉,动风,非热何伤肺乎?《衍义》云:过夏至不堪食。又其肉煮浆粥,下石淋良。

茄

属土，故甘而喜降火腑者也。易种者忌之食之。折者烧灰治乳。《本草》言味甘寒，久冷人不可多食，损人动气，发疮及痼疾。又根煮汤，淋洗脚疮，甚效。折蒂烧灰，以治口疮，皆甘以缓火之急。

石榴

味酸，病人须戒之，性滞，其汁恋膈成痰。榴者留也。多食损肺。其酸皮止下利，其东行根治蛔虫寸白虫。又其花白叶者，主心热吐血及衄血等，干之为末，吹鼻中立瘥。

梨

味甘，浊者宜之。梨者，利也，流利下行之谓也。《食疗》谓产妇金疮人忌之，血虚戒之。《衍义》谓多食动脾，惟病酒烦渴人食之佳。

橄榄

味涩而生甘，醉饱宜之。然其性热，多食能致上壅，解鱼毒。日华子云：开胃，下气，止泻。

冬瓜

性走而急，久病与阴虚者忌之。《衍义》取其分散热毒气，有取于走而性急也。九月勿食。俟被霜食之，不尔，令人成反胃病。又瘥五淋。

苦丁香

性急，损胃气。吐药不为不多，胃弱者勿用。设有当吐之证，以他药代之可也。病后、产后宜深戒之。仲景有云：诸亡血、诸虚家，不可与瓜蒂。花主心痛咳逆。

苋

《本草》分六种，而马齿在其数，马齿自是一种，余苋皆人所种者。下血，而又入血分，且善走。红苋与马齿同服，下胎妙。临产时煮食，易产。《本草》云：利大小便。然性寒滑故也。又其节叶间有水银。

莱菔根

属土而有金与水。《本草》言下气速。往往见煮食之多者,停滞膈。成溢饮病,以其甘多而辛少也。其子推墙倒壁之功。俗呼为萝卜,亦治肺痿吐血。又其子水研服,吐风痰甚验。《衍义》曰:散气用生姜,下气用莱菔。

韭

研取其汁,冷饮细呷之,可下膈中瘀血,甚效。以其属金而有水与土,且性急。韭能充肝气,又多食则昏神。其子止精滑甚良。又未出粪土为韭黄,最不宜食之,滞气,盖啥噎郁未升之气,故如是。孔子曰:不时不食,正谓此也。又花食之动风,戒之。

香薷

属金与水,而有彻上彻下之功,治水甚捷。肺得之,则清化行而热自下。又云:大叶香薷,治伤暑,利小便。浓煎汁成膏,为丸服之,以治水胀病,效。《本草》言治霍乱不可缺也。

大蒜

性热,喜散,善化肉,故人喜食。属火,多用于暑月,其伤脾伤气之祸,积久自见,化肉之功不足言也。有志养生者,宜自知之。久食伤肝气,损目,令人面无颜色。

香油

须炒芝麻,乃可取之。人食之美,且不致病。若又煎炼食之,与火无异,戒之。

饴

属土,成于火,大发湿中之热。《衍义》云:动脾风,是言其末而遗其本也。此即饴糖,乃云胶饴,乃是湿糖,用米麦而为,即饧也。

大麦

初熟时,人多炒而食之,此等有火,能生热病,人故不知。大麦水浸之,生芽为蘖,化宿食,破冷气,去心腹胀满。又云:蘖微暖,久食消肾,不可多食,戒之。

栗

属水与土,陈者难化。《衍义》云:生者难化,熟者滞气,隔食生虫。所谓补肾者,以其味咸之故也。

酒

《本草》止言其热而有毒,不言其湿中发热,近于相火,大醉后,振寒战栗者可见矣。又云:酒性善升,气必随之,痰郁于上,溺涩于下,肺受贼邪,金体大燥,恐饮寒凉,其热内郁,肺气得热,必大伤耗。其始也,病浅,或呕吐,或自汗,或疼痒,或鼻齇,或自泄,或心脾痛,尚可散而出也;病深,或消渴,为内疽,为肺痿,为内痔,为鼓胀,为失明,为哮喘,为劳嗽,为癫痫,为难明之病,倘非具眼,未易处治,可不谨乎?陶云:大寒凝海,惟酒不冰,大热明矣。方药所用,行药势故也。

醋酸浆

世以之调和,仅可适口,若鱼肉。其致病以渐,人故不知。酸收也,人能远之。醋亦谓之醯,俗呼为苦酒,即米醋也。可入药能消痈肿,散水气。

面

热而麸凉,饥年用以代谷。须晒麦令燥,以少水润之,舂去皮,煮以为饭食之,无面热之后患。治暴淋,煎小麦汤饮之。

漆

属金而有水与火,性急,能飞补,用为去积滞之药。若有之中病,积去后补性内行,人不知也。生漆去长虫。又漆叶见《华陀传》同青粔服之,去三尸虫,利五脏,轻身益气,使人头不白。彭城樊阿从之,年五百余岁。

桑寄生

药之要品也。自《图经》以下失之,而医人不谙其的,惜哉!以于近海州邑及海外,其地暖,其地不蚕,由是桑木得气厚,生意浓,而无采将之苦,但叶上自然生出,且所生处皆是光燥皮肤之上,何曾有所为节间可容化树子也。此说得之于海南北道宪佥老的公云。《衍义》云:似难得真者,若得真桑寄生,下咽必验如神。向承乏吴山,有求药于诸邑,乃遍令人搜摘,卒不得,遂以实告,甚不乐。盖不敢以伪药罔人。邻邑有人伪以他木寄生送之,服之逾月而死,哀哉!

丁香

属火而有金,补泻能走,口居上,地气出焉。肺行清令,与脾气相和,惟有润而甘芳自适焉。有所谓口气病者,令口气有而已,自嫌之,以其脾有郁火,溢入肺中,失其清和甘美之意,而浊气上干,此口气病也。以丁香含之,扬汤止沸耳。惟香薷治之甚捷,故录之。如钉长三四分,紫色,中有粗大如茱萸者,俗呼为母丁香,可入心腹之药尔。以旧本丁香根注中有不入心腹之用六字,恐其根必是有毒,故云不入心腹也。

柏皮

属金而有水与火,走手厥阴,而有泻火为补阴之功,配细辛治口疮,有奇功。

厚朴

属土而有火,气药之温,而能散泻胃中之实也。而平胃散用之，佐以苍术，正为上焦之湿，平胃土不使之大过，而复其平，以致于和而已，非谓温补脾胃。习以成俗，皆为之补，哀哉！又云：厚朴能治腹胀，因其味辛，以提其气。

桔梗

能开提气血，气药中宜用之。桔梗能载诸药不能下沉，为舟楫之剂耳。

干姜

散肺气，与五味子同用治嗽，见火则止而不移。治血虚发热，该与补阴药同用。入肺中利肺气，入肾中燥下湿，入气分引血药入血也。《象》云：治沉寒痼冷，肾中无阳，脉气欲绝，黑附子为引用。又云：发散寒邪，如多用则耗散元气，辛以散之。是壮火食气故也。见火候故止而不移，所以能治里寒，非若附子行而不止也。凡止血须炒令黑用之。生尤良主胸满，温脾燥胃，取以理中，其实主气而泄脾。又人言干姜补脾，今言泄脾，而不言补者，何也？东垣谓泄之一字，非泄脾之正气，是泄脾中寒湿之邪，故以姜辛热之剂燥之，故曰泄脾也。

缩砂

安胎止痛，行气故也。日华子云：治一切气，霍乱，心腹痛。又云：止休息痢。其名缩砂蜜也。

香附子

必用童便浸。凡血气药必用之，引至气分而生血，此阳生阴长之义也。即莎草根也。一名雀头香，大能下气，除胸腹中热。又云：长须眉。

麦芽

行上焦之滞血，腹中鸣者用之。化宿食，破冷气良。并见前大麦条。

神曲

性温,入胃。麸皮曲性凉,入大肠,俱消食积。红曲活血消食。健脾暖胃,赤白痢,下水谷,陈久者良。

红兰花

破留血,养血,多用则破血,少用则养血。《本草》云:产后血晕口噤,腹内恶血,胎死腹中,并酒煮服。又其子吞数颗,主天行疮子不出。又其胭脂,治小儿聤耳,滴耳中妙。

苍术

治上中下湿疾,皆可用之。一名山精,经曰必欲长生,可服山精,结阴阳之精气故也。又见前。

白芍药

酒浸,炒,与白术同用,则能补脾,与川芎同用,则泻肝;与人参、白术同用,则补气。治腹中痛而下利者,必炒,后重不炒。又云:白芍惟治血虚腹痛,诸腹痛皆不可治。芍药,白补,赤泻。又云:赤者利小便下气,白者止痛散血。又云:血虚寒人,禁此一物。古人有言曰,减芍药以避中寒,诚不可忽。

木香

行肝经气火,煨用可实大肠。木香专治胸腹间滞寒冷气,多则用之。其昆仑青木香尤行气。又土青木香不入药。

栀子

屈曲下行降火,又能治块中之火。《本草》云:去热毒风,利五淋,通小便。又云:栀子虽寒无毒,治胃中热气。既亡血、亡津液,腑脏无润养,内生虚热,非此物不可去之。

黄芩

安胎者，乃上中二焦药，降火下行也。缩砂安胎者，治痛，行气也。若血虚而胎不安者，阿胶主之。治痰热者，假此以降其火也。坚实者名子芩，为胜。破者，名片芩。其腹中皆烂，名腐肠，可入肺经也。其坚实条芩，入大肠除热也。

黄连

以姜汁炒，辛散卫热有功。日华子云：治五劳七伤，止心腹痛，惊悸烦躁，天行热疾，及目痛。又宋王徽云：黄连味苦，左右相因，断凉涤暑，阐命轻身。缙云昔御，飞毕上曼，不行而至，吾闻其人。又梁江淹云：黄连上草，丹砂之次。御孽辟妖，长灵久视。骖龙行天，驯马匝地。鸿飞以宜，顺道则利。

枳实

泻痰，能冲墙倒壁，滑窍泻气之药。枳实、枳壳，一物也。小则其性酷而速，大则其性祥而缓。故张仲景治伤寒仓卒之病，承气汤中用枳实，此其意也，皆取其疏通决泄、破结实之义。

皂角刺

治痈疽已溃，能引至溃处，甚验。《神仙传》云：崔言者，职隶左亲骑军，一旦得疾，双眼昏，咫尺不辨人物，眉发自落，鼻梁崩倒，肌肤疮癣，皆为恶疾，势不可救。一道流不言名，授其方曰：皂角刺一二斤，为九蒸九晒，研为末，食上，浓煎大黄汤调一钱匕，服一旬，须发再生而愈。又铁砧以煅金银，虽百十年不坏，以捶皂角，则一夕破碎。

射干

属金而有木与火、水，行太阴、厥阴之积痰，使结核自消，甚捷。又治便毒，此足厥阴湿气，因疲劳而发。取射干三寸，与生姜同煎，食前服，利三两行效。又治喉痛，切一片噙之，效。紫花者是，红花者非。此即乌翣,根为射干,叶为乌妥。又为扇,又名草姜。《外台》云:治喉痹甚捷。

巴豆

去胃中寒积,无寒积者勿用。

天南星

欲其下行,以黄柏引之。天南星,今市人多以由跋小者似天南星,但南星小,柔腻肌细,炮之易裂,瘥可辨尔。

石膏

尝观药命名,固有不可晓者,中间亦多有意义,学者不可不察。如以色而名者,大黄、红花、白前、青黛、乌梅之类是也;以气而名者,木香、沉香、檀香、麝香、兰香之类是也;以质而名者,厚朴、干姜、茯苓、生地黄之类是也;以味而名者,甘草、苦参、龙胆草、淡竹叶、苦酒之类是也;以能而名者,百合、当归、升麻、防风、硝石之类是也。石膏,火煅细研,醋调封丹炉,其固密甚于石脂,苟非有膏,焉能为用?此兼质兼能而得名,正与石脂同意。阎孝忠妄以方解石为石膏。况石膏甘辛,本阳明经药。阳明主肌肉,其甘也,能缓脾益气,止渴去火;其辛也,能解肌出汗,上行至头,又入手太阴、手少阳。彼方解石止有体重、质坚、性寒而已,求其所谓石膏,而可为三经之主者焉在哉?医欲责效,不其难乎!又云:软石膏可研为末,醋和,丸如绿豆大,以泻胃火、痰火、食积,殊验。生钱塘者,如棋子白澈最佳,彭城者亦好。又有一种玉火石,医人常用之,云:味甘微辛温,治伤寒发汗,止头痛、目昏眩,功与石膏等,故附之。

白粉

胡粉另是一种,乃是锡粉,非铅粉也。盖古人以锡为粉,故名胡粉,不可入药。惟妇人用以附面,喜其色类肌肉也,又名镴子粉,即是锡也。

鳖甲

鳖肉补阴。鳖,《左传》云:三足者为之能,不可食。凡使须九肋者佳。《药性》云:治劳瘦,除骨热,酽醋炙黄用。又治心腹癥瘕坚积,尤效。

牛膝

能引诸药下行。凡用土牛膝,春夏用叶,秋冬用根,惟叶汁之效尤速。《本草》云:男子阴消,老人失溺,及寒湿痿痹,腰腿之疾,不可缺也。又竹木刺入肉,涂之即出。

茺蔚子

即益母草。产前产后诸疾,行血养血,难产作膏服。此草即益母也。其苗捣取汁服,主浮肿下水,其子入洁面药,令人光泽。又《毛诗》云:中谷有蓷,益母也。又云臭秽,臭秽即茺蔚也。

牛蒡子

一名恶实。洁古云:主风肿毒,利咽膈,吞一粒,可出痈疽头。《主治秘诀》云:辛温,润肺散气,捣碎用之。东垣云:味辛平甘温,主明目补中及皮肤风,通十二经。其未去萼时,又为之鼠粘子。根谓之牛菜,作菜茹尤益人。

锁阳

味甘,可啖,煮粥弥佳。补阴气,治虚而大便燥结者用,虚而大便不燥结者勿用,亦可代苁蓉也。

水萍浮芹

发汗尤甚麻黄。此是水中大萍,非今沟渠所生者。昔楚王渡江所得,非斯实也。又高供奉《采萍时日歌》:不在山不在岸,采我之时七月半。选甚瘫风与缓风，些小微风都不算。豆淋酒内下三丸，铁幞头上也出汗。

青黛

能收五脏之郁火，解热毒，泻肝，消食积。青黛杀恶虫，物化为水。又《宫气方》小儿疳痢，羸瘦毛焦方，歌曰：孩儿杂病变成疳，不问强羸女与男，恰似脊傍多变动，还如瘦疾困耽耽。又歌曰：烦热毛焦鼻口干，皮肤枯槁四肢瘫。腹中时时更下利，青黄赤白一般般。眼涩面黄鼻孔赤，谷道开张不欲看。忽然泻下成疳淀，又却浓涕一团团。唇焦呕逆不乳哺，壮热增寒卧不安。腹中有病须医药，何须祈祷信神盘。此方便是青黛散，孩儿百病服来看。

马鞭草

治金疮，行血活血。通妇人月经，及血气肚痛，效。

木贼

用发汗至易，去节剉，以水润湿，火上烘用。《本草》不言发汗至易，传写之误也。又云：味甘微苦，无毒，治目疾，退翳膜，益肝胆，妇人月水不断。得禹余粮、当归、芎藭，治崩中赤白；得槐鹅、桑耳，肠风下血服之效。

夏枯草

无臭味，治瘰疬。臭草，有臭味，方作洁面药，即茺蔚是也。此两物俱生于春，但夏枯草先枯而无子，郁臭草后枯而结黑子。又云：有补养血脉之功，三月四月开花，五月夏至时候复枯。盖禀纯阳之气，得阴气则枯也。《本草》云：散瘿结气，脚肿湿痹。

灯笼草

寒，治热痰嗽，佛耳治寒嗽。

兰叶

禀金水之清气，而似有火，人知其花香之贵，而不知为用有方。盖其叶能散久积陈郁之气，甚有力，入药煎煮用之。东垣方中常用矣。东垣云：味甘性寒，其气清香，生津止渴，益气润肌。《内经》云：消诸痹，治之以兰是也。消渴症，非此不能凉。胆瘅必用。即今之人栽植座右，花开时满室尽香。

蒲公草

又名蒲公英，属土，开黄花似菊花，化热毒，消恶肿结核，有奇功。在处田间路侧有之，三月开黄花，味甘，解食毒，散滞气，可入阳明、太阴经。洗净，细剉，同忍冬藤煎浓汤，入少酒佐之，以治乳痈。服罢随手欲睡，是其功也。睡觉病已安矣。麦熟有之，质甚脆，有白汁，四时常花，花罢飞絮，絮中有子，落处即生，即今之地丁也。治丁肿有奇功，故书之。

樗木皮

臭椿根，其性凉，而能涩血。樗木臭疏，椿木香实，其樗用根叶荚，故曰未见椿上有荚，惟樗木上有荚，以此为异。又有樗鸡，故知命名。不言椿鸡，而言樗鸡者，以显有鸡者为樗，无鸡者为椿，其义明矣。

山楂子

消食行结气，健胃催疮痛。治妇人儿枕痛，浓煎此药汁，入沙糖调服，立效。

杜仲

洁古云：性温味辛甘，气味俱薄，沉而降，阳也。其用壮筋骨，及弱无力以行。东垣云：杜仲能使筋骨强。石思仙治肾冷臀腰痛，患腰病人，虚而身强直，风也。腰不利加而用之。

漏芦

东垣云：是足阳明本经药。大寒无毒，主皮肤热，恶疮疽，通小肠,治泄精、尿血、乳痈及下乳汁,俗名荚蒿是也。

姜黄

东垣云:味苦甘辛,大寒无毒,治癥瘕血块痈肿,通月经,消肿毒。姜黄真者,是经种三年已上老姜也。其主治功力烈于郁金,又治气为最。

御米壳

洁古云:味酸涩,主收固气。东垣云:入肾治骨病尤佳。今人虚劳嗽者,多用止嗽,及湿热泄痢者,用止痢。治病之功虽急,杀人如刃,深可戒之。

乌桕木

解蛇毒。

卤碱

一名咸,或作碱,去湿热,消痰磨积块,洗涤垢腻,量虚实用之,若过服则倾损人。又云:石碱、阿魏皆消磨积块。

缫丝汤

口干消渴者,可用此吐之。此物属火,有阴之用,能泻膀胱水中相火,以引清气上朝于口。按《究原方》治消渴以此汤饮之,或以茧壳丝绵汤饮之,效。

麻沸汤

成无己云:泻心汤以麻沸汤渍服者,取其气薄而泄虚热也。

潦水

成无己:赤小豆汤用潦水者,亦取其水味薄,则不助湿气。

白马胫骨

煅过再研用,味甘寒,可代黄芩、黄连,中气不足者用之。其白马胫味咸,能主男子阴痿,房中术偏用。又阴干者,末,和苁蓉蜜丸，空心，酒下四十丸。

羊肉、羊胫骨

治牙齿疏豁，须用之。东垣云：《别录》羊肉味甘热，日华子治脑风并大风，开胃肥健，补中益气。又羊头凉，治骨蒸脑热。凡治目疾，以青羊肝为佳。

败龟板

属金而有水，阴中阳也，大有补阴之功，而《本草》不言，惜哉！其补阴之功力猛，而兼去瘀血，续筋骨，治劳倦。其能补阴者，盖龟乃阴中至阴之物，禀北方之气而生，故能补阴。治阴血不足，止血，治四肢无力，酥酒、猪脂皆可炙用。龟以其灵于物，方家故用以补心，然甚有验。

天雄

洁古云：非天雄不足以补上焦之阳虚。

蛤粉

治痰风，能降能消，能软能燥，同香附末、姜汁调服，以治痛。以蛤蜊壳火煅过，研为粉，不入煎剂。

鳝鱼

善补气。《本草》云：补中益血。又妇人产前有疾可食。

五灵脂

能行血止血。此即寒号虫粪也。《本草》云：治心腹冷气，妇人心痛，血气刺痛，甚效。又止血，行经血有功，不能生血。

人中白

能泻肝火，散阴火。该置于风露下三年者，始可用也。

人中黄

性凉，治湿病，日华子有方。

新增补药四十三种

防己

气寒苦辛，阳中之阴，治腰以下至足湿热肿盛，补膀胱，去留热，通行十二经，及治中风，手脚挛急。《本草》云：汉防己君，木防己使，如陶所注，即是木防己，体用小同。按：木汉二防己，即是根苗为名，汉主水气，木主风气。又云：木防己不入药，古方亦通用之，治肺痿咯血，多痰，汉防己、葶苈等分为末，糯米饮调下一钱，甚效。

当归

气温味辛，气味俱轻扬也。又阳中微阴，大能和血补血，治血证通用。雷公云：若破血，即使头一节硬实处，若止痛止血，即用尾。若一概用不如不使，服之无效。易老以为头破血，身行血，尾止血。又云：身养血，若全用和血。《别录》云：大补不足，决取立效之药。气血昏乱，服之而定，气血各有所归之名，故名当归。《本草》云：主咳逆上气，温疟，及女子诸疾不足。此说尽当归之用矣。

升麻

阳中微阴，主脾胃，解肌肉间热。脾痹非升麻梢不能除，手足阳明伤风引用之的药，及发解本经风邪。若元气不足者，用此于阴中，升阳气上行，不可缺也。《本草》云：治肺痿咳唾脓血。

细辛

气温味辛，手少阴引经之药，治诸顶头痛，诸风通用之药，独活为使，温阴经去内寒，故东垣治邪在里之表。《本草》云：主咳逆，头痛，百节拘挛，最能温中下气，破痰，利水道。若单服末，不可过半钱，服多则气闭塞不通者死，故书于此。

藁本

味辛苦,阳中微阴,太阳经本药。治寒气郁结,及巅顶痛,脑、齿痛,引诸药上至巅顶,及与木香同治雾露之气,是各从其类也。

苏木

味辛甘咸,乃阳中之阴。主破血,产后血胀满欲死,排脓止痛,消痈肿瘀血,月经不调,及血晕口噤,极效。

天麻

气平和,味苦。一名定风草,即此是也。其苗名赤箭,主诸风湿痹,四肢拘挛,小儿痫惊,及诸虚眩晕,非此不能除也。凡使勿误用,御风草与天麻相似,误服则令人有肠结之患,戒之!慎之!

赤箭

谨按:今医家见用天麻,即是此赤箭根,今《本草》别是一物。古方用天麻者不用赤箭,用赤箭者即无天麻,方中诸药皆同。天麻、赤箭本为一物,今所用不相违。然赤箭则言苗,用之有自表入里之功;天麻则言根,用之有自内达外之理。根则抽苗,径直而上,苗则结子,成熟而落,从茎中而下,至土而生,似此粗可识其外内主治之理。

柴胡

气平,味微苦,阴中之阳,乃少阳、厥阴行经药也。去往来寒热,非柴胡梢子不能除。《本草》治心腹,去肠胃中结气,推陈致新,除伤寒心下烦热痰实。生银州者为胜。《衍义》曰:柴胡,《本经》并无一字治劳,今人治劳方中,鲜有不用者。呜乎!凡此误世甚多。尝原病劳,有一种真脏虚损,复受邪热,邪因虚而致劳,故曰劳者牢也,当须斟酌用之。如《经验方》中治劳热,青蒿丸用柴胡,正合宜尔,服之无不效。日华子又谓补五劳七伤,《药性论》

亦谓治劳乏羸瘦，若有此等病，苟无实热，医者概而用之，不死何待？注释《本草》，一字亦不可忽，盖万世之后，所误无穷耳。苟有明哲之士，自何处治，中下之学，不肯考究，枉致沦没，可不谨哉！可不戒哉！如张仲景治伤寒，寒热往来如疟状，用柴胡正合其宜。

旋覆花

甘微冷，刺有小毒。主结气胁下满，消胸上痰结，唾如胶漆。一名金沸草也。《衍义》云：行痰水，去头目风，亦走散之药。病人涉虚者，不宜多服，利大肠，戒之。

泽泻

咸寒，阴中微阳，入足太阳、少阴经之药。除湿行水气之功尤捷。治小便淋闭，去阴间汗。若无此疾，服之令人眼疾，诚为行去其水故也。仲景八味丸用之，亦不过接引桂、附归就肾经，别无他意。服此未有不小便多者，小便既多，肾气焉得复实？今人止泄精多不敢用。

熟地黄

气寒味苦，阴中之阳，入手足少阴、厥阴。一名苄，一名芑，大补。血衰者须用之。又能填骨髓，长肌肉，男子五劳七伤，女中伤胞漏下血，破恶血、溺血。初采得以水浸，有浮者名天黄，不堪用；半沉者名人黄，为次；其沉者名地黄，最佳也。其花即地髓花，可单服，延年。凡蒸以木甑，砂锅，不可犯铁器，令人肾消，男子损荣，女损卫。生地黄，大寒，治妇人崩中血不止，及产后血上薄心闷绝，胎动下血，胎不落堕，折伤瘀血、留血、衄血、吐血，皆可捣饮之。病人虚而多热者勿用，慎之！

前胡

《本草》云：主痰满，胸胁中痞，心腹结气，推陈致新，半夏为之使。

知母

阴中微阳，肾经之本药。主消渴热中，下水，补不足，益气，骨热劳，传尸疰病，产后蓐劳，消痰止嗽。虚人口干，加而用之。

贝母

《本草》主伤寒烦热，淋沥，瘕疝，喉痹，金疮，腹中心下结实满，咳嗽上气。日华子云：消痰润肺，及烧灰，油调敷人恶疮，至能敛疮口。《别说》云：能散心胸郁结之气，殊有功，则诗人所谓言采其虻者是也。盖作诗者，本以不得志而言之，今用治心中气不快，多愁郁者，甚有功信矣。

草豆蔻

气热味辛，入足太阴、阳明经。治风寒客邪在胃，痛及呕吐，一切冷风，面裹煨用。《衍义》云：虚弱不能食者宜此。

玄胡

辛温，手足太阴经药。象云：破血，治妇人月水不调，小腹痛，及产后诸疾因血为病，皆可疗之。

茴香

气平味辛，手足少阴、太阳经药也。破一切臭气，调中止呕，下食。《本草》云：主肾劳、㿗疝。《液》云：本治膀胱药，以其先丙，故云小肠也，能润丙燥，以其先戊，故从丙至壬。又手少阴二药，以开上下经之通道，所以壬与丙交也。即蘹香子也。

连翘

苦，阴中微阳，升也，入手少阴经。泻心火，降脾胃湿热，及心经客热，非此不能除，疮瘘痈肿，不可缺也。治血证以防风为上使，连翘为中使,地榆为下使,不可不知。《衍义》治利有微血。不可执以连翘为苦燥剂,虚者多致危困,实者宜用之。连轺又名《本经》不见所注,但仲景方注云:即连翘根也。

大戟

甘寒,有毒,主下十二水,腹满急痛,积聚,利大小肠,通月水,治瘀血,能堕胎孕。其叶名泽漆,味甘无毒,主治颇同。

甘遂

甘寒,有毒,惟用连珠者,然经中不言。此药专于行水攻决为用,入药须斟酌之。

麦门冬

甘微寒,阳中微阴。治肺中伏火,主肺保神,强阴益精,又补肺中元气不足,及治血妄行。《衍义》云:治肺热及虚劳寒热,若与地黄、麻仁、阿胶,润经益血,复脉通心。

天门冬

苦甘大寒。《药性》云:主肺热咳逆,喘息促急,保定肺气,除寒热,通肾气,治肺痿生痈,吐脓血,止消渴,利小便。《衍义》云:治肺热之功为多,其味苦,但专泄而不专收,寒多之人禁服。

桑白皮

气寒味苦酸,主伤中,五劳羸瘦,补虚益气,除肺中水气,止唾血,消水肿,利水道,须炒而用之。

牡丹皮

苦辛,阴中微阳,厥阴、足少阴之药。治肠胃积血,及衄血、吐血之要药,及治无汗骨蒸。一名百两金。惟山中单叶花红者为佳。

青皮

苦辛咸,阴中之阳,主气滞,破积滞结气,消食,少阳经下药也。

陈皮治高，青皮治低，气虚弱少用。治胁痛，须醋炒为佳。

槟榔

纯阳，破气滞，泄胸中至高之气。象云：治后重如神，性如铁石之沉，重坠诸药于至下。

桃仁

苦重于甘，阴中阳也。治大便血结、血秘、血燥，通润大便，破血，不可无。心云：苦以泄滞血，甘以生新血，故凝血须用，又去血中之坚，及通月经。老人虚秘，与柏子仁、火麻仁、松子仁等分同研，熔白蜡和丸，如桐子大，以黄丹汤下。仲景治中焦蓄血用之。

生姜

辛温，俱轻扬也，主伤寒头痛鼻塞，咳逆上气，止呕吐之圣药。治咳嗽痰涎多用者，此药能行阳中而散气故也。又东垣曰：生姜辛温入肺，如何是入肺口？曰：俗皆以心下为胃口者，非也。咽门之下，受有形之物系谓之系，便为胃口，与肺同处，故入肺而开胃口也。又问曰：人云夜间勿食生姜，食则令人闭气，何也？曰：生姜辛温，主开发，夜则气本收敛，反食之，开发其气，则违天道，是以不宜。若有病则不然。若破血，调中去冷，除痰开胃，则须热即去皮，若要冷即留皮用。

赤石脂

气温，味甘酸，《本草》主养心气，明目益精。治腹痛泄澼，下利赤白，小便利，及痈疽疮痔，女子崩漏，产难胞衣不出。其五色石脂，各入五脏补益。涩可以去脱，石脂为收敛之剂。胞衣不出，涩剂可以下之，是赤入丙，白入庚也。

玄参

气微寒，味苦，乃足少阴肾经之君药也。《本草》云：主腹中寒热积聚,女子产乳余疾,补肾气,令人目明,主暴中风。易老云:玄参乃枢机之剂,管领诸气,上下肃清而不浊。以此论之,治虚中氤氲之气,无根之火,以玄参为圣药也。

款冬花

气温,味甘辛,温肺止嗽。《本草》主咳逆上气,喘急呼吸,杏仁为之使。日华子:消痰止嗽,肺痿肺痈,吐血,心虚惊悸。《衍义》云:有人病嗽多日,或教以烧款花两三枚,于无风处,以笔管吸其烟,满口则咽,数日效。

芦根

气寒味甘。《本草》主消渴客热,止小便。《金匮玉函》治五噎,隔气烦闷,吐逆不下食。芦根五两,剉,水三盏,煮二盏服,无时,甚效。

广茂

气温,味辛平,主心膈痛,饮食不消,破痃癖气最良。止痛,醋炒用。

京三棱

辛苦,主老癖癥瘕结块,妇人血脉不调,心腹刺痛,火炮用之。

草龙胆

苦寒,治赤目肿痛睛眼,胬肉高起,痛不可忍,以柴胡为主,治眼疾必用之药也,酒浸上行。

车前子

气寒味甘,主气癃闭,利水道,通小便,除湿痹,肝中风热,冲目赤痛。

麻黄

苦甘,阴中之阳,泄卫中实,去荣中寒,发太阳、少阳之汗,入手太阴经。

郁李仁

阴中之阳，破血润燥。

豉

苦咸，纯阳，去心中懊侬，伤寒头痛烦躁。

瞿麦

辛，阳中微阴，利小便为君。

牡蛎

咸，软痞。又治带下、湿疟、疮肿，为软坚收敛之剂。